U0376835

NANOMATERIALS

纳米材料前沿

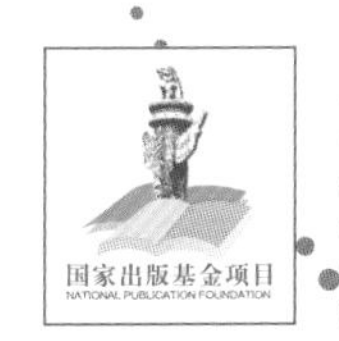

NANO

“十三五”国家重点出版物出版规划项目

纳米材料前沿 >

Introduction to Nanobiomaterials

纳米生物材料

王 树　刘礼兵　吕凤婷　等编著

化学工业出版社
·北　京·

本书依据作者研究团队及国内外纳米生物材料的最新研究进展，从基础到应用较全面地概述了纳米生物材料的制备、表征及生物应用基础，详细介绍了各种纳米生物材料及其生物应用，具体包括无机纳米生物材料及其生物应用、有机纳米生物材料及其生物应用、复合纳米生物材料及其生物应用，并简要介绍了界面纳米生物材料、纳米生物芯片材料、仿生纳米生物材料以及临床应用的纳米生物材料。

本书可供从事生物医学、生物化学、纳米科学及相关交叉学科研究的人员参考使用。

图书在版编目（CIP）数据

纳米生物材料/王树等编著. —北京：化学工业出版社，2018.1（2023.1重印）
（纳米材料前沿）
ISBN 978-7-122-31068-2

Ⅰ.①纳… Ⅱ.①王… Ⅲ.①纳米材料-生物材料-研究 Ⅳ.①R318.08

中国版本图书馆CIP数据核字（2017）第292488号

责任编辑：韩霄翠 仇志刚　　文字编辑：李 玥
责任校对：王素芹　　装帧设计：尹琳琳

出版发行：化学工业出版社
（北京市东城区青年湖南街13号 邮政编码100011）
印　　装：北京瑞禾彩色印刷有限公司
710mm×1000mm 1/16 印张20¼ 字数337千字
2023年1月北京第1版第3次印刷

购书咨询：010-64518888
售后服务：010-64518899
网　　址：http://www.cip.com.cn
凡购买本书，如有缺损质量问题，本社销售中心负责调换。

定　　价：198.00元

总序

SERIES PREFACE

纳米材料是国家战略前沿重要研究领域。《中华人民共和国国民经济和社会发展第十三个五年规划纲要》中明确要求："推动战略前沿领域创新突破，加快突破新一代信息通信、新能源、新材料、航空航天、生物医药、智能制造等领域核心技术。"发展纳米材料对上述领域具有重要推动作用。从"十五"期间开始，我国纳米材料研究呈现出快速发展的势头，尤其是近年来，我国对纳米材料的研究一直保持高速发展，应用研究屡见报道，基础研究成果精彩纷呈，其中若干成果处于国际领先水平。例如，作为基础研究成果的重要标志之一，我国自2013年开始，在纳米科技研究领域发表的SCI论文数量超过美国，跃居世界第一。

在此背景下，我受化学工业出版社的邀请，组织纳米材料研究领域的有关专家编写了"纳米材料前沿"丛书。编写此丛书的目的是为了及时总结纳米材料领域的最新研究工作，反映国内外学术界尤其是我国从事纳米材料研究的科学家们近年来有关纳米材料的最新研究进展，展示和传播重要研究成果，促进学术交流，推动基础研究和应用基础研究，为引导广大科技工作者开展纳米材料的创新性工作，起到一定的借鉴和参考作用。

类似有关纳米材料研究的丛书其他出版社也有出版发行，本丛书与其他丛书的不同之处是，选题尽量集中系统，内容偏重近年来有影响、有特色的新颖研究成果，聚焦在纳米材料研究的前沿和热点，同时关注纳米新材料的产业战略需求。丛书共计十二分册，每一分册均较全面、系统地介绍了相关纳米材料的研究现状和学科前沿，纳米材料制备的方法学，材料形貌、结构和性质的调控技术，常用研究特定纳米材料的结构和性质的手段与典型研究结果，以及结构和性质的优化策略等，并介绍了相关纳米材料在信息、生物医药、环境、能源等领域的前期探索性应用研究。

丛书的编写，得到化学及材料研究领域的多位著名学者的大力支持和积极响应，陈小明、成会明、刘云圻、孙世刚、张洪杰、顾忠泽、王训、杨卫民、张立群、唐智勇、王春儒、王树等专家欣然应允分别担任分册组织人员，各位作者不懈努力、齐心协力，才使丛书得以问世。因此，丛书的出版是各分册作者辛勤劳动的结果，是大家智慧的结晶。另外，丛书的出版得益于化学工业出版社的支持，得益于国家出版基金对丛书出版的资助，在此一并致以谢意。

众所周知，纳米材料研究范围所涉甚广，精彩研究成果层出不穷。愿本丛书的出版，对纳米材料研究领域能够起到锦上添花的作用，并期待推进战略性新兴产业的发展。

万立骏

识于北京中关村

2017年7月18日

前言
FOREWORD

我国著名科学家钱学森院士曾预言："纳米和纳米以下的结构将是下一阶段科技发展的特点，会是一次技术革命，从而将是21世纪的又一次产业革命。"这一预言被逐步证实，在纳米尺度上研究物质的特性和相互作用的纳米技术已发展成为全世界科学家关注的焦点，纳米技术使人类认识和改造物质世界的手段和能力延伸到原子和分子，为我们提供了设计不同于传统材料的具有独特物理、化学特性的纳米材料新理念。随着纳米技术的发展，纳米电子学、纳米生物学、纳米材料学、纳米医学等分支学科也相继建立和发展起来，更为重要的是纳米技术促进了多学科之间的相互渗透和融合。纳米技术应用于人们生活中，尤其是旨在提高人们生活质量的生物医学领域中的应用研究，大量新颖的纳米生物材料被设计和制备得到。纳米生物材料主要是指应用于生物领域的纳米材料与纳米结构，包括纳米生物医用材料、纳米药物及药物的纳米化技术。纳米生物材料的研究涉及多学科高度交叉，为生物学和医学的研究提供了全新的思路，并在诊断、成像以及药物治疗方面展示出良好的发展势头和巨大的发展潜力。

《纳米生物材料》是一本详细介绍纳米生物材料及其应用的学术专著。全书共分7章，第1章概述了纳米生物材料的特性、分类及安全性。第2章详细介绍了纳米生物材料"自下而上"和"自上而下"的制备方法及各种表征技术。第3章讨论了纳米生物材料的生物应用基础、应用范围以及优选标准。第4章至第6章，按照材料科学的分类方法，将纳米生物材料分为无机纳米生物材料、有机纳米生物材料、复合纳米生物材料，并对这些纳米材料的生物应用最新研究进展以及发展前沿和热点进行了详细介绍。第7章重点关注了界面纳米生物材料、纳米生物芯片材料、仿生纳米生物材料以及临床应用的纳米生物材料。

纳米生物材料相关的基础研究已经取得长足进展，但其临床应用还很有限，如何把这些基础研究成果转化为临床应用的产品，需要纳米材料的研究人员与生物医学研究者加强合作交流，进一步提高纳米生物材料应用的生物安全性以及创制更先进的纳米生物材料。这也正是撰写本书的初衷，以期促进交叉领域合作研究，实现纳米生物材料临床转化应用，并最终使纳米生物材料造福人类。

本书得以完成应该感谢各位参与者的努力，在此对参与本书各章编写工作的王凤燕、王晓瑜、李盛亮、袁焕祥、张江艳博士表示感谢。

本书撰稿过程中，虽力求准确，但由于内容新、论述面广，书中难免有论述不完善或不妥当之处，恳请同行专家和读者批评指正。

编著者

2017年5月

目录 CONTENTS

Chapter 1

第1章

概述

Chapter 2

第2章

纳米生物材料的制备与表征

Chapter 4

第4章

无机纳米生物材料及其生物应用

Chapter 5

第5章

有机纳米生物材料及其生物应用

Chapter 6

第6章 复合纳米生物材料及其生物应用

Chapter 7

第7章
其他纳米生物材料

259

NANOMATERIALS

纳米生物材料

Chapter 1

第1章 概述

1.1 纳米生物材料的定义

1959年，美国著名物理学家、诺贝尔物理奖获得者Richard Feynman曾经预言：在设定的空间内可以用特定的技术逐个地排列原子去制造物质。这被人们认为是对纳米材料和纳米技术做出的最早的描述[1～3]。20世纪70年代末，德雷克斯勒成立了NST（Nanoscale Science and Technology）研究组。1981年，第二届国际冶金和材料科学会议上，德国科学家Gleiter报告他已制成了人工纳米材料[4]。1987年，德国和美国同时报道已制备出具有清洁界面的陶瓷二氧化钛[5,6]。但真正标志着纳米技术正式登上人类历史舞台的是1990年在美国巴尔的摩召开的第一届NST会议。1994年，在德国斯图加特举行的第二届NST会议，表明纳米材料已成为材料科学和凝聚态物理等领域的焦点[7]。

纳米材料是指在三维空间中至少有一维处于纳米尺度范围（1～100nm）或由纳米粒子作为基本单元构成的材料[8]。目前，国际上将处于1～100nm尺度范围内的超微颗粒及其致密的聚集体以及由纳米微晶所构成的材料统称为纳米材料，其中包括金属、非金属、有机、无机和生物等多种粉末材料[9]。纳米材料与生物体息息相关，生物体中存在大量精细的纳米结构如核酸、蛋白质、细胞器等；骨骼、牙齿、肌腱等器官与组织中也都发现有纳米结构存在。此外，据研究，在自然界广泛存在的贝壳、甲虫壳、珊瑚等天然材料是由某种有机黏合剂连接的有序排列的纳米碳酸钙颗粒构成的[10]。纳米生物材料是指应用于生物领域的纳米材料与纳米结构，包括纳米生物医用材料、纳米药物及药物的纳米化技术[11]。从狭义上讲，纳米生物材料即为纳米生物医用材料，是指对生物体进行诊断、治疗和置换损坏的组织、器官或增进其功能的具有纳米尺度的材料[12]。纳米材料所具有的独特性能，使其在药物载体控释、组织工程支架、介入性诊疗器械、人工器官材料、血液净化、生物大分子分离等众多方面具有广阔的应用前景。因此，发展纳米生物材料意义重大。

1.2 纳米生物材料的特性

1.2.1 纳米尺度效应

纳米尺度效应包括量子尺寸效应和小尺寸效应（或体积效应）。当粒子尺寸下降到某一值时，费米能级附近的电子能级由准连续状态变为离散状态的现象，纳米半导体微粒存在不连续的最高占据分子轨道和最低未占分子轨道能级，能隙变宽的现象均称为量子尺寸效应。当超细微粒的尺寸与光波波长、德布罗意波长以及超导态的相干长度或透射深度等物理特征尺寸相当或更小时，晶体周期性的边界条件将被破坏；在非晶态纳米微粒的颗粒表面层附近原子密度减小，磁性、内压、光吸收、热阻、化学活性、催化性及熔点等与普通粒子相比都有很大变化，这就是纳米粒子的小尺寸效应[7,13,14]。

1.2.2 界面效应

随着纳米晶体尺寸的减小，界面（表面）原子数增多。通过界面引入的缺陷导致原子配位不足，这就使界面（表面）上的原子间间距与颗粒内的原子间间距有较大差别，如这些界面（表面）原子具有较高的活性而极不稳定，特别容易吸附其他原子或与其他原子发生化学反应。这种界面（表面）原子的活性不但引起纳米粒子界面（表面）输运和构型的变化，同时也引起界面（表面）电子自旋、构象、电子能谱的变化，称为界面效应[7]。

1.3 纳米生物材料的分类

1.3.1 无机纳米生物材料

无机纳米生物材料是研究最早并且在临床上应用最为广泛的纳米生物材料，包括纳米陶瓷材料、纳米磁性材料、纳米碳材料等[15]。

1.3.1.1 纳米陶瓷材料

纳米陶瓷材料是指由处于纳米尺寸的晶粒所构成的陶瓷材料。纳米陶瓷材料在临床上已有广泛的应用，主要用于制造人工骨、骨螺钉、人工齿、牙种植体以及骨的髓内固定材料等。纳米羟基磷灰石是纳米生物陶瓷中最具代表性的生物活性陶瓷，羟基磷灰石与骨骼主要成分的性能一致，其密度指数和强度数值与骨骼相似，物理特性符合理想骨骼替代物的模数匹配，并且与正常骨骼的相容性好、不易产生骨折，因此，它在组织工程化人工器官、人工植入物等方面的应用前景越来越受到各国科学家的关注。1994年，英国科学家Bonfield将聚乙烯与压缩后的羟基磷灰石网混合后成功合成了模拟骨骼亚结构的纳米物质，该物质可取代目前骨科常用的合金材料[16]。1996年，Li等采用浸渍的方法将羟基磷灰石纳米晶涂覆在Ti金属的表面，所得到的材料与组织的结合强度比单独的Ti金属与组织的结合强度高两倍[17]。

1.3.1.2 纳米磁性材料

纳米磁性材料主要是由纳米级的金属氧化物（如铁、钴、镍等的氧化物）组成的，具有超顺磁性[18]、磁量子隧道效应[19]等。磁性纳米生物材料多为核壳式的纳米级微球，主要有三种结构形式：①核-壳结构，即由磁性材料组成核部，高分子材料作为壳层；②壳-核结构，即将高分子材料作为核部，外面包裹磁性材料；③壳-核-壳结构，即最外层和核部为高分子材料，中间层为磁性材料[20]。

1.3.1.3 纳米碳材料

由碳元素组成的碳纳米材料统称为纳米碳材料。1963年Gott等在研究人工血管时发现碳元素具有良好的抗血栓性。此后，碳材料在人工血管、人工心脏瓣膜和人工齿根、骨骼、关节、韧带、肌腱等方面都获得了广泛的应用[21]。1985年，Kroto、Smalley和Curl等在*Nature*上发表了一篇题为《C_{60}：Buckminster fullerene》的文章，引起了学术界强烈反响[22]。他们根据质谱上的一个尖峰推算出C_{60}的结构，而当时的实验技术不能制备出足够的量用于其他光谱表征，所以受到了许多科学家的质疑。直到1990年，Huffman和Kratschmer等合成大量富勒烯（C_{60}），确证这种碳元素单质的新种类是碳的同素异形体，为封闭的空心球形结构，具有芳香性[23,24]。富勒烯、金属内嵌富勒烯及其衍生物由于独特的结构和物理化学性质，在生物医学领域有广泛的应用，如抗氧化活性和细胞保护作用、抗菌活性、抗病毒作用、药物载体和肿瘤治疗等。在发现并大量生产富勒烯后，1991年，日本物理学家Iijima研究富勒烯的副产物时，发现了碳纳米管，由于其良好的物理和化学性质，引起人们极大的研究兴趣，使得碳纳米材料成为材料学研究领域的热点[25]。

1.3.2 有机纳米生物材料

有机纳米生物材料包括有机小分子纳米生物材料和有机高分子（聚合）纳米生物材料。与无机化合物相比，有机分子具有结构多样、易于裁剪、组装成本低等优点，从而使有机纳米材料具备无机纳米材料所没有的许多功能[26]。因此，近年来有机纳米材料引起了科研工作者的广泛关注。1992年，日本科学家Nakanishi首次利用再沉淀法制备得到的有机纳米材料在水相中具有良好的分散性，此后，越来越多具有不同形貌、结晶性和光电性能的有机纳米材料被相继制备出来，极大地扩展了有机纳米材料的应用[27,28]。有机纳米材料在生物医学方面的应用主要包括以下三个方面：①由于其具有较强的荧光量子产率、较长的荧光寿命、较低的光致漂白性和非特异吸收，因此广泛用作生物荧光探针；②由于其具有较高的光热转换效率和较强的光敏化产生活性氧的能力，因此在肿瘤光热治疗和光动力治疗方面具有不可替代的地位；③有机纳米材料特别是有机高分子纳米材料作为药物载体在生物医学上应用广泛。

1.3.3 复合纳米生物材料

复合纳米生物材料是指由两种或两种以上的物质在纳米尺度上杂合而成的材料[29]。得到的复合材料不仅具有纳米材料的小尺寸效应、表面效应、量子尺寸效应等性质，而且将无机物的刚性、尺寸稳定性和热稳定性与聚合物的韧性、易加工性及介电性能揉合在一起，从而可以集许多特异性能于一身。

1991年，Hench报道了具有生物活性的玻璃后，在世界范围内掀起了对生物玻璃的研究热潮[30]。Yamanaka等制备得到的生物凝胶以SiO_2为基质，葡萄糖-6-磷酸脱氢酶作为活性中心[31]。Pope通过溶胶-凝胶技术将酒酵母包裹，固定在SiO_2网络中，制备了能循环使用多次并且具有生物活性的复合材料[32]。Rusu等以壳聚糖和羟基磷灰石为原料，采用逐步沉淀法，制得了颗粒大小可调的羟基磷灰石/壳聚糖复合材料，其在骨骼修复方面有一定的应用价值[33]。

1.4 纳米生物材料的生物安全性

1.4.1 生物降解

生物降解指材料在生物体内通过溶解、酶解、细胞吞噬等作用，在组织长入的过程中不断从体内排出，修复后的组织完全替代植入材料的位置，而材料在体内不存在残留的性质。纳米材料进入机体后，进入血液系统或组织，除了肺部纤维上皮的运动以物理方式将其排出体外，其余主要经过吞噬细胞吞噬，然后将其转运至肝、肾、肺等组织，在肾脏随尿液排出，或经肝、胆通过消化道随粪便排出。

1.4.2 生物相容性

生物相容性是指任何一种外源性物质，对生物体和生物组织造成损伤，或引起生物体、生物组织发生反应的能力和性质，和（或）生物体容许这种材料在体内存在及与这种材料的相互作用的能力和性质[34]。对于纳米生物材料，生物相容性是影响其应用于生物医学的一个至关重要的因素。因此，越来越多的科研工作者研究纳米生物材料的生物相容性。据研究报道，在碳纳米颗粒中，相对于单壁碳纳米管和多壁碳纳米管，富勒烯具有更好的生物相容性。而相对于碳纳米颗粒，金属纳米颗粒和半导体纳米颗粒的生物相容性较差。金属纳米颗粒（包括金纳米颗粒、金纳米棒以及超顺磁性氧化铁等）的生物相容性都是浓度依赖的，而半导体纳米颗粒中最主要的一类——量子点的生物相容性是限制其在生物医学领域应用的一大障碍[35]。

大部分有机纳米生物材料的生物相容性是浓度依赖的，但是基于可生物降解的聚合物如聚乳酸、淀粉、聚己内酯等纳米复合材料具有良好的生物相容性，因此具有广阔的应用前景。

1.4.3 生物安全

2003年，Service等在*Science*期刊上发表论文，讨论纳米材料的生物效应及其对环境、健康的影响问题[36,37]。在随后的一年中，*Nature*和*Science*期刊先后多次讨论纳米材料的生物毒性和环境安全问题[38,39]。美国化学会、欧洲许多学术杂志等也纷纷发表文章探讨纳米材料与纳米技术的生物环境安全性问题。世界卫生组织呼吁要优先研究超细颗粒物，尤其是纳米尺度颗粒物的生物机制。自2004年起，美国、英国、法国、德国、日本、中国等相继召开纳米生物环境效应学术会议，同时在各自“国家纳米计划”中均着重增设了有关纳米生物环境安全性的研究计划。近年来，纳米生物材料生物安全性的理论与实验研究已成为人们关注的焦点，目前已经初步建立了系统地、科学地评价纳米材料毒性的方法[40～42]。纳米生物材料与其他多个学科相互渗透，显示出巨大的潜在应用价值，并且已经在一些领域获得了初步的应用。随着研究的进一步深入和技术的发展，有望建立一套系统地、科学地评价纳米材料的方法，从而指导人们更合理地使用纳米材料造福人类。

参考文献

[1] Sheppard L M. Aluminum nitride-a versatile but challenging material. Am Cera Bull, 1990, 69: 1801-1812.

[2] Gogotsi Y. Nanomaterials Handbook.New York: CRC Press, Taylor & Francis Group, 2006.

[3] 魏红，李永国．纳米技术在生物医学工程领域的应用——研究现状和发展趋势．国外医学生物医学工程分册，1999, 22(6): 340-344.

[4] Gleiter H. Proceedings of the second rise international symposium on metallurgy and materials science. Roskilde, 1981, 15-29.

[5] Hayashi C. Ultrafine particles. J Vac Sci Technol, 1987, 4, 1375-1384.

[6] 周承倜．纳米技术的进展和医用纳米生物材料．大连大学学报，2001, 22(6): 1-6.

[7] 朱世东，周根树，蔡锐，等．纳米材料国内外研究进展Ⅰ——纳米材料的结构、特异效应与性能．热处理技术与装备，2010, 31(3): 1-6.

[8] Dong K Y, Papaefthymiou G C. Nanobiomaterials: development and applications. New York: CRC Press, 2013.

[9] 冯异，赵军武，齐晓霞，等．纳米材料及其应用研究进展．工具技术，2006, 40(10): 10-15.

[10] 李玉宝，魏杰．纳米生物医用材料及其应用．中国医学科学院学报，2002, 24(2): 203-206.

[11] 熊玲，奚廷斐，蒋学华，等．纳米特性引发的生物效应及其纳米生物材料安全性评价．中国临床康复，2006, 10(45): 132-135.

[12] 郑玉峰，李莉．生物医用材料学．哈尔滨：哈尔滨工业大学出版社，2005.

[13] Seeram Ramakrishna, Murugan Ramalingam, Sampath Kumar T S, Winston O Soboyejo. Biomaterials: A Nano Approach. New York: CRC Press, 2010.

[14] 巴拉特·布尚．施普林格纳米技术手册．北京：科学出版社，2009.

[15] 王英泽，黄奔，吕娟，等．纳米技术在生物学领域的研究现状．生物物理学报，2009, 25(3): 168-174.

[16] Wang M, Porter D ,Bonfield W. Processing, characterization, and evaluation of hydroxyapatite reinforced polyethylene composites. Brit Ceram T, 1994, 93: 91-95.

[17] Li T T, Lee J H, Kobayashi T, et al. Hydroxyapatite coating by dipping method, and bone bonding strength. J Mater Sci Mater, 1996, 7: 355-357.

[18] Berry C C. Possible exploitation of magnetic nanoparticles-cell interaction for biomedical applications. J Mater Chem, 2005, 15: 543-547.

[19] Kim D K, Zhang Y, Voit W, et al. Synthesis and characterization of surfactant-coated superparamagnetic monodispersed iron oxide nanoparticles. J Magn Magn Mater, 2001, 225,

30-36.
[20] 郭子政，时东陆. 纳米材料和器件导论. 北京：清华大学出版社，2010.
[21] Gott V L, Whiffen J D, Dutton R C. Heparin bonding on colloidal graphite surfaces. Science, 1963,142: 1297-1298.
[22] Kroto H W, Heath J R, O'Brien S C, Curl R F,Smalley R E. C_{60}: Buckminsterfullerene. Nature, 1985, 318: 162-163.
[23] Kratschmer W, Fostiropoulos K, Huffman D R. The infrared and ultraviolet-absorption spectra of laboratory-produced carbon dust-evidence for the presence of the C_{60} molecule. Chem Phys Lett, 1990, 170: 167-170.
[24] 李珺，李晓桐，赵明. 无机纳米材料及其在生物医学方面的应用研究. 医疗卫生装备，2015, 36(7): 97-105.
[25] Iijima S. Helical microtubules of graphitic carbon. Nature, 1991, 354: 56-58.
[26] 刘云圻，等. 有机纳米与分子器件. 第2版. 北京：科学出版社，2014.
[27] Kasai H, Nalwa H S, Oikawa H, Okada S, Matsuda H, Minami N, Kakuta A, Ono K, Mukoh A, Nakanishi H. A novel preparation method of organic microcrystals. Jpn J Appl Phys, 1992, 31: L1132-L1134.
[28] 龚洁，沈清明，范曲立，黄维. 荧光有机小分子纳米材料的合成及其应用. 化学进展，2013, 25(11): 1928-1941.
[29] Pershagen E, Nordholm J, Borbas K E. Luminescent lanthanide complexes with analyte-triggered antenna formation. J Am Chem Soc, 2012, 134: 9832-9835.
[30] Hench L L. Bioceramics-from concept to clinic. J Am Ceram Soc, 1991, 74: 1487-1510.
[31] Yamanaka S A, Dunn B, Valentine J S, et al. Nicotinamide adenine-dinucleotide phosphate fluorescence and absorption monitoring of enzymatic-activity in silicate sol-gels for chemical sensing applications. J Am Chem Soc, 1995, 117: 9095-9096.
[32] Pope E J A. Gel encapsulated microorganisms: saccharomyces cerevisiae-silica gel biocomposites. J Sol-Gel Sci Techn, 1995, 4: 225-229.
[33] Rusu V M, Ng C H, Wilke M, Tiersch B, Fratzl, P, Peter M G. Size-controlled hydroxyapatite nanoparticles as self-organized organic in organic composite materials. Biomaterials, 2005, 26: 5414-5426.
[34] 刘静，张东生. 肿瘤热疗用纳米磁性材料的生物相容性评价方法研究进展. 东南大学学报(医学版), 2010, 29(5): 587-592.
[35] Lewinski N, Colvin V ,Drezek R. Cytotoxicity of nanoparticles. Small, 2008, 4: 26-49.
[36] Service R F: Nanomaterials show signs of toxicity. Science, 2003, 300: 243.
[37] 陈海群，汪冰，王凯全. 纳米材料对生物体的毒性研究. 中国安全科学学报，2010, 20(1): 106-111.
[38] Brumfiel G A. Nanotechnology: a little knowledge. Nature, 2003, 424: 246-248.
[39] Service R F. Nanotoxicology: nanotechnology grows up. Science, 2004, 304: 1732-1734.
[40] 韦东远，鲍志敏，董晓玲. 关于世界纳米材料生物效应与安全性研究的思考. 中国科技论坛，2007, 7: 112-117.
[41] 赵宇亮，柴之芳. 纳米毒理学：纳米材料安全应用的基础. 第2版. 北京：科学出版社，2016.
[42] Nelson Durán, Silvia S Guterres, Oswaldo L Alves. Nanotoxicology: Materials, Methodologies, and Assessments. New York: Springer, 2014.

NANOMATERIALS

纳米生物材料

Chapter 2

第2章 纳米生物材料的制备与表征

2.1
纳米生物材料的制备

随着纳米技术的不断发展，纳米材料已经被广泛地用于热学、力学、电学、光学、磁学和生命科学等诸多领域[1,2]。研究工作者发现，并不是所有纳米尺寸的材料都能够发挥作用，纳米材料的尺寸也不是越小越好，纳米材料的形貌和结构也会对其作用造成影响，只有具有特定均一尺寸的纳米材料才能够在特定的领域发挥作用。由于纳米材料的尺寸、形貌及结构取决于纳米材料的制备方法，为了得到具有应用价值的纳米材料，如何制备超细、高纯、均匀的纳米材料显得尤为重要。

纳米材料的制备方法有许多种，按照构筑纳米材料的方式，主要可分为两大类，第一类为物理方法，主要是指通过机械粉碎等物理方式使粒子达到纳米尺寸，是一个“自上而下”逐步分解的过程；第二类为化学方法，它是一种“自下而上”的构筑方式，以原子、分子为基本单元，通过某种化学反应，根据人们的意愿进行设计、组装，从而构筑成具有特定功能的产品，其中主要利用化学和生物学技术[3～5]。

2.1.1
物理方法

物理方法是最早采用的纳米材料制备方法，是采用高能耗的方式，“强制”材料“细化”，得到纳米材料[6,7]。常用的物理方法包括真空冷凝法、物理粉碎法和机械球磨法等。其优点是产品纯度高，缺点是设备投入大、产量低。

2.1.1.1
真空冷凝法

真空冷凝法是指在真空蒸发室内充入低压惰性气体，通过蒸发源（高频感应、电阻加热、等离子体、电子束、激光、电弧感应等）的加热作用使原料气化或形成等离子体，然后在惰性气体介质中骤冷形成高纯度的纳米材料。所得纳米材料的粒径可以通过调节惰性气体的种类、压力、蒸发速率等控制，粒径能够达到1～100nm。1984年，德国科学家H. Gleiter等首次采用这种方法成功制备了具有清洁表面的铁纳米微粒。随后研究工作者们利用这种方法得到了镁、钴、铁、钨、铜、镉、锌、铋、锰、铝、铅、金、银等多种金属纳米微粒，从而使这种方法在金属纳米微粒的制备中得到广泛应用。此外，利用这种方法还可以制备各种合金、碳化物、氧化物等多种超微粒子。这种方法的特点是制得的纳米材料纯度高、结晶组织好、粒度可控，但技术设备要求高。

2.1.1.2
物理粉碎法

物理粉碎是指通过机械粉碎、电火花爆炸等方法制备纳米粒子的过程。其原理是利用介质和物料间的相互研磨和冲击达到微粒的超细化。这种方法的优点是操作简单、成本低，但产品纯度低，颗粒分布也不均匀，粒径很难小于100nm。常用的物理粉碎法主要包括低温粉碎法、超声波粉碎法、爆炸法等。低温粉碎法是指将冷却到脆化点温度的物质在外力作用下破碎成粒径较小的颗粒或粉体的过程。一些脆性材料，如TiC、SiC、ZrB_2等适合在液氮温度（–196℃）下粉碎制备纳米微粒。超声波粉碎法是指用超声能量局部撞击材料，从而使材料粉碎成较小的颗粒或粉体的过程。一些脆性金属化合物，如$MoSi_2$、WC、ZrC、TiC、TiB_4、ZrB_4等能够用此法制备成纳米微粒。这种方法的特点是可以准确地控制产品粒度。爆炸法是指将金属或化合物与火药混在一起，放入容器内，经过高压电火花使之爆炸，在瞬间高温下形成微粒的方法。据报道，研究工作者们已经利用这种方法制备出Cu、Ti、Mo、金刚石等的纳米微粒。

2.1.1.3
机械球磨法

机械球磨法是一种无须从外界供给热能，通过外部机械力的作用（即通过研磨球、研磨罐和颗粒的频繁碰撞）使材料之间发生界面反应，使大晶粒变为小晶粒，从而得到纳米材料的方法。1988年日本京都大学的Shingn等首先报道了这种方法，并用这种方法成功制备出纳米Al-Fe合金。采用机械球磨法控制适当的条件能够得到纯元素、合金或复合材料的纳米粒子。其特点是操作简单、成本低，但产品纯度低，颗粒分布不均匀。

2.1.2 化学方法

化学方法是指采用化学合成的方式制备纳米材料的方法，可以分为化学气相法和化学液相法[8,9]。

2.1.2.1 化学气相法

化学气相法是目前制造纳米材料最有效的途径之一。气相沉积法是化学气相法的典型代表。该方法利用挥发性金属化合物蒸气的化学反应来合成所需物质。由于气相中的粒子成核及生长空间增大，制得的产物微粒细小、形貌均一、分散性好。同时，由于制备过程常常在封闭容器中进行，合成的粒子纯度更高，并且有利于合成高熔点的无机化合物微粒。除了用于制备氧化物微粒外，改变介质气体的种类，还可以用于直接合成有困难的金属、氮化物、碳化物、硼化物等非氧化物。

2.1.2.2 化学液相法

化学液相法是指纳米材料的合成在液相中进行的方法，这种方法是目前实验室和工业生产中广泛采用的纳米材料制备方法，其优点是反应设备投入小、产量大，反应条件温和、易控制，所合成的纳米材料均匀、纯度高，缺点是产品含有一定的杂质。化学液相法主要包括沉淀法、水热合成法、溶胶-凝胶法以及微乳液法等。

（1）沉淀法

沉淀法是指把沉淀剂加入金属盐溶液中进行沉淀处理，再将沉淀物加热分解，从而得到所需的最终化合物的方法。它主要包括直接沉淀法、均匀沉淀法、共沉淀法、多元醇沉淀法等。虽然利用沉淀法制备纳米材料尚有水洗、过滤等一系列问题需要解决，但是其制备工艺简单，所得纳米材料的性能良好，并且在金属氧化物纳米粒子的制备方面具有独特的优势，因此，该方法也是目前纳米材料制备中比较常用的方法。

直接沉淀法是指仅用沉淀操作就能从溶液中制备出氧化物纳米微粒的方法。在该方法中，直接加入的沉淀剂能够与溶液中的某种阳离子发生反应生成沉淀物。

但是常常由于溶液的局部浓度不均匀造成制备的纳米粒子分布不均匀。均匀沉淀法是指在溶液中加入某种能缓慢生成沉淀剂的物质，使溶液中的沉淀均匀出现的方法。该方法克服了从外部向溶液中直接加入沉淀剂所致的沉淀剂局部浓度不均匀的缺点。此法多在金属盐溶液中采用尿素热分解生成沉淀剂NH_4OH，促使沉淀均匀生成。如祖庸、张近等人利用尿素分别与$Zn(NO_3)_2$、$MgCl_2$溶液反应，得到凝聚少、分布均匀、纯度高的MgO和ZnO纳米粒子，这是工业生产中十分看好的一种方法。共沉淀法是指向含有多种阳离子的溶液中加入沉淀剂，使金属离子完全沉淀，然后加热分解获得纳米微粒的方法。利用共沉淀法能够制备多功能复合纳米粒子，如PZT系电子陶瓷，ZrO_2微粒，Ca、Cr、Co掺杂氧化物及掺杂$BaTiO_3$等。这种方法能够避免引入对材料性能不利的杂质，生成的微粒化学均匀性较高，粒度较细，尺寸分布较窄并具有一定形貌。多元醇沉淀法是指将化合物溶于多元醇，利用高温强制水解反应制备纳米微粒的方法。这是纳米材料制备中的一种重要方法。将$Zn(HAc)_2 \cdot 2H_2O$溶于一缩二乙醇（DEG），在100～200℃下强制水解能够制得单分散球形ZnO纳米微粒。将酸化的$FeCl_3$-乙二醇-水体系强制水解能够得到均匀的Fe氧化物胶粒。

在沉淀法制备纳米粒子的过程中，影响最终产品性能的因素主要有以下几种。

① 反应温度。温度对晶核生成速率和生长速率都会产生影响，进而对最终产品粒径产生影响。晶核生成的最大速率所在温度区间比晶核生长的最大速率所在温度区间低，因此在较低的温度下容易形成较小的颗粒。实验证明，随盐种类的不同，温度升高20℃，晶粒能够增大10%～25%。

② 反应时间。反应时间越长，能够得到的产物收率越高。然而，反应时间过长会使小颗粒重新溶解，大颗粒继续长大，粒径分布范围变宽。

③ 反应物料配比。物料发生的水解、沉淀反应可能是可逆反应，增大其中一种反应物的比例会使产物产率提高。同时，反应物过饱和度的增大有利于小颗粒沉淀物的生成。

④ 煅烧温度和时间。煅烧温度和时间是采用沉淀法制备纳米粒子的过程中比较关键的一步。煅烧温度过高，时间过长，会使粒子团聚，从而导致粒径增大。因此，在保证沉淀物煅烧完全的情况下，煅烧温度越低、时间越短越好。

⑤ pH的影响。pH直接影响水合氧化物（或氢氧化物）沉淀溶液的饱和浓度。为了使沉淀颗粒具有均一性，应保持沉淀过程中的pH相对稳定。

⑥ 表面活性剂。某些表面活性剂能够有效地抑制粒子的团聚，从而缩小晶粒的尺寸。研究发现，加入适当种类和剂量的表面活性剂对于形成形状和大小均一

的粒子非常重要。

（2）水热合成法

水热合成法是指在特制的密闭反应器（水热合成反应釜）中，用水作为反应介质，对反应体系加热、加压（或自生蒸气压），从而创造一个相对高温、高压的反应环境，使得通常条件下难溶或不溶的物质溶解并重结晶，进而进行无机合成与材料处理的一种有效方法[10]。与常温常压条件相比，在水热条件下水的物理及化学性质将发生一系列变化，如蒸气压升高、介电常数降低、黏度和表面张力降低、离子积升高、热扩散系数升高、密度降低等。因此，在水热合成反应中，水既可以作为一种化学组分参与反应，又可以作为溶剂和膨化促进剂，同时还可以作为压力传递介质，通过加速渗透反应及控制反应过程的物理化学因素，实现无机化合物的形成及改进。利用水热合成法可以克服晶形转变、挥发、分解等缺点，既能制备单组分微小单晶体，又能制备双组分甚至是多组分的特殊化合物粉末。同时，利用水热合成法制备的纳米晶具有纯度高、晶粒发育完整、粒度易控制且分布均匀、颗粒之间团聚少等优点。根据反应原理的不同，可以将水热反应分为以下几种类型。

① 水热氧化。在高温高压条件下，水等溶剂与金属或合金直接反应生成新的化合物。

例如：$x\mathrm{M}+y\mathrm{H_2O} \longrightarrow \mathrm{M}_x\mathrm{O}_y+y\mathrm{H_2}\uparrow$（其中，M为铬、铁及合金等）

② 水热沉淀。某些化合物在通常条件下无法或很难生成沉淀，但是在水热条件下能够生成新的化合物沉淀。

例如：$\mathrm{3KF+MnCl_2 \longrightarrow KMnF_3+2KCl}$

③ 水热合成。在水热条件下，在很宽的范围内改变参数，从而使两种或两种以上的化合物反应，合成新的化合物。

例如：$\mathrm{Nd_2O_3+10H_3PO_4 \longrightarrow 2NdP_5O_{14}+15H_2O}$

④ 水热还原。一些金属类氧化物、碳酸盐、氢氧化物或复盐用水调浆，不需要或只需极少量试剂，控制适当的温度及氧分压等条件，即可制得超细金属粉体。

例如：$\mathrm{M}_x\mathrm{O}_y+y\mathrm{H_2} \longrightarrow x\mathrm{M}+y\mathrm{H_2O}$（其中，M为银、铜等）

⑤ 水热分解。在水热条件下，某些化合物分解成新的化合物，进而分离得到单一化合物超细粉体。

例如：$\mathrm{ZrSiO_4+2NaOH \longrightarrow ZrO_2+Na_2SiO_3+H_2O}$

⑥ 水热结晶。水热条件下使一些非晶化合物脱水结晶。

例如：$\mathrm{2Al(OH)_3 \longrightarrow Al_2O_3{\cdot}H_2O+2H_2O}$

（3）溶胶-凝胶法

溶胶-凝胶法是指以含高化学活性组分的化合物为前驱体，在液相条件下将原料均匀混合，并进行水解、缩合反应，在溶液中形成稳定、透明的溶胶体系，溶胶经陈化胶粒间发生缓慢聚合，形成三维空间网络结构的凝胶，凝胶网络之间充满失去流动性的溶剂形成凝胶，凝胶经过干燥、烧结固化得到分子乃至纳米亚结构的材料。根据前驱体种类及反应条件的不同，溶胶-凝胶法主要包括金属醇盐水解法、强制水解法、金属醇盐氨解法、原位聚合法及聚合螯合法等。目前采用这种方法已经制备出了TiO_2、NiO、SiO_2等单一纳米材料以及$Ba_yTi_xO_3$（x、y为不同的值）和聚酰亚胺-二氧化硅等纳米复合材料。这种方法具有产品均匀度高、纯度高、种类多及操作温度低等优点，在制备离子导体、光波导材料、非线性光学材料、光电材料及光色转换材料方面表现出广阔的应用前景。采用这类方法制备纳米材料的过程包括以下几个步骤。

① 水解反应。金属或半金属醇盐前驱体经水解反应形成羟基化产物和相应的醇的过程。

$M(OR)_4+4H_2O \longrightarrow M(OH)_4+4ROH$（其中，M=Si、Al、Ti、B、Ce、Zr）

② 缩聚反应。水解和缩合反应不断地进行，最终导致三维空间网络的形成，即凝胶的形成过程。

③ 凝胶化。随着水解和缩合过程的进行，溶剂不断蒸发消耗，胶粒浓度不断增大，溶液被浓缩，悬浮体系的稳定性遭到破坏，从而发生胶凝化的过程。

④ 陈化过程。陈化过程一般包含四个步骤：缩合、胶体脱水收缩、粗糙化和相转变。陈化会使凝胶的强度增大，并且陈化的时间越长，网络的强度就越大。

⑤ 干燥。干燥是采用溶胶-凝胶法制备纳米材料过程中的关键步骤。粒子越小，表面能越大。在颗粒和胶体的界面张力及液体表面张力的作用下，随着胶体中液体的挥发，极易产生凝胶孔的塌陷以及颗粒的聚集和长大。为了减少和防止在干燥过程中聚集和长大现象的发生，近几年研究工作者们设计并发展了可用于纳米粒子干燥的超临界干燥法、冷冻干燥法和溶剂置换干燥法。

⑥ 烧结。烧结是在高表面能的作用下，使凝胶内部孔度缩小的致密化过程。凝胶内部的固/液界面面积很大，因此可以在相对较低的温度下（<1000℃）进行烧结。

在使用溶胶-凝胶法制备纳米材料的过程中，影响纳米材料的最终结构的因素主要包括以下三种。

① pH的影响。溶液的pH不仅影响醇盐的水解缩聚反应，而且对陈化过程中

凝胶的结构转变甚至是干凝胶的显微结构也会产生影响。

② 醇盐与溶剂比例的影响。醇盐与溶剂的比例对溶胶的结构和粒度有很大影响，并在很大程度上决定胶体的黏度及胶凝化程度，同时对凝胶的后续干燥过程也有一定影响。

③ 前驱体形态的影响。前驱体形态是控制胶体行为和纳米材料结构与性能的决定性因素。采用有机酸、二元醇、β-二酮等螯合剂，能够降低前驱体反应活性，从而控制水解缩聚速率；采用*N*,*N*-二甲基甲酰胺（DMF）、*N*,*N*-二甲基乙酰胺（DMA）、乙二酸等能够对颗粒的表面进行包覆、修饰，材料的比表面积和孔结构将会随之发生相应的变化。

（4）微乳液法

微乳液通常是由有机溶剂、水、表面活性剂和助表面活性剂在适当的比例下自发形成的各向同性、外观透明或半透明、热力学稳定的分散体系。由于具有原料便宜、反应条件温和、制备过程简单、制得的粒子单分散性和界面性好等优点，该方法已经被广泛地用于纳米材料的制备。微乳液法中常用的有机溶剂一般包括C_6～C_8直链烃或环烷烃。常用的表面活性剂一般包括阴离子型表面活性剂如AOT［双(2-乙基己基)琥珀酸酯磺酸钠］、SDS（十二烷基硫酸钠）、SDBS（十二烷基苯磺酸钠）等，阳离子型表面活性剂如CTAC（十六烷基三甲基氯化铵）、CTAB（十六烷基三甲基溴化铵）、DTAB（十二烷基三甲基溴化铵）等，非离子型表面活性剂如NP_n（壬基酚聚氧乙烯醚类）、Triton X-100、Span-40（60、80）、Tween-40（60、80）等。助表面活性剂一般包括中等碳链C_5～C_8的脂肪酸。

根据体系中的油水比例及微观结构的不同可以把微乳液分成三种类型：水包油（O/W）型微乳液、油包水（W/O）型微乳液和双连续型微乳液。在微乳体系中，用于制备纳米粒子的一般都是油包水（W/O）型微乳液。

油包水（W/O）型微乳液中，微小的水核由于被表面活性剂和助表面活性剂组成的单分子层界面所包围而分散在油相中，形成大小约为几到几十纳米的微乳颗粒，这些微乳颗粒可以看作是微型或纳米反应器。利用微乳液法制备纳米材料的一般方法包括以下三种。

① 将两份分别增溶有反应物A、B的微乳液混合，此时由于胶团颗粒间的碰撞，将发生水核内物质的相互交换或物质传递，引发核内的化学反应（水解反应、氧化-还原反应、沉淀反应等），从而使产物在水核内成核、生长。当水核内的粒子长到最后尺寸时，表面活性剂会附在粒子的表面，使粒子稳定并防止其进一步长大。由于水核半径是固定的，不同水核内的晶核或粒子之间的物质交换不能实

现，所以水核内粒子的尺寸能够得到控制。

② 将一种反应物增溶在微乳液的水核内，另一种反应物以水溶液的形式滴加到前者中，水相内的反应物穿过微乳液的界面膜进入水核内部与另一反应物作用产生晶核并生长，产物的最终粒径由水核尺寸决定。

③ 将一种反应物增溶在微乳液的水核内，另一种反应物为气体（如 O_2、CO_2、NH_3），将气体通入液相中，充分混合使二者发生反应从而制备纳米颗粒。

在微乳液法制备纳米粒子的过程中，影响粒径大小的因素主要有以下几种。

① 水核半径的影响。纳米材料的尺寸受微乳液水核半径的控制，而水核半径与体系中水与表面活性剂的浓度及表面活性剂的种类有关。假设 W=[H_2O]/[表面活性剂]，那么在一定范围内，W增大，则水核半径增大，纳米粒子的尺寸增大。

② 反应物浓度的影响。适当调节反应物的浓度能够控制所得纳米粒子的尺寸。这是因为当反应物之一过剩时，反应物粒子碰撞的概率变大，成核过程比等量反应发生时要快，生成的纳米粒子粒径也就越小。

③ 微乳液界面膜强度的影响。如果微乳液的界面膜强度比较小，则会导致粒子之间物质的交换速度过大，产物的粒径难以控制。一般情况下，W增大，界面醇含量增加，会使界面膜强度变小；油的烃链越长，醇的烃链越短，界面膜强度会越小；反之，膜强度会越大。

④ 表面活性剂的影响。合适的表面活性剂能够使纳米颗粒一旦形成就吸附在界面膜表面，起到稳定和保护所生成的纳米粒子的作用，从而得到粒径细小且均匀的纳米粒子。表面活性剂的浓度增大，相应的液滴数目会增加，粒子尺寸会减小。

2.2 纳米生物材料的表面修饰

表面修饰是指用物理或化学方法对粒子的表面进行加工处理，并有目的地改变粒子表面的物理化学性质。纳米粒子的粒径很小，具有高比表面积、高比表面能、高光活性、高催化活性等特点。但是，其巨大的表面和特殊的表面效应同时也使得纳米粒子的化学性质很不稳定，如具有很强的吸附性和氧化性，特别容易团聚和结块等。因此，为了体现纳米粒子在纳米尺度下所特有的性能，必须有效地防止纳米粒子之间的团聚，保持良好的分散性。这就要求在制备或分散纳米粒子时对其进行表面修饰[11～13]。

制备纳米粒子时对其进行适当的技术处理，改变其表面状态和微观结构，调节不同纳米材料固有特性之间的联系，能够有效地避免纳米粒子的团聚和结块，改善其流变性、分散性以及光活性，从而提高各种纳米结构特性的表现和应用效果。根据实际应用的需求对纳米粒子的表面进行物理、化学加工或调整，能够使纳米粒子表面的晶体结构、表面润湿性、表面吸附、官能团表面能等物理、化学性质发生改变。这不但能够使纳米粒子的物性得到改善，还能够赋予纳米粒子新的功能。因此，纳米粒子的表面修饰技术作为一门新兴学科，在近几年来得到了蓬勃的发展。

2.2.1
纳米材料表面修饰的研究目的、内容及方法

对纳米粒子的表面进行修饰能够保护纳米粒子，改变纳米粒子的表面状态，改善纳米粒子的分散性、表面活性及其与分散介质之间的相容性，使其易于保存、运输和使用，从而为纳米材料的自组装奠定良好的基础[14]。

对纳米粒子进行表面修饰涉及修饰方法和机理、待修饰粒子和吸附质之间的作用力性质、修饰前后粒子润湿性能和吸附作用的变化规律以及新形成的界面层结构等表面化学中的一些基本问题。纳米粒子表面修饰的主要研究内容包括以下三个方面。

① 分析纳米粒子的表面特性，以便有针对性地对其进行修饰或改性处理。这种分析主要包括用XPS和FTIR测定纳米粒子的表面组成和成分迁移，用高倍电子显微镜观察分析纳米粒子的表面结构状态，用电泳仪测定纳米粒子的表面电荷，用电势滴定仪测定纳米粒子的表面电势，用能谱仪测定纳米粒子的表面能态，用表面力测定仪测定纳米粒子的表面浸润角、黏着力及其他作用力等。

② 利用上述测定结果对纳米粒子的表面特性进行综合分析及评估。

③ 确定表面修饰剂的适用类型及合适的表面处理工艺。

纳米粒子表面修饰的方法按照修饰的基本原理能够分为表面物理修饰和表面化学修饰两大类；按照修饰工艺则能够分为以下五类。

① 表面整体包覆修饰：利用表面活性剂使无机物、有机高分子化合物或聚合

物等新物质完全包覆于纳米粒子的表面，达到表面改性的目的。

② 机械活化修饰：在磁力或机械力作用下使纳米粒子的体表面与介质物质发生反应或吸附，达到表面改性的目的。

③ 局部化学修饰：选择合适的试剂，利用化学反应在纳米粒子表面引入新的功能基，使其产生新的功能。

④ 利用高能量射线进行表面修饰：利用紫外线、电晕放电、等离子束射线等高能量射线对纳米粒子进行表面修饰。

⑤ 利用沉淀反应进行表面修饰：这是目前工业上使用最多的方法。

2.2.2
纳米材料的无机包覆及修饰

如图2.1所示，无机物的表面包覆及修饰以纳米粒子为反应的核物质，依靠物理作用、氢键或范德华力的表面吸附或沉积作用，在核的表面沉积一层或多层无机纳米包覆薄膜，从而达到稳定内层粒子、降低粒子活性、提高粒子分散性等效果。根据表面修饰层的不同，这部分内容主要归纳为表面金属层的包覆及修饰和表面化合物层的包覆及修饰两部分，下面将分别给予介绍。

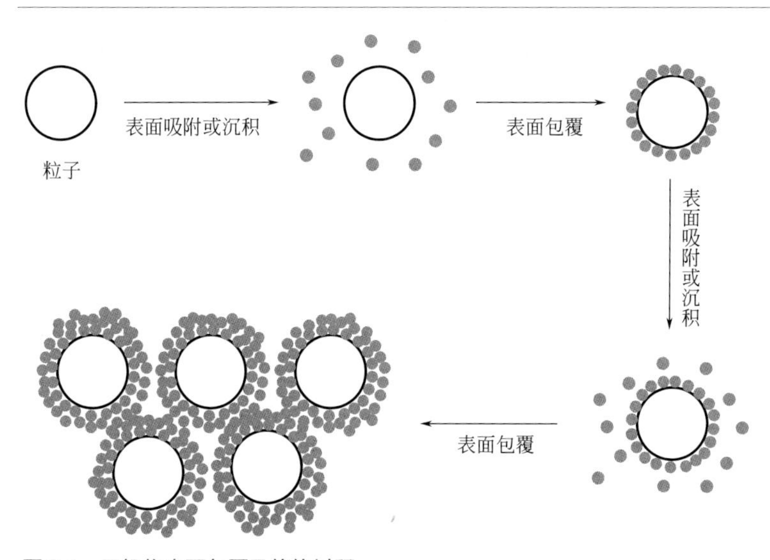

图2.1 无机物表面包覆及修饰过程

2.2.2.1 表面金属层的包覆及修饰

表面金属层的包覆及修饰是指通过物理或化学方法，在纳米粒子的核的表面形成一层金属单质或合金包覆层。修饰后的纳米粒子同时具有原始核物质和表面包覆金属层的物理化学性能，并且纳米粒子原有的特性得到增强或者新的特有功能得到增强。常用的表面金属层的包覆及修饰方法包括化学镀法、热分解-还原法、金属物质交换吸附热分解法等。

（1）化学镀法

化学镀法是指无外电流通过的情况下，通过化学方法使溶液中的金属离子还原为金属并沉积在基体表面，从而形成镀层的一种表面修饰方法。利用化学镀法在纳米粒子的表面修饰金属层时，首先要配制含有待包覆的金属元素的化学镀液，在镀液中加入纳米粒子作为包覆核，通过搅拌等手段使核微粒充分分散并悬浮在镀液中，金属离子还原时会在纳米核微粒的表面形成金属镀层，从而得到金属包覆纳米粒子。该方法不需要外界电源、设备简单、操作容易，能够用于各种金属（镁、铝、钢等）、非金属（塑料、陶瓷、木材等）和半导体基体的修饰。利用该方法能够得到具有良好的物理、化学及力学性能的金属镀层。例如，利用该方法能够得到Cu包覆的TiO_2纳米粒子形成金属/陶瓷纳米复合粒子，经过单晶粉末衍射、俄歇电子能谱等测试手段分析可知，镀层多为多晶的层状核-壳结构，并且具有接近纯铜的优良导电特性。Cu/TiO_2复合纳米粒子能够有效地降低原有铜质材料的密度，并有效地改善其硬度、强度、耐磨性、高温力学性能等。

（2）热分解-还原法

热分解-还原法主要用于对金属的碳酸盐、硝酸盐与碱式盐等易分解的化合物进行表面修饰与改性。用于还原的气体通常为H_2、CO、天然气等，其中H_2最为常用。根据被包覆纳米粒子的差异，热分解-还原法制备的金属包覆粉大概能够分为金属-非金属、金属-金属以及金属-陶瓷三类。在用热分解-还原法对纳米粒子进行表面修饰时，首先要对核颗粒进行前期处理，除去颗粒表面残留的有机杂质及氧化物薄膜；然后要对颗粒进行预包覆，使颗粒表面形成一层均匀的碳酸盐、硝酸盐或碱式盐的包覆层；最后用还原气体对包覆层进行加热还原处理。在这个过程中还需要综合考虑还原时间、还原温度和气体流量等因素。由于金属的碳酸盐、硝酸盐与碱式盐易分解，并且设备要求不高，工艺简单，热分解-还原法在制备金属包覆粉中得到了非常广泛的应用。与原始的纳米粒子相比，在表面修饰上金属层以后，粒子的导电性、耐磨性、耐冲击性、耐腐蚀性等性能会得到一定程度的改善。例如，在Al_2O_3颗粒的表面均匀地包覆一层镍盐的前驱体，经过热分解-还原之后，能够得到纳米晶Ni包覆的Al_2O_3复合粉体。纳米晶Ni的引入，能够使本身脆性的Al_2O_3陶瓷具备一定的柔韧性，从而形成一种新型的陶瓷材料。

（3）金属物质交换吸附热分解法

金属物质交换吸附热分解法是一种利用能够与核纳米粒子直接发生反应的金属微粒与其发生交换吸附，然后在高温条件下去除有机配体，最后得到表面包覆金属的复合纳米粒子的方法。例如，通过该方法能够制备得到表面包覆锌的二氧化钛纳米粒子。其生成机理和具体生成过程如下：具有高活性的超细TiO_2纳米粒子，由于粒子的表面效应，在其表面有很多—OH悬挂键。而乙酰丙酮的金属配合物中配体的碱亲和性可以使TiO_2表面—OH的质子活化，发生配体与质子的交换吸附，从而形成稳定的分子。在高温条件下去除有机配体，最终得到具有高度分散性的表面包覆锌的TiO_2纳米粒子。

2.2.2.2
表面无机化合物层的包覆及修饰

表面无机化合物层的包覆及修饰是指利用某些化合物不溶于水的特性，采用溶胶凝胶、均相沉淀、水热合成等方法，通过沉淀反应在纳米粒子表面形成表面包覆层，再利用其他处理手段，使包覆物固定在粒子表面，从而达到改变或改善纳米粒子表面性质的目的。常用的表面无机化合物层的包覆及修饰方法包括表面二氧化硅层的包覆及修饰、表面氧化铝层的包覆及修饰以及表面多层复合包覆及修饰等。

（1）表面二氧化硅层的包覆及修饰

二氧化硅是应用最为广泛的一种调节表/界面性质的表面修饰剂。自Tler的研究工作发表以来，二氧化硅的涂覆技术已经被广泛地用于改善颜料、涂料等的胶体稳定性。将二氧化硅作为粒子表面的包覆层的原因有两个：其一是二氧化硅粉体即使在等电点pH（pH=2）下也不容易发生聚集；其二是它在较高的盐浓度及中性pH条件下具有很高的稳定性。因此，采用二氧化硅包覆纳米粒子表面可以使粒子分散在介质中并达到较高的体积分数，同时包覆后的纳米粒子具有良好的稳定性，而且这种稳定性不受盐浓度和pH的影响。此外，表面包覆二氧化硅的纳米粒子具有憎水性，易于分散在薄膜、聚合物、玻璃及非水介质中。表面二氧化硅层的包覆及修饰技术已经被广泛地用于金属、金属氧化物及其他纳米粉体的表面包覆过程中。例如，将二氧化硅包覆在金属纳米粒子表面以起到稳定作用，包覆在磁性纳米粒子表面以提高磁流体的稳定性，包覆在CdS表面以起到光解保护作用，包覆在$BaTiO_3$表面以阻止其溶解，包覆在羟基磷灰石的表面以提高其生物相容性。

（2）表面氧化铝层的包覆及修饰

以在TiO_2纳米粒子的表面包覆氧化铝层为例，其基本方法是在含有TiO_2纳米粒子的溶液中加入水溶性铝盐（如铝醇盐、硫酸铝和偏铝酸钠等）反应液。调节反应液的pH，其中的铝盐就会随着pH的升高或降低，慢慢地转变为AlOOH和$Al(OH)_3$的胶体形式。由于在该反应过程中存在均相成核与异相成核的竞争，只有将铝盐的浓度控制在均相成核所需要的浓度以下，$Al(OH)_3$和AlOOH才能与TiO_2表面的羟基相结合，最终在TiO_2纳米粒子表面形成无定形$Al(OH)_3$包覆层。表面经氧化铝包覆改性后的TiO_2纳米粒子，其稳定性和分散性明显提高，对紫外线的屏蔽能力也明显增强。

（3）表面多层复合包覆及修饰

经表面包覆及修饰后，纳米粒子成为一个复合体，兼具内层核和外层壳结构。为了满足不同用途的需要，通常要对纳米粒子进行两次或多次表面包覆及修饰，从而使其获得更多的特性。以在TiO_2表面进行铝、锆复合包覆及修饰为例，其基本方法是在分散有金红石型TiO_2纳米粒子的水溶液中加入铝盐和锆盐，然后用中和剂缓慢中和并使其水解，就能够逐一在TiO_2纳米粒子表面沉积上氧化铝水合物及氧化锆水合物。经过高温煅烧，水合氧化物脱水形成相应的氧化物，经气流粉碎后，就能够得到粒度分布比较集中的三元复合纳米粒子。

利用上述方法，根据表面包覆及修饰先后顺序的不同，能够得到具备不同表观性质的复合纳米粒子。如表面铝、硅复合包覆及修饰能够改善光催化活性，并增加亲水性和分散性；表面锌、硅复合包覆及修饰能够提高紫外线屏蔽性，同时增加亲水性；表面硅、锆复合包覆及修饰能够提高耐磨性、耐候性及表面硬度；表面铁、硅复合包覆及修饰能够改善光催化活性，提高分散性和耐候性，并调节色泽。

2.2.3 纳米材料的有机包覆及修饰

有机物在纳米粒子的表面包覆及修饰过程中有着十分重要的地位，根据包覆及修饰过程中有机物与纳米粒子之间有无化学反应，可以分为表面物理包覆及修饰和表面化学包覆及修饰两大类。按照有机物分子量的大小又能够分为小分子有机物表面包覆及修饰和聚合物表面包覆及修饰两大类[15,16]。下面将根据有机物分子量的大小对纳米材料的有机包覆及修饰过程进行详细介绍。

2.2.3.1 小分子有机物的表面包覆及修饰

（1）表面活性剂物理包覆及修饰

表面活性剂物理包覆及修饰是指通过氢键、范德华力等分子间相互作用力将有机改性剂吸附到作为包覆核的纳米粒子表面，并在核表面形成包覆层，以此来降低纳米粒子原有的表面张力，从而阻止粒子之间的团聚，使其能够均匀稳定地分散。利用表面活性剂对无机纳米粒子进行表面包覆及修饰就属于这类范畴。表面活性剂分子由两类性质完全不同的官能团组成，一类是亲水性的极性基团，另一类是亲油性的非极性基团。当无机纳米粒子分散在水溶液中时，表面活性剂分子中非极性的亲油基就会吸附到粒子表面，极性的亲水基裸露在外并与水相溶，从而使无机纳米粒子在水中能够分散。相反，当在非极性有机溶液中分散纳米粒子时，表面活性剂的极性官能团吸附到纳米粒子表面，非极性官能团则与油性介质相溶。许多无机氢氧化物或氧化物［如$Al(OH)_3$、$Mg(OH)_2$、SiO_2、TiO_2等］的纳米粒子都具有特定的表面电位，从而决定了其在相应溶液中的pH。因此，根据各类物质的表面电位，调节溶液的pH，然后通过表面活性剂的吸附和包覆就能够进行有机化的表面改性。

（2）偶联剂化学包覆及修饰

偶联剂是一种同时具有能分别与无机物和有机物反应的功能基团的化合物，其分子量不大。偶联剂分子一般含有两种基团，一种能与无机纳米粒子表面发生化学反应，另一种能与有机物基体发生反应或相容。利用偶联剂对纳米离子表面进行包覆及修饰时会在纳米粒子表面发生化学偶联反应。偶联剂与纳米粒子之间除了氢键、范德华力或配位键相互作用外，还会有共价键或离子键的结合。利用偶联剂修饰后的纳米粒子与有机物的相容性很好。由于偶联剂种类较多，其改性操作也简便易行，该方法在纳米复合材料的制备中有着非常广泛的应用。常用的偶联剂包括以下几种。

① 硅烷偶联剂。硅烷偶联剂是一类具有特殊结构的低分子有机硅化合物，是常见的偶联剂之一，对表面具有羟基的无机纳米粒子的修饰效果非常好。其通式

为Y—R—Si—X_3，Y代表与聚合物分子有反应能力或亲和力的活性官能团，如巯基、氨基、乙烯基、酰氨基、环氧基、氨丙基等；R代表亚烷基，有机活性官能团通过它与Si相结合；X代表能够水解的官能团，如卤素、酰氧基、烷氧基等。根据R基团的不同，硅烷偶联剂能够分为氨基硅烷、巯基硅烷、环氧硅烷、乙烯基硅烷、脲基硅烷、甲基丙烯酰氧基硅烷以及异氰酸酯基硅烷等。硅烷偶联剂的使用方法有两种：一种是将硅烷偶联剂配制成水溶液，用其处理无机纳米粒子后，将处理后的纳米粒子与有机高聚物或树脂基料混合，即预处理方法；另一种方法是将硅烷偶联剂与无机纳米粒子及高聚物或树脂基料混合，即迁移法。前一种方法的表面包覆及修饰效果比较好，是常用的表面修饰方法。硅烷偶联剂的种类很多，使用时一定要根据表面包覆及修饰后无机纳米粒子的应用对象及目的仔细选择。

② 钛酸酯偶联剂。钛酸酯偶联剂对许多无机纳米粒子具有良好的包覆及修饰效果。按其化学结构主要分为三种类型：单烷氧基型、螯合型及配位型。单烷氧基型品种最多，具有各种功能基团及特点，使用范围广，广泛用于橡胶、塑料、涂料、胶黏剂工业。螯合型钛酸酯偶联剂的耐水性好，能够在水中包覆纳米粒子，但由于其大多数不溶于水，需要利用表面活性剂、水溶性助剂或高速搅拌等方法使其乳化，从而分散在水中。配位型钛酸酯偶联剂的使用方法与螯合型的相似。值得注意的是钛酸酯偶联剂的用量大约是纳米粒子质量的0.5% ～ 3%。实验过程中需要根据待处理物料的特性和应用环境来选择能够满足不同性能要求的钛酸酯偶联剂，针对某些特殊物质或用途有时还需要设计合成新的钛酸酯偶联剂。

③ 铝酸酯偶联剂。铝酸酯偶联剂是一种新型的偶联剂，它具有与无机纳米粒子表面反应活性大、无毒、味道小、颜色浅、热分解温度高、使用时无须稀释、包装运输及使用方便等特点。利用铝酸酯偶联剂对碳酸钙纳米粒子进行表面包覆及修饰时，修饰后碳酸钙的吸油量和吸湿性会降低，粒径会变小，并且更容易分散在有机介质中，热稳定温度也会高于300℃。

此外，常用的偶联剂还有锆铝酸酯偶联剂、硬脂酸类偶联剂、铝钛复合偶联剂、稀土偶联剂等。

（3）酯化反应表面包覆及修饰

金属氧化物与醇的反应是一种酯化反应，利用酯化反应对纳米粒子进行表面包覆及修饰可以使原来亲水疏油的表面变成亲油疏水的表面。通过对活化指数的测定，能够表征纳米粒子表面亲水或亲油特性转变的情况。利用TiO_2纳米粒子与醇类溶剂进行反应，能够对其进行表面改性。实验结果显示TiO_2纳米粒子表面的亲油特性有所改善，并且在有机物中的分散性也得到了提高。酯化反应中伯醇最为有效，仲醇次之，叔醇无效。此外，这类反应适用于表面为弱酸性或中性的纳米粒子的表面包覆及修饰，如Fe_2O_3、SiO_2、Al_2O_3、TiO_2、ZnO等。然而，酯化反应也存在一定的不足，如酯基溶剂比较容易水解且热稳定性较差。

2.2.3.2
聚合物的表面包覆及修饰

采用聚合物对无机纳米粒子进行表面包覆及修饰，能够使所得粒子具有表面包覆均匀、包覆效果好、与聚合物的相容性好等优点。在对纳米粒子进行表面包覆时，能够定性、定量地对聚合物进行控制。利用聚合物在纳米粒子表面形成良好的包覆层，包覆层表面所具有的特殊官能团能够参与其他反应，使纳米粒子表现出新的特性和功能，从而扩展了它的应用前景。

根据聚合物对纳米粒子进行表面包覆及修饰过程中二者之间是否发生化学反应，可将这类方法分为表面物理吸附法及表面化学接枝聚合物改性法两种。

（1）表面物理吸附法

高分子聚合物在氧化物表面由于范德华力、氢键、静电力等的共同作用而发生物理吸附，通过这种物理吸附能够实现纳米粒子的表面包覆及修饰。对于非电解质物质的聚合物，表面物理吸附现象主要由氢键产生。利用纳米粒子对聚合物的物理吸附能够制备出具有良好分散性的纳米粒子胶体物系。表面物理吸附法主要分为乳液聚合包覆法和自组装包覆法两种，下面我们将分别加以介绍。

① 乳液聚合包覆法。乳液聚合包覆法是指在聚合过程中，单体在水相中被引发后形成低聚物自由基，当低聚物自由基的链长增长到一定值时，其水溶性逐渐变差，自由基自身卷曲成核，这种卷曲成核的自由基能够被吸附到无机纳米粒子表面，从而形成复合乳胶粒。为了提高无机纳米粒子与聚合物之间的亲和性，可以先用表面活性剂对无机纳米粒子进行表面处理，使其表面形成易于吸附有机聚合物的表层，然后以其为种子进行乳液聚合，最终通过吸附形成复合纳米粒子。此外，还有一些非常规的乳液聚合方法，如无皂乳液聚合包覆法、微乳液聚合法与反相微乳液包覆法。无皂乳液聚合包覆法是在乳液聚合反应过程中完全不需要或仅需加入微量乳化剂（小于临界胶束浓度）的方法。其胶粒成核阶段较短，体系中胶粒数目比常规体系中的少，因此产生的胶乳粒粒子尺寸比较均匀，粒径分布比常规乳液聚合的要窄很多，并且表面也比较洁净。微乳液聚合法是指将纳米粒子的粉体直接分散到油相中，从而使所有的单体微滴（50～100nm）中都包含

有纳米粒子，并使反应速率加快的方法。该方法的关键是纳米粒子在分散和聚合过程中能否稳定地存在于单体液滴中。反相微乳液包覆法是以非极性介质为连续相，以溶有反应物的水为分散相，从而形成隔离的微细水池或水核，并进一步将其作为微胶束反应器的方法。该方法是制备纳米粒子复合材料的一种简单而有效的方法。

② 自组装包覆法。自组装包覆法的发展为进一步研究纳米包覆材料的结构和应用开辟了新的领域。近年来，研究工作者已经成功利用静电自组装技术，在胶体粒子表面均匀地包覆上单层或多层有机聚合物。如，把带有相反电荷的高分子加入到乳胶颗粒分散体系中，通过静电相互作用有机聚合物能够吸附到乳胶颗粒表面，从而对其进行包覆。该方法具有以下几种优点：通过改变沉积层数量及溶液条件能够精确控制有机聚合物的包覆层厚度；通过选择不同的有机聚合物进行自组装能够得到多层聚合物复合膜；包覆核可以为不同形状、尺寸和成分的乳胶颗粒。利用该技术将有机聚合物沉积到纳米粒子表面能够制备得到具有良好形态的复合胶体粒子。

（2）表面化学接枝聚合物改性法

需要进行表面改性的对象通常为含有羟基的无机纳米粒子，其表面极性较大，因此在进行表面包覆前必须先改变粒子表面基团的极性，并在其表面接枝上能够参与聚合反应、起到引发作用或使聚合反应终止的基团，然后将单体和引发剂加入其中进行聚合反应。根据接枝基团种类的不同，反应类型能够分为以下四种。

① 预先接枝引发基团法。利用无机纳米粒子表面原本存在的大量羟基，在粒子表面接枝上具有引发聚合反应作用的过氧化物类或偶氮类引发剂基团，进而引发聚合反应。利用叔丁基过氧化氢、二异丙苯过氧化氢等过氧化物作为引发剂能够引发苯乙烯及乙烯基咔唑、甲基丙烯酸甲酯等乙烯基类单体在不同纳米粒子表面的接枝聚合。将偶氮类引发剂接枝到纳米粒子表面能够引发共聚，形成超支化共聚物，通过支化共聚物的亲水和疏水性能够进一步调整纳米粒子的表面亲水/亲油特性。

② 预先偶联剂处理法。无机 SiO_2、TiO_2 纳米粒子表面带有的多羟基能够与多种偶联剂反应，如将其与钛酸酯偶联剂或有机硅烷偶联剂反应能够在表面上引入双键，从而起到降低纳米粒子表面极性的作用。在无机纳米粒子表面引入双键后，其表面的乙烯基与单体能够发生共聚合反应，从而在其表面上再接枝上聚合物链。

③ 聚合物链接枝法。通过无机纳米粒子表面活性基团与增长链活性基团发生反应生成化学键，从而使增长链接枝到无机纳米粒子的表面。例如，利用催化酰

胺化反应能够将内端基为羧基的聚醚支状分子接枝到经硅烷偶联剂处理后表面带有氨基的SiO_2纳米粒子表面。

④ 原子转移自由基聚合法。该方法以过渡金属的配合物为卤族原子的载体，以有机卤化物为引发剂，通过氧化还原反应在纳米粒子及包覆物的休眠基团与活性基团之间建立可逆动态平衡，从而实现对聚合反应的控制。该方法不仅能够大大抑制双基并终止反应，还能够在包覆的聚合物终端引入不同的功能基团，从而实现纳米粒子表面的功能化。

2.2.4 防止纳米粒子团聚的表面处理

纳米尺寸的超微粒子的比表面积较大、表面能极高，粒子表面能够聚集大量的静电电荷，从而引起粒子间的团聚，甚至结块[17,18]。纳米粒子的团聚现象为其储存和运输带来了很大的困难，从而极大地限制了纳米材料的进一步应用。纳米粒子的团聚一般分为两种：软团聚和硬团聚。软团聚主要是由于粒子之间的库仑力和范德华力所致，能够通过某些化学作用或施加机械能的方法来消除；硬团聚过程中除了粒子之间的库仑力和范德华力外，还包含化学键的作用。防止纳米粒子团聚的方法有许多种，下面将分别进行介绍。

2.2.4.1 慢氧化处理

慢氧化处理是指在刚制备出来的纳米粒子接触大气之前进行表面慢氧化，即将纯净的氧气用惰性气体稀释后，注入储存纳米粒子的空间，使其慢慢地氧化。经过慢氧化处理能够在纳米粒子表面形成一层氧化膜，从而大大提高粒子的化学稳定性，使其便于在空气中进行储运和使用。

2.2.4.2 表面包覆及改性

对于各类金属纳米粒子，为了提高其稳定性，通常用TiO_2、Fe_2O_3、SiO_2等各类氧化物对其进行化学包覆。例如，在富氧氛围下对α-Fe粒子进行氧化处理，能够形成Fe_2O_3包覆的α-Fe的复合结构纳米粒子。此外，利用表面包覆还可以对纳米粒子进行表面改性。经过表面包覆硅处理后的超细铁黄，能够有效地抑制其烧结进程，消除孔洞，从而有利于增大表面各向异性并提高磁粉耐磨性和分散性。

2.2.4.3 防团聚剂

为防止颗粒聚结，常用的防团聚技术是将少量的添加剂掺杂到纳米粒子体系中。常用的添加剂有润滑剂、抗静电剂、表面活性剂、防潮剂、偶联剂等。这些添加剂与纳米粒子表面产生很强的吸附或化学亲和作用，使得添加剂附着于纳米粒子的表面或是生成薄膜，从而将相邻的纳米粒子隔离开来。

2.2.4.4 溶剂储存

将纳米粒子放到合适的溶剂中，利用溶剂对纳米粒子进行保护是一种有效防止团聚的储运方法。采用这种方法能够使粒子间保持良好的分散性与均匀性，延缓或避免粒子的团聚、氧化及变性。甲苯、丙酮和醇类等各类化学溶剂均可用于纳米粒子的保护。

2.2.4.5 直接成材

直接成材法是指将新制备出来的超微粒子不经取出直接制成所希望的形状，这也是一种防止团聚的有效方法。目前，研究工作者已经采用各种方法来探索纳米粒子膜的制备。例如将刚制备的纳米粒子在气流中混合，经过一个非常细的喷嘴喷到基片上，就能够得到致密的纳米粒子薄膜。这种气相沉积法可以看作是超微粒子的新储运方法之一。因此，利用直接成材法能够解决储运技术方面的一些难题，从而进一步拓展了超微粒子的应用范围。

2.2.4.6 纳米粒子制备中的安全处理

近年来，纳米粒子制备过程中的安全操作与处理技术已经成为一个十分敏感的话题，其中易燃易爆品在细化生产过程中的燃烧、爆炸概率更高、破坏性更大，故其安全问题尤为突出。从设备的安全性出发，解决安全问题最有效的方法是消除生产过程中产生的高静电，减小电势差，从而避免静电放电产生火花而引燃及引爆粉尘。此外，适当升高环境温度，或者用惰性气体代替空气作为工作介质，对提高生产作业的安全性都非常有利。

2.3 纳米生物材料的表征

纳米科技是未来高科技发展的基础，纳米材料的化学组成、结构及显微组织关系是决定其性能及应用的关键因素，能够用于纳米材料表征的仪器分析方法已经成为纳米科技中必不可少的实验手段。因此，纳米材料的分析和表征技术对纳米材料及纳米科技的发展具有非常重要的作用和意义。

在原子尺度和纳米尺度上对纳米材料进行分析和表征的方法有很多，发展的速度也很快，而且往往需要结合多种表征技术才能够得到更加可靠的物质结构及表面形貌等信息，这就大大推动了纳米材料表征技术的发展。在这里，我们将从X射线衍射和散射法、显微镜技术、光散射技术及其他表征技术四个方面对纳米材料的表征技术作简单介绍。

2.3.1 X射线衍射和散射法

1985年德国物理学家伦琴（W.K.Rontgen）发现了当时从未被人们知晓的一类射线——X射线（未知射线）。与可见光一样，X射线是一种电磁波，具有波粒二象性，其波长范围在0.001～10nm，介于紫外线和伽马射线之间，但是没有明确的分界线。然而，X射线的性质却与可见光有显著的差异。例如：X射线具有很强的穿透力，能够透过一些可见光不能够透过的物质；能使气体发生电离；能使具备荧光特性的物质发射出荧光；能杀伤生物细胞；穿过晶体时可出现衍射现象等。

X射线可由X射线管产生，其构造如图2.2所示，管内为真空条件[19]。在高压电场下，灯丝受热产生的热电子获得很高的动能。高速运动的电子流高速撞向

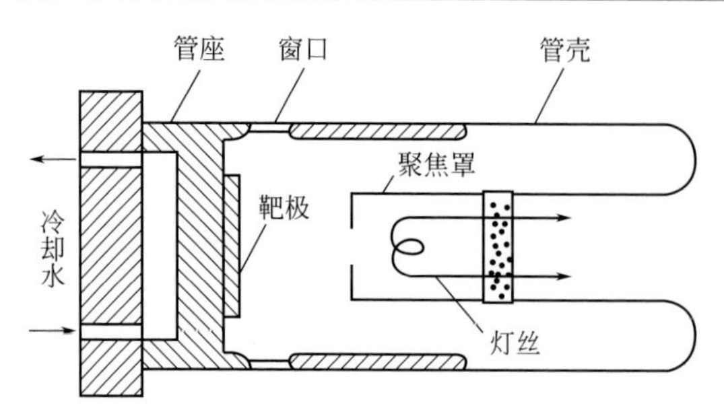

图2.2　X射线管示意图

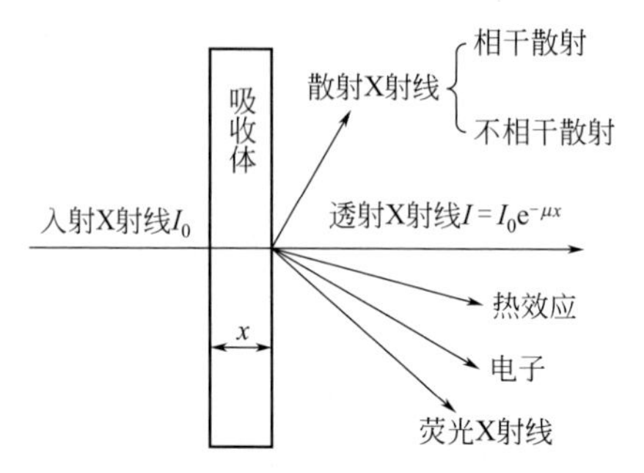

图2.3　X射线与物质的相互作用

靶极，并在靶极上突然减速从而产生X射线。靶面由金属材料制成，如Cr、Fe、Ni、Co、Cu、Mo、Ag、W等，靶面材料的原子序数越大，产生的X射线波长越短，能量越大。然而X射线管的效率仅有1%左右，99%的能量都转变为热能。

X射线能够分为两种，一种是波长连续变化的X射线，称为白色X射线；另一种是强度很高并具有特定波长的X射线，称为特征X射线。X射线与物质的相互作用如图2.3所示，主要分为热效应、散射效应和光电效应三大类[20]。其中散射效应分为相干散射和不相干散射两种情况。X射线衍射就是X射线通过晶体产生相干散射的一种特殊情况。下面主要介绍一下利用X射线衍射和散射法进行结构表征的基本原理和方法。

2.3.1.1
X射线衍射法

1912年德国物理学家劳厄（M. von Laue）以连续X射线为光源，天然晶体（硫酸铜）为“光栅”，成功发现在用X射线照射晶体时会产生衍射现象，并推导出劳厄方程——X射线衍射必须满足的几何条件。随后，英国物理学家布拉格父

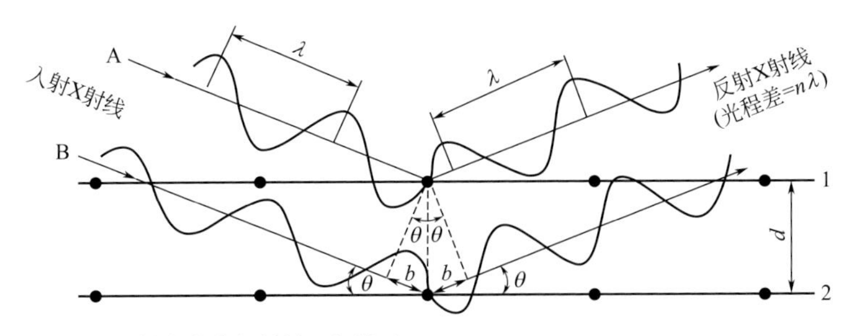

图2.4 X射线产生衍射的几何关系

子（W. H. Bragg和W. L. Bragg）推导出比劳厄方程更简洁的、能够表达X射线衍射的必要条件的布拉格方程，并首次采用X射线衍射法对NaCl、KCl、KBr和KI的晶体结构进行了测定，从而为X射线衍射理论及技术的发展奠定了坚实的基础。

布拉格在推导X射线衍射的几何条件时，采用了“光学镜面反射”的思想。如图2.4所示，设晶体为一组间距为d的晶面，图中各点代表晶格中的原子，则以θ角入射的X射线在点上产生的衍射可以看成是对晶面的反射。图中A、B两束光分别经晶面1、2反射后具有相同的方向，但是根据衍射几何，B比A多走了$2b$的光程。然而，只有$2b$为波长的整数倍时才会产生叠加，故衍射产生的条件是：

$$n\lambda=2b=2d\sin\theta$$

即
$$n\lambda=2d\sin\theta$$

式中，λ为波长；n为整数，表示衍射级数。这就是著名的布拉格方程。在X射线衍射的实际分析中，描述衍射方向时通常采用一级衍射，不考虑衍射级次，故布拉格方程可简化为：

$$\lambda=2d\sin\theta$$

依据X射线照射晶体产生衍射的条件，产生衍射的基本方法主要分为三种：转动晶体法、粉末衍射法和劳厄法。相应的实验方法及需要满足的条件总结在表2.1中。

表2.1 X射线衍射的分析方法

衍射方法	实验条件	满足布拉格方程$2d\sin\theta=\lambda$
转动晶体法	单色X射线照射转动的单晶试样	λ不变，改变入射线与晶面的交角θ，满足不同晶面间距d
粉末衍射法	单色X射线照射粉末或多晶试样	λ不变，粉末或多晶试样中有许多随机取向的小晶粒，其入射线与晶面的交角和晶面间距满足布拉格方程
劳厄法	连续X射线照射单晶试样	入射线与晶面的交角θ不变，连续改变λ，使不同晶面满足布拉格方程

对于多晶体和粉末材料，通常采用单色X射线照射粉末或多晶试样的粉末衍射法来进行物相的定性及定量分析。对于单晶体材料通常采用转动晶体法和劳厄法进行晶体结构的分析。

X射线衍射法已经成为鉴定物质晶相的一种有效手段。根据X射线衍射特征峰的位置能够鉴定试样的物相，根据峰面积能够确定其物相含量。采用X射线衍射线半高宽法（谢乐公式）还能够测定纳米颗粒晶粒度。此外，利用X射线衍射法还能够对纳米材料的晶体结构进行分析。对于简单的晶体结构，通过该方法能够得到晶胞参数、晶胞中的原子数以及原子位置信息。利用高分辨X射线粉末衍射技术，还能够得到纳米材料的精细结构信息，包括单晶胞内相关物质的元素组成比、离子间距、尺寸、键长等。

2.3.1.2
X射线散射法

当一束极细的X射线穿过一层超细粉末时，经过颗粒内电子的散射作用，会在原光束附近的极小角域内分散开，这种现象称为小角X射线散射。小角X射线的束宽为1°～2°，在普通的大角衍射图中会被淹没在透射束内而无法观察到。观察小角散射对整个准直系统有特殊的要求：首先，准直系统要长，光阑或狭缝要小，X射线源要强；其次，整个系统的工作环境要求为真空环境。

小角X射线散射装置的准直系统分为两种：针孔准直系统和狭缝准直系统。1948年纪尼叶（Guinier）采用弯曲晶体将X射线集束，然后使其通过针孔光阑，从而发明了针孔准直系统。将针孔准直系统与照相法相结合能够获得畸变小、完全的小角散射花样，这对研究取向样品非常有用。然而，该系统的散射强度非常弱，曝光时间常长达几天。与针孔准直系统相比，狭缝准直系统中通过狭缝的光束是线性的，入射面积增加，从而使散射强度提高，曝光时间减少。然而，该系统会使理论散射强度产生畸变，导致准直误差。通常能够采用两种方法对这种因狭缝引起的数据“失真”或“模糊”进行校正：一种方法是数学校正，即推导出对准直误差进行校正的散射强度公式；另一种方法是采用足够长的狭缝，并用无限狭缝理论作分析，与前者相比后一种方法比较常用。

记录小角X射线散射的方法包括照相法和计数器法。前者利用的是定性分析，能够观察到散射花样全貌；后者沿子午线作连续扫描，能够得到散射强度分布曲线，便于对数据进行处理。

小角X射线散射适用于测定颗粒尺寸在1～300nm范围内的超细粉末，也可用于测定有机、无机溶胶生物大分子的粒度。对于有微孔存在的粉末、颗粒形状偏离球形太远的粉末以及由不同材质的颗粒组成的混合粉末，小角X射线散射并不适用。对于单一材质的球形粉末，该方法测量粒度有着很好的准确性。小角X射线散射的优点是操作简单，测量结果可以真实地反映超微粒子的粒度分布情况。

2.3.2 电子显微技术

电子显微技术是应用最早、应用范围最广，也是最常见的一种纳米生物材料表征手段。电子显微技术是以电子束为光源，利用一定形状的磁场或静电场聚焦成像的分析技术，比普通的光学显微镜具有更高的分辨率。根据检测信号的不同，电子显微技术主要包括透射电子显微镜（TEM）、扫描电子显微镜（SEM）、扫描隧道显微镜（STM）、原子力显微镜（AFM）、扫描透射电子显微镜（STEM）、场发射显微镜（FEM）和场离子显微镜（FIM）等。

2.3.2.1 透射电子显微镜

透射电子显微镜简称为透射电镜（transmission electron microscope，TEM），是以波长极短的电子为照明源，利用电磁透镜聚焦成像的一种高分辨率和放大倍数的显微镜，一般可分为分析型透射电镜和高分辨透射电镜[21]。1933年Ruska等人成功研制出世界上第一台透射电镜，历经长达七年的努力，商品化的透射电镜终于在1940年问世，从而使透射电镜进入实用阶段。目前，透射电镜的分辨率已经高达0.2nm，是观察分析纳米生物材料的组织、形貌和结构的常用而有效的工具。

通常透射电镜主要由电子光学系统、电源系统、真空系统和操作系统四部分组成。其工作原理是由电子枪产生的电子束经过二级聚光镜会聚后均匀地照射到样品的某一待测微小区域上，试样物质与入射电子发生相互作用，由于试样特别薄，绝大多数的电子能够穿透试样，其强度分布与所测试样区的组织、形貌、结构一一对应。透射出试样的电子经过物镜、中间镜和投影镜三级磁透镜放大后投射在用于观察图形的荧光屏上，荧光屏能够把电子强度分布转变为肉眼可见的光强分布，于是在荧光屏上得到与试样的组织、形貌和结构相对应的图像。

透射电镜具有非常高的空间分辨能力，利用透射电镜测量纳米生物材料的粒度大小及分布是最直观的测试方法之一。其特点是可靠性比较高，使用样品量少，不但能够获得样品的形貌、大小及分布信息，还能够获得特定区域的物相结构及元素组成信息。然而，颗粒大小应小于300nm，否则电子束不能穿透样品，并且该方法的准确性很大程度上取决于扫描区域的选择和取样的代表性。此外，利用透射电镜的电子衍射还可以较准确地测定纳米材料的晶体结构，结合能谱技术还可以研究元素在试样内部的分布情况或存在状态。近年来，利用高分辨率透射电镜（HRTEM）能够获取有关晶体结构的更加可靠的信息。

2.3.2.2
扫描电子显微镜

扫描电子显微镜简称为扫描电镜（scanning electron microscope，SEM），是在透射电镜之后发展起来的。它与透射电镜的成像方式不同，采用聚焦电子束在试样表面逐点扫描成像。自1938年Ardenne成功研制出第一台扫描电镜之后，扫描电镜在纳米生物材料的形貌、组织及结构的观察和分析方面得到了迅猛的发展，其普及程度已经超过透射电镜。

扫描电镜主要由电源系统、真空系统、电子光学系统和成像系统四大部分组成，其试样可以为块状或粉末颗粒，成像信号可以为背散射电子、二次电子或吸收电子。二次电子是其中最主要的成像信号。其工作原理如图2.5所示，由电子枪发射出能量为5～35keV的电子，以其交叉斑为电子源，经过二级聚光镜和物镜缩小形成具有一定能量、束流强度及束斑直径的微细电子束，在扫描线圈的驱动下，在试样表面按照一定的时空顺序作栅网式扫描。聚焦电子束与试样发生相互作用，产生二次电子发射，发射量随着试样表面形貌的变化而变化。二次电子信号被探测器收集并转换成电信号，经视频放大后输入到显像管栅极，调制与入射电子束同步扫描的显像管亮度，即可得到反映试样表面形貌的二次电子像。

与其他分析测试手段相比，扫描电镜具有以下特点。

① 被测样品尺寸大。能够测量直径为10～30mm的大块试样。

② 分辨率一般为3～6nm，最高能够达到2nm。

③ 场深较大，通常为几个纳米厚，适用于断口和粗糙表面的观察分析；图像立体感和真实感较强，易于识别和解释，能够用于纳米级样品的三维成像。

④ 样品制备方法简单。对于具有清洁表面的导电材料，不用制样就能够直接

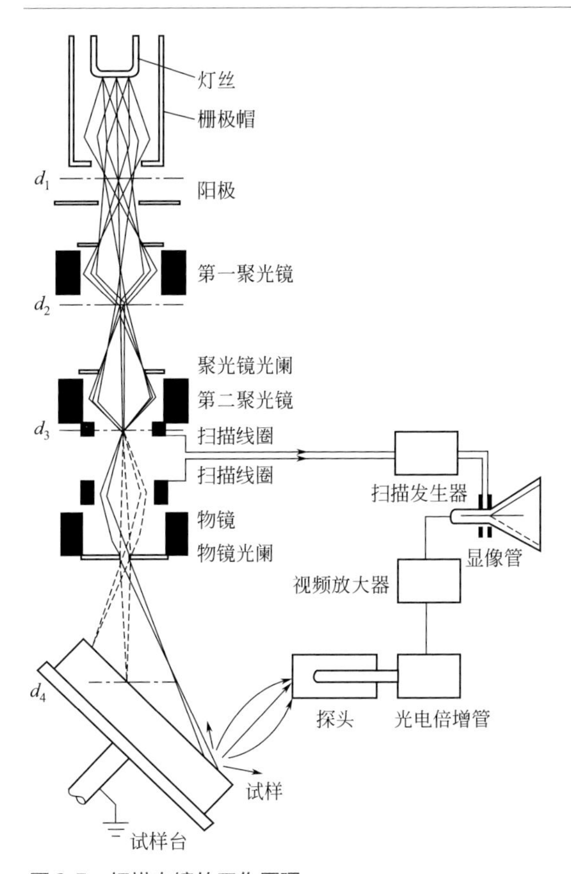

图2.5　扫描电镜的工作原理

进行观察；对于具有清洁表面的非导电材料，只需在表面蒸镀一层导电层即可进行观察。

⑤ 放大倍数的变化范围比较大，一般为15～200000倍，最高可达300000倍，能够用于多相、多组分非均匀材料在低放大倍数下的普查和高放大倍数下的观察分析。

⑥ 通过电子学方法能够有效地控制和改善图像质量。例如，通过γ调制能够改善图像反差的宽容度，使图像中的各个部分亮暗适中。

⑦ 利用冷却、加热及拉伸等样品台进行动态试验，能够观察不同环境条件下的相变及形变等。

⑧ 可用于多功能分析。配备有单色仪和光学显微镜等附件时，能够观察阴极荧光图像并进行阴极荧光光谱分析；与X射线谱仪联用时，能够在观察形貌的同

时进行微区成分分析。

2.3.2.3
扫描隧道显微镜

微观粒子具有波粒二象性的一个重要结果就是隧道效应，扫描隧道显微镜（scanning tunneling microscope，STM）就是一种利用量子理论中的隧道效应探测物质表面结构的仪器。自从1982 年格尔德 · 宾宁（Gerd Binnig）和亨利希 · 罗勒（Heinrich Rohrer）在IBM公司苏黎世研究实验室发明了扫描隧道显微镜以来，扫描隧道显微镜在材料的微观结构表征方面发挥着越来越重要的作用。

隧道效应是STM工作的基本原理，将原子线度的极细探针和被研究物质的表面作为两个电极，当样品与针尖的距离非常接近时（通常小于1nm），在外加电场的作用下，电子会穿过两个电极之间的势垒流向另一电极形成隧道电流[22,23]。隧道电流与针尖和样品之间距离S和平均功函数Φ有关：

$$I \propto V_b \exp(-A\Phi^{1/2}S)$$

式中，I为隧道电流强度；V_b为加在针尖与样品之间的偏置电压；A为常数，在真空条件下约等于1；Φ为针尖和样品的平均功函数。扫描探针通常采用直径小于1mm的细金属丝，如铂-铱丝、钨丝等。被观测样品需具有一定的导电性才能产生隧道电流。

扫描隧道显微镜的原理如图2.6所示，由上式可知，隧道电流强度对针尖与样品表面的距离十分敏感，假如距离S减小0.1nm，隧道电流强度I将会增加一个数

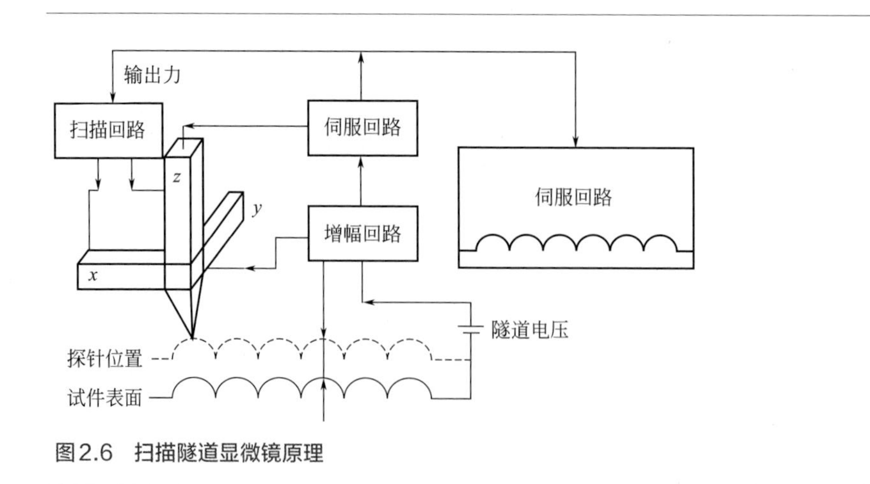

图2.6 扫描隧道显微镜原理

量级。因此，利用电子反馈电路控制隧道电流的恒定，用压电陶瓷材料控制针尖在样品表面的扫描，则探针在垂直于样品方向上高低的变化就能够反映出样品表面的起伏情况。将针尖在样品表面扫描时的运动轨迹直接在记录纸或荧光屏上显示出来，即可得到样品表面态密度的分布或原子排列的图像。这种扫描方式能够用于观察表面形貌起伏变化较大的样品，而且通过加在z向驱动器上的电压值即可推算表面起伏高度的数值，这是一种常用的扫描方式。此外，对于表面起伏变化不大的样品，可以控制针尖高度守恒进行扫描，通过记录隧道电流的变化也能够得到表面态密度的分布。这种扫描方式的特点是扫描速度快，噪声和热漂移对信号的影响小，但该方法一般不能够用于观察表面起伏大于1nm的样品。

与其他表面分析技术相比，扫描隧道显微镜具有以下独特的优点。

① 分辨率高达原子级。扫描隧道显微镜在平行于样品表面方向上的分辨率能够达到0.1nm和0.01nm，可以分辨出单个原子。

② 具有可实时观察性。可实时得到实空间中样品表面的三维图像，能够用于具有周期性或不具备周期性的表面结构的研究以及表面扩散等动态过程的研究。

③ 能够在真空、大气、常温等不同的环境下工作，样品可浸在水或其他溶液中，不需要特殊的制样技术，并且探测过程不会损伤样品。因此，扫描隧道显微镜适用于生物样品的研究以及不同实验条件下样品的表面评价。

④ 可观察单个原子层的局部表面结构，而不是体相或整个表面的平均性质。能够直接观察到表面缺陷、表面重构、表面吸附体的形态和位置，以及由吸附体引起的表面重构等。

⑤ 结合扫描隧道谱（STS）能够得到表面电子结构的相关信息，如表面不同层次的态密度、电荷密度波、表面电子阱、表面势垒的变化以及能隙结构等。

⑥ 利用扫描隧道显微镜的针尖能够实现原子和分子的移动和操纵，这为纳米科技的全面发展奠定了坚实的基础。

尽管扫描隧道显微镜有许多优点，但是仪器本身的工作方式也会造成一定的局限。它的局限性主要表现在两个方面。

① 在恒电流工作模式下，它有时不能准确探测样品表面微粒之间的某些沟槽，与之相关的分辨率比较差。理论上来说，恒高度工作模式下这种局限性会有所改善。但是只有使用十分尖锐的探针，并且针尖半径远小于粒子之间的距离时，这种缺陷才能够被避免。

② 样品必须具有非绝缘性。

2.3.2.4
原子力显微镜

原子力显微镜（atomic force microscope，AFM）是一种能够用于研究包含绝缘体在内的固体材料的表面结构的分析仪器。它是由IBM公司苏黎世研究中心的Binning和斯坦福大学的Quate于1985年成功研制的。原子力显微镜与扫描隧道显微镜之间的最大区别在于它并非利用电子隧穿效应，而是利用原子之间的接触、键合、范德华力或卡西米尔效应等来检测样品的表面特性。

原子力显微镜主要由力检测部分、位置检测与调节部分以及信息处理与控制部分三大部分组成。其工作原理如图2.7所示：将一个对微弱力极其敏感的微悬臂的一端固定，另一端装有微小针尖，针尖与样品的表面轻轻地接触，由于针尖尖端原子和样品表面原子之间存在极其微弱的排斥力，扫描时控制这种力的恒定，带有针尖的微悬臂将会对应于针尖与样品表面原子间作用力的等位面并在垂直于样品的表面方向作起伏运动。利用光学检测法，能够得到微悬臂对应于各扫描点的位置变化信息，进而得到样品的表面形貌信息。

原子力显微镜的工作模式分为接触模式、非接触模式和轻敲模式等。接触模式中，针尖与样品始终保持接触，两相互接触的原子的电子间存在库仑斥力。采用这种方法形成的图像的分辨率高，但是针尖在样品表面的移动及其与样品间的黏附力会使样品产生相当大的形变并对针尖产生较大损害，从而使图像数据中存在假象。非接触模式中，控制探针在样品上方5 ～ 20mm处扫描，测定范德华力和静电力等对成像样品没有破坏的长程作用力（吸引力）。然而，由于针尖和样品

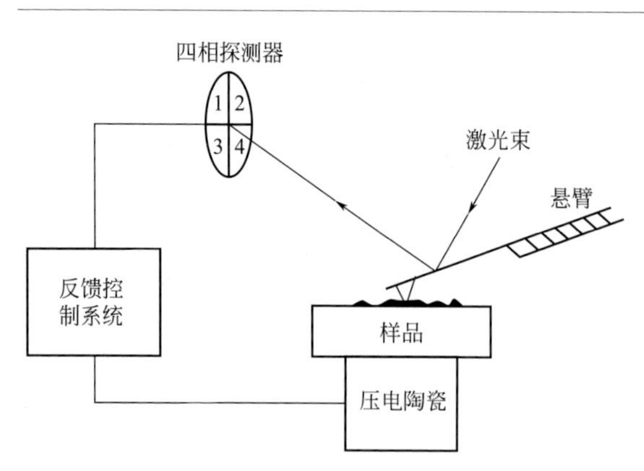

图2.7　原子力显微镜的工作原理

间的距离比较大，该方法的分辨率比接触模式的要低，并且由于针尖容易被样品表面的黏附力所捕获，该方法的操作也比较困难。轻敲模式是介于接触模式和非接触模式之间的一种工作模式。轻敲模式下，探针保持以一定振幅振动，并与样品间隙接触，故其分辨率几乎与接触模式的一样好，同时由于针尖在与样品接触时有足够的振幅来克服样品与针尖之间的黏附力，黏附力对样品的破坏几乎完全消失。因此，轻敲模式不仅用于真空和大气环境下的测量，在液体环境下的应用也不断增多。

与扫描电子显微镜相比，原子力显微镜具备许多优点。

① 原子力显微镜能够提供真正的三维表面图。

② 原子力显微镜无须对样品进行任何的特殊处理，如镀碳或铜。

③ 电子显微镜要求在高真空条件下运行，而原子力显微镜在常压甚至液体环境下均可工作。因此，它能够用于研究生物宏观分子甚至是活的生物组织。

然而，与扫描电镜相比，原子力显微镜也存在一定的缺陷，如成像范围太小、成像速度慢、受探头的影响太大。

上述四种方法是电子显微镜技术在纳米生物材料的分析表征中比较常用的方法，它们各具特色，均可在某些方面提供更加完美的表征信息。除此之外，扫描透射电子显微镜（STEM）、场发射显微镜（FEM）和场离子显微镜（FIM）等也应用于纳米生物材料的研究工作中。例如，场离子显微镜的分辨率能够达到原子级，在固体表面研究，尤其是表面缺陷与表面微结构研究中占有非常重要的位置。

2.3.3
光散射技术

光散射技术是近年来根据光散射现象发展起来的一种简单、快速、灵敏的分析测试技术。它能够用于纳米材料的粒径表征。根据测试原理的不同，光散射技术包括静态光散射技术、动态光散射技术等[24]。

光散射现象是指光通过不均匀介质时一部分光偏离原来的方向传播的现象。偏离原方向传播的光称为散射光。光散射现象产生的本质是当一束电磁波照射在介质中粒子的电子上时，电子吸收其能量后发生强迫振动并回到基态，同时向各个方向辐射出能量。光的散射与介质的不均匀性有关，除真空之外的所有介质均具有一定程度的不均匀性，从而产生散射光，散射的种类与介质中粒子的大小有关。

如果在光散射的过程中，将介质中的粒子看作静止不动、各向同性的，并且入射光与散射光的频率相同，那么这种散射叫作弹性散射，也称静态光散射（static light scattering，SLS）。静态光散射法测定的是粒子的平均散射光光强，利用该方法能够得到粒子的重均分子量、回转半径和第二位力系数等信息。

其实，介质中的粒子一直在以一定的速度作无规则运动。粒子的无规则布朗运动使各个方向的散射光在一定的距离内相互干涉或叠加，从而导致检测器检测到的散射光强度或频率随时间的变化而发生涨落，称为多普勒位移，并且位移的大小与散射粒子运动的速度有关。由于加宽的频率比入射光频率小得多，所以这种散射被称为准弹性散射。准弹性散射反应的是分子的运动情况，因此也叫动态光散射（dynamic light scattering，DLS）。将计算机、快速光子相关技术以及数学上的相关函数相结合能够得到频率增宽信息。如果频谱增宽完全是由平均扩散所引起的，那么据此可得到介质中粒子的分布、流体力学半径等参数。

动态光散射技术具有不破坏和干扰体系原有状态的优点，其他方法一般很难做到这点。该技术适用的质点尺寸范围比较广，能够测定几个纳米到几个微米的质点。此外，利用该技术测定粒子的动力学性质时具有准确、快速、所需样品量少等优点。

动态光散射技术一般分为滤光法和光子相关谱法。其中滤光法一般用于研究快于10^{-6}s的分子动力学过程，而光子相关谱法通常用于研究慢于10^{-6}s的分子动力学过程。因此，光子相关谱法非常适合工业化产品粒径的检测。光子相关谱法的基本原理是：激光器发射出的激光（通常为连续激光）经透镜聚焦于样品池内，在任一选定的散射角θ处置一探测器（通常为光电倍增管）探测散射光。探测器输出的光子信号经过放大和甄别后成为等幅TTL串行脉冲，利用数字相关器求出光强的自相关函数，然后计算机能够根据自相关函数中包含的颗粒粒度信息计算出粒度分布情况。然而，光子相关谱法的理论比较复杂，对实验装置的技术性能要求比较高，数据处理难度比较大，仪器还需要进口。因此，该技术在国内还处于开发研究阶段，技术水平还有待于进一步提高，进一步加大对该技术的研究力度，尽早研发出国产的商品化仪器具有非常重要的社会和经济价值。

为了便于理解，下面对静态光散射与动态光散射的异同点进行比较。

相同点：静态和动态光散射的原理都是入射光照射并诱导粒子的电子成为振荡偶极子，产生强迫振动，并作为二次光源发出散射光。

不同点：静态光散射检测的是各个角度下粒子的时间平均散射光强，同时通过Zimm图或其他数据处理方法获得粒子的重均分子量、回转半径和第二位力系数等参数。然而动态光散射测得的信号是瞬时散射光强，即散射光强随着时间的涨落，因此能够得到粒子弛豫快慢的信息。值得注意的是，只有当体系的弛豫过程完全依赖于平动扩散时，才能够得到粒子运动快慢的信息。利用快速光子相关仪检测散射光频率增宽，并通过Laplace转化处理数据，能够在一定的条件下获得粒子的扩散系数及分布、流体力学半径及分布等数据。

2.3.4
其他表征技术

除了上面所介绍的纳米材料的分析表征技术之外，科研工作者们还开发了多种不同的分析表征技术，包括光谱技术、能谱技术、热分析技术和电子衍射技术等。下面我们简单介绍一下这些技术。

2.3.4.1
光谱技术

光谱分析方法研究的是光与物质的相互作用。当一束光照射到样品上时会发生一系列的事件。如果样品对入射光是透明的，入射光只会发生简单的透射或者是部分反射，反射和透射的过程中并没有能量的损失。此外，某些光还会被吸收，或是发生散射、非散射效应。前面我们已经专门介绍过纳米材料表征的光散射技术，下面我们主要讨论一下纳米材料表征的紫外-可见吸收光谱技术、红外及拉曼光谱技术。它们主要用于分析材料的成分及表/界面情况。

紫外-可见吸收光谱技术是利用某些物质的分子吸收10 ～ 800nm光谱区的辐射来进行分析测定的技术。由于金属粒子内部电子气等离子体的共振激发或带间吸收作用，它们在紫外-可见光区具有一定的吸收谱带，并且不同元素的离子都具有各自的特征吸收光谱。因此，利用紫外-可见吸收光谱，特别是将其与Mie理论的计算结果相结合之后，可以获得有关粒子粒度、结构等方面的诸多重要信息。该方法具有准确度好、灵敏度高、选择性好、操作简便、分析速度快等优点，是液相金属纳米粒子表征中最常用的技术。此外，还可以通过紫外-可见吸收光谱中吸收峰位置的变化考察能级结构的变化。

红外和拉曼光谱的强度分别依赖于振动分子的偶极矩和极化率的改变，因此，它们能够为揭示材料中的空位、位错、间隙原子、晶界和相界等提供相关信息。纳米材料中的晶界结构相当复杂，与材料的成分、制备方法、键合类型、成型条件及热处理方法等因素密切相关。拉曼频移与物质分子的振动和转动能级有关，不同的物质产生的拉曼频移不同。拉曼频移能够为纳米材料的表征提供有价值的结构信息，利用拉曼频移还能够对纳米材料进行键态特征分析、分子结构分析及定性鉴定等。此外，根据固体纳米材料的拉曼光谱进行计算还能够得到纳米材料表面原子的具体位置信息。拉曼光谱具有方便快速、灵敏度高、不破坏样品等优点，是研究纳米材料，尤其是低维纳米材料的首选方法。

2.3.4.2 电子能谱技术

电子能谱技术是近几十年来发展起来的电子分析技术的总称，是一种固体表/界面分析技术。常见的电子能谱技术包括X射线光电子能谱技术（X-ray photoelectron spectroscopy，XPS）、紫外光电子能谱技术（ultraviolet photoelectron spectroscopy，UPS）、俄歇电子能谱技术（Auger electron spectroscopy，AES）以及能量色散X射线谱技术（X-ray energy dispersive spectrum，EDS）等。接下来简要介绍一下X射线光电子能谱技术和俄歇电子能谱技术。

X射线光电子能谱法是利用X射线轰击样品，测定释放出的电子能量的分析方法。它是由西格巴恩（Siegbahn）等在20世纪50年代提出的。利用X射线光电子能谱法能够分析纳米材料表面的原子价态、化学组成、表面形貌、表面微细结构状态以及表面能态分布等。通过对高分辨X射线光电子能谱的谱峰进行分解拟合能够确认新的元素或基团；通过对X射线光电子能谱图的指纹特征进行分析能够对除H、He 外的各种元素进行定性分析；通过X射线光电子能谱的谱峰相对强度比能够进行不同元素及化学态的半定量分析；通过电子结合能的变化还能够判断元素的可能价态，从而确定元素的可能配位环境，给出配合物的可能构型。X射线光电子能谱法具有对待分析样品无损伤、分析时所需样品量少、分析的绝对灵敏度高等优点。因此，X射线光电子能谱法已经成为目前应用范围最广的纳米材料表/界面分析方法。

俄歇电子能谱法是用X射线激发样品的俄歇效应，通过检测俄歇电子的强度和能量来获得有关表面层化学成分及结构信息的分析方法。与X射线光电子能谱法一样，俄歇电子能谱法也可以对除H、He外的所有元素进行分析。该方法还具有很高的表面灵敏度，检测限约为10^{-3}原子单层，采样深度约为1 ～ 2nm，比X

射线光电子能谱法的还要浅。因此，俄歇电子能谱法更适用于表面元素的定性分析、定量分析以及化学价态分析。与离子束剥离技术结合后，俄歇电子能谱法的深度分析速度比X射线光电子能谱法的要快很多，深度分辨率也要高很多，故该方法常用于薄膜材料的深度剖析及界面分析。此外，利用俄歇电子能谱法还能够在微区上进行元素的选点分析、线扫描分析及面分布分析。因此，俄歇电子能谱法尤其适合于纳米材料的表/界面分析，在纳米器件的研究上具有广阔的应用前景。

2.3.4.3 热分析技术

热分析技术是指在程序控制温度下，测定物质的物理性质随温度的变化关系的一类技术。物质在冷却或加热过程中，随其物理或化学状态的变化，通常伴随相应的热力学性质或其他性质的变化，因此，通过对某些性质的测定能够分析物质的物理或化学变化过程。纳米材料的热分析方法主要包括差热分析（differential thermal analysis，DTA）、差示扫描量热分析（differential scanning calorimetry，DSC）及热重分析（thermogravimetry，TG）。

差热分析技术是指在程序温度下，测定物质与参比物的温度差与温度关系的一种热分析技术。差热分析仪是使用最早、使用范围最广的一种热分析仪器。其基本原理是采用差示热电偶，用一端测定温度、另一端记录试样与参比物之间的温度差，从而检测试样在降温或升温过程中的热变化。差热分析的测定结果容易受到试样的本质特征、仪器结构、操作及环境条件等实验因素的影响。

差示扫描量热技术是指在程序控制温度下，测定输入给样品和参比物的功率差与温度之间的关系的一种热分析技术。目前常用的差示扫描量热技术分为功率补偿式差示扫描量热技术和热流式差示扫描量热技术两种。虽然该方法的测定结果也会在一定程度上受试样本身的性质及用量、实验条件的影响，但是利用该方法能够克服采用差热分析难以进行定量分析的缺点。

热重分析技术是指在程序温度下，测定物质的质量变化与温度或时间的关系的一种热分析技术。热重分析的常用方法通常分为两种：静法和动法。静法是指把试样在给定温度下加热至恒温，然后按质量随温度的变化作图。动法是指在加热的过程中连续地升温并称重，然后按照质量随温度的变化作图。静法的精度较高，能记录微小的失重变化，但是操作烦琐复杂，而动法能够自动记录，但是对微小的质量变化不灵敏。

差热分析、差示扫描量热分析及热重分析三种技术常常相互结合，并与红外光谱、X射线衍射等技术联用，用于纳米材料的研究。通过这些技术能够研究纳米材料的表面吸附能力的强弱与粒径的关系，表面非成键或成键有机基团或其他物质存在与否、含量多少及热失重温度，升温过程中的相转变情况、晶化过程及粒径变化等。

2.3.4.4
电子衍射技术

电子衍射技术是指通过记录和分析由于入射电子束与试样发生相干弹性散射而形成的电子衍射图像来进行晶体结构分析的一种技术。电子衍射技术是目前用于纳米材料显微结构分析的重要手段之一，根据电子加速电压的不同，电子衍射技术可以分为低能电子衍射技术（10 ～ 500V）和高能电子衍射技术（>100kV）。透射电镜中的电子衍射是高能电子衍射，它能够采取两种衍射方法：选区电子衍射和选择衍射。

电子衍射与X射线衍射的发生条件一样，都需要遵循劳厄方程与布拉格方程中所规定的衍射条件和几何关系。二者的主要区别在于电子衍射中电子波的波长更短，受物质的散射更强。

由于原子对电子的散射能力比X射线高4个数量级，而且电子束又能够会聚得很小，所以电子衍射特别适用于研究微晶、表面及薄膜晶体。利用电子衍射技术能够进行物相分析，其分析灵敏度非常高，能够得到几十甚至是几纳米的微晶的清晰电子图像。利用该方法还能够得到有关晶体取向关系的相关信息，如析出相与晶体的取向关系、晶体生长的择优取向等。将电子衍射物相分析与形貌观察相结合还能够得到有关物相形态、大小和分布等信息。此外，利用高分辨电子衍射技术研究纳米晶体结构不但具有直观性的优点，而且还能够揭示出局部的结构变异或缺陷。

参考文献

[1] Roco M C, Hersam M C, Mirkin C A. Nanotechnology research directions for societal needs in 2020 : retrospective and outlook. Berlin: Springer Netherlands, 2011.
[2] Roco M C. The long view of nanotechnology development: The national nanotechnology

initiative at 10 years. Berlin: Springer Netherlands, 2011.
[3] 刘漫红. 纳米材料及其制备技术. 北京：冶金工业出版社, 2014.
[4] 黄开金. 纳米材料的制备及应用. 北京：冶金工业出版社, 2009.
[5] 张阳德. 纳米生物材料学. 北京：化学工业出版社, 2005.
[6] Pomogailo A D, Dzhardimalieva G I. Physical-chemical methods of nanocomposite synthesis. Berlin: Springer Netherlands, 2014.
[7] Yu H D, Regulacio M D, Ye E, et al. Chemical routes to top-down nanofabrication. Chemical Society Review, 2013, 42: 6006-6018.
[8] 王世敏, 许祖勋, 傅晶. 纳米材料制备技术. 北京：化学工业出版社, 2002.
[9] 刘珍, 梁伟. 纳米材料制备方法及其研究进展. 材料科学与工艺，2000, 8(3): 103-108.
[10] Sevilla M, Fuertes A B, Rezan D C, et al. Applications of hydrothermal carbon in modern nanotechnology[M]//Titirici M M. Sustainable carbon materials from hydrothermal processes. John Wiley & Sons, Ltd, 2013: 213-294.
[11] 倪星元. 纳米材料制备技术. 北京：化学工业出版社, 2007.
[12] 高濂, 孙静, 刘阳桥. 纳米粉体的分散及表面改性. 北京：化学工业出版社, 2003.
[13] 李玲, 向航. 功能材料与纳米技术. 北京：化学工业出版社, 2002.
[14] Sperling R A, Parak W J. Sperling R A, et al. Surface modification, functionalization and bioconjugation of colloidal inorganic nanoparticles. Philosophical Transactions, 2010, 368(1915):1333.
[15] Kango S, Kalia S, Celli A, et al. Surface modification of inorganic nanoparticles for development of organic-inorganic nanocomposites—a review. Progress in Polymer Science, 2013, 38(8):1232-1261.
[16] Li D, He Q, Li J. Smart core/shell nanocomposites: intelligent polymers modified gold nanoparticles. Advances in Colloid & Interface Science, 2009, 149(1-2): 28-38.
[17] 陈云华, 林安, 甘复兴. 纳米颗粒的团聚机理与改性分散. 全国表面工程学术会议，2004.
[18] 张万忠, 乔学亮, 陈建国, 等. 纳米材料的表面修饰与应用. 化工进展, 2004, 23(10): 1067-1071.
[19] 王晓春, 张希艳, 卢利平, 等. 材料现代分析与测试技术. 北京：国防工业出版社, 2010.
[20] 董炎明, 熊晓鹏, 郑薇. 高分子研究方法. 北京：中国石化出版社, 2010.
[21] Williams D B, Carter C B. The transmission electron microscope. New York: Springer US, 2009.
[22] 白春礼. 扫描隧道显微术及其应用. 上海：上海科学技术出版社, 1992.
[23] 孙恩杰, 熊燕飞, 谢浩. 纳米生物学. 北京：化学工业出版社, 2010.
[24] 张俐娜, 薛奇, 莫志深, 等. 高分子物理近代研究方法. 2版. 武汉：武汉大学出版社, 2006.

NANOMATERIALS

纳米生物材料

Chapter 3

第3章 纳米生物材料的生物应用基础

3.1
生物体基本结构与功能

3.1.1
分子水平

与自然界的其他无生命物质一样，分子和离子是所有生物体的物质基础，包括它们所吃的食物。食物被摄取之后会被分解为简单的分子，在被利用之前不会发生进一步的变化，被吸收利用之后，成为组成细胞结构的蛋白质、核酸、糖类、脂类等有机物，以及水和无机盐等[1～5]。由于蛋白质、核酸、多糖及复合脂类等都属于体内的大分子有机化合物，故简称生物分子。

3.1.1.1
核酸

（1）概述

生物体内的核酸是指脱氧核糖核酸（DNA）和核糖核酸（RNA），它们是由核苷酸聚合而成的长链或者多聚体类生物大分子，无分支结构[6]。DNA或RNA中的每一个核苷酸都是由三种化学单位组成的：碱基、戊糖和磷酸根，如图3.1所示。一个碱基加上糖称为核苷。RNA中的糖为5-碳原子，即核糖，以环式结构存在；DNA中核糖的2′-碳被还原，失去一个氧而成为脱氧核糖。

核苷酸中的碱基是含氮杂环化合物，由嘧啶（pyrimidine）和嘌呤（purine）组成。DNA中有四种不同类型的核苷酸结构，它们是腺嘌呤（adenine，A）、胸腺嘧啶（thymine，T）、胞嘧啶（cytosine，C）和鸟嘌呤（guanine，G）。RNA中含也有四种碱基：腺嘌呤（A）、鸟嘌呤（G）、胞嘧啶（C）和尿嘧啶（uracil，U）（见图3.2）。核酸、核苷酸、核苷由于其中的嘌呤和嘧啶含氮杂环上具有共轭双键，使核酸能够吸收紫外线，都具有紫外吸收特性，最大吸收峰在260nm附近（见图3.3）。

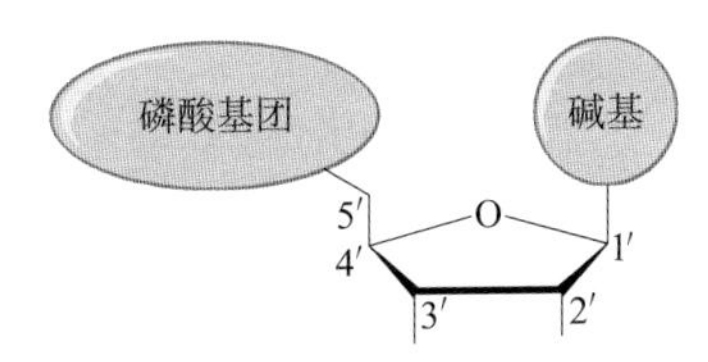

图3.1 核苷酸的化学结构

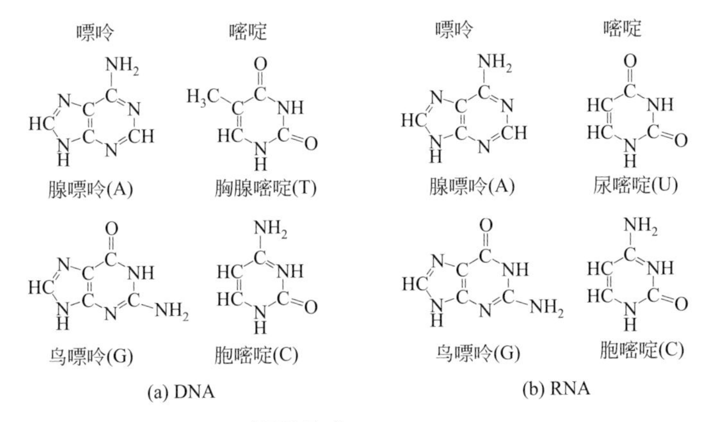

图3.2 DNA和RNA碱基结构式

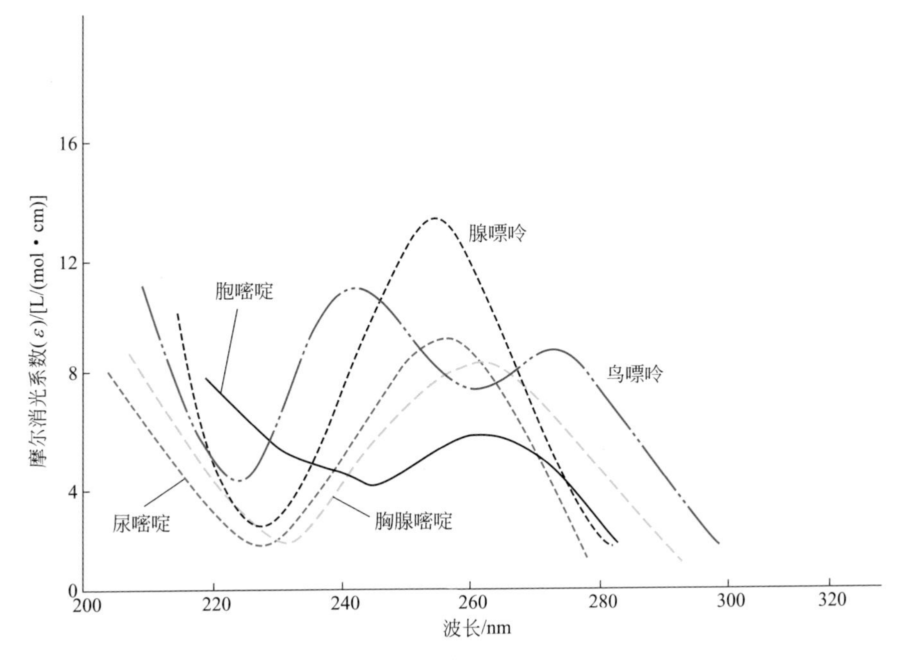

图3.3 各种碱基的紫外吸收光谱（pH=7.0）

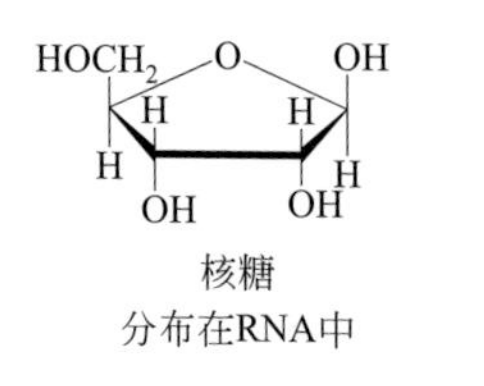

HOCH2 O OH H H H H OH H

脱氧核糖
分布在DNA中

图3.4 戊糖结构式

核酸中的戊糖有两种，一种是D-2-脱氧核糖（D-2-deoxyribose），主要分布在DNA中；另一种是D-核糖（D-ribose），主要分布在RNA中（见图3.4）。核苷是戊糖与碱基以糖苷键（glycosidic bond）相连接而成的。戊糖中C-1′与嘧啶碱的N-1或者与嘌呤碱的N-9相连接，戊糖与碱基间的连接键是N—C键，一般称为*N*-糖苷键。

核酸中的核苷酸以磷酸二酯键彼此相连。DNA中的脱氧核糖核苷酸，通过3′,5′-磷酸二酯键连接起来，形成直线形或环形多聚体。组成RNA的核苷酸也是以3′,5′-磷酸二酯键彼此连接起来的（见图3.5）。脱氧核糖与核糖两者的差别只在于脱氧核糖中与2′位碳原子连接的不是羟基而是氢，这一差别使DNA在化学性质上比RNA稳定得多。

所有生物细胞都含有DNA和RNA这两类核酸。原核细胞的DNA集中在一起形成拟核。真核细胞的DNA被一层核膜包裹，分布在核内，与组蛋白结合成核蛋白（DNP），组成染色体（染色质）。线粒体、叶绿体等细胞器中也含有少量DNA。病毒的基本化学组成是一种或几种蛋白质和一种核酸，其中的核酸或只含DNA，或只含RNA，从未发现两者兼有的病毒。原核生物DNA、质粒DNA、真核生物细胞器DNA都是环状双链DNA。所谓质粒是指位于拟核DNA外的环状基因，它能够利用宿主的复制和蛋白表达系统自主复制，并表现出特定的性状。真核生物染色体DNA是线形双链DNA。病毒DNA种类很多，结构各异。动物病毒DNA通常是环状双链或线形双链。植物病毒基因组大多是RNA，DNA较少见。噬菌体DNA多数是线形双链，也有为环状双链的。

DNA由两条单链像葡萄藤那样相互盘绕成双螺旋形，根据螺旋的不同分为A型DNA、B型DNA 和Z型DNA（见图3.6），詹姆斯·沃森与佛朗西斯·克里克所发现的双螺旋，是称为B型的水结合型DNA，在细胞中最为常见。这种核酸高聚物是由核苷酸链接成的序列，每一个核苷酸都由一分子脱氧核糖、一分子磷酸以及一分子碱基组成。脱氧核糖和磷酸基团位于外侧，构成双螺旋的基本骨架，糖环平面与双螺旋中心轴平行。两条链上的嘌呤碱基与嘧啶碱基堆积在双螺旋的

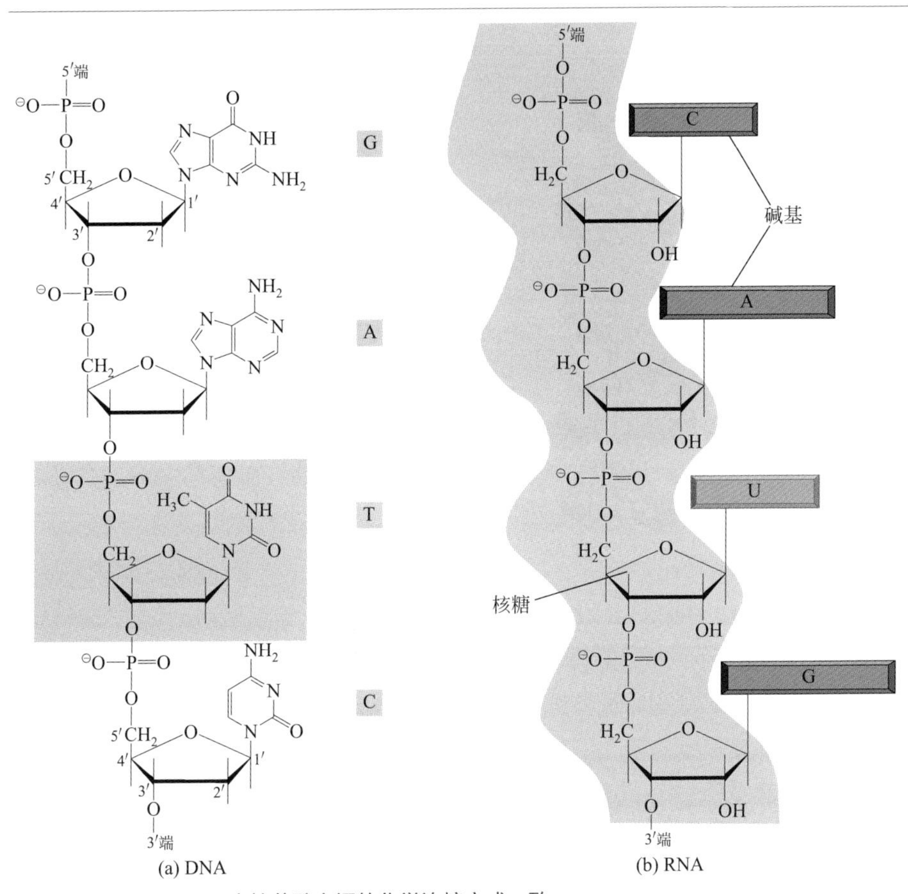

图3.5 RNA和DNA内核苷酸之间的化学连接方式一致

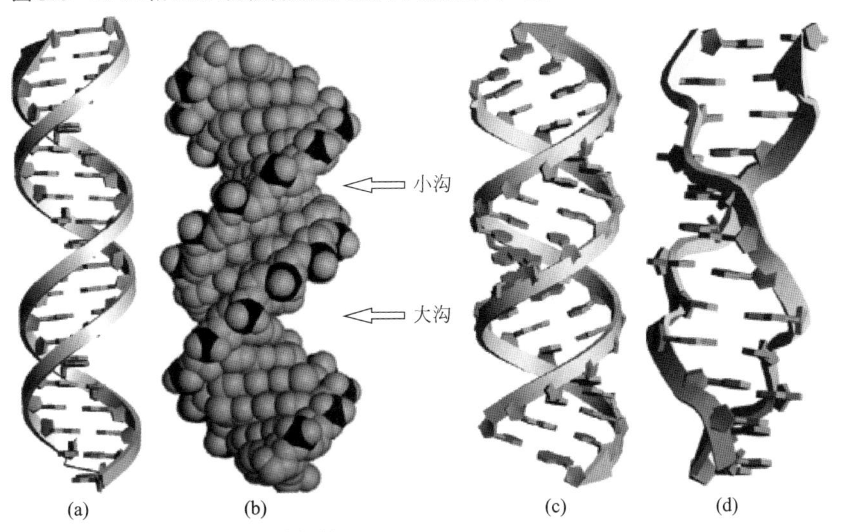

图3.6 DNA双螺旋结构的多样性

(a)、(b) B-DNA；(c) A-DNA；(d) Z-DNA

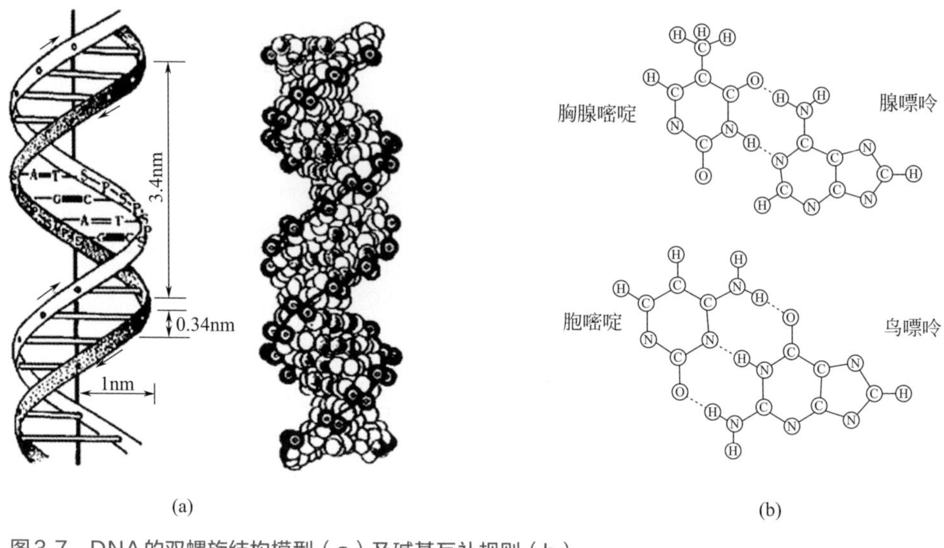

图3.7　DNA的双螺旋结构模型（a）及碱基互补规则（b）

内部，碱基平面与双螺旋中心轴垂直，见图3.7（a）。两条脱氧核苷酸链之间遵守碱基互补原则，碱基通过氢键连接，即G配C形成三个氢键（G═C），A配T形成两个氢键（A═T），见图3.7（b）。

在双螺旋的DNA中，分子链是由互补的核苷酸配对组成的，两条链依靠氢键结合在一起。这两条反向平行的脱氧核苷酸链，围绕同一中心轴形成右手双螺旋。一条链3′端→5′端，另一条链5′端→3′端。双螺旋的平均直径为2nm，相邻碱基对的距离为0.34nm，每一个螺旋含有10个碱基对，其螺距为3.4nm（见图3.7）。螺旋的表面形成大沟和小沟，具有特定功能的蛋白质（酶）能够识别它们，并据此解读DNA双螺旋结构上的遗传信息。

DNA是遗传信息的主要载体，其碱基数量和组成的变化决定了DNA分子的多样性和复杂性，也决定了不同生物物种的遗传信息。影响双螺旋DNA稳定性的力包括疏水相互作用、碱基堆积力、氢键和静电排斥力等。

DNA的复制是以亲代DNA为模板合成子代DNA的过程，合成的子代DNA与亲代DNA序列一致。由于氢键键数的限制，DNA的碱基排列配对方式只能是A对T或C对G。因此，一条链的碱基序列就可以决定另一条的碱基序列，因为每一条链的碱基对和另一条链的碱基对都必须是互补的。当DNA双螺旋被解旋酶解旋展开时，每一条链都作为一个模板，以脱氧核苷酸为原料，在DNA聚合酶作用下，通过碱基互补的原则补齐另外一条链，形成子链与母链相互盘绕的新双螺

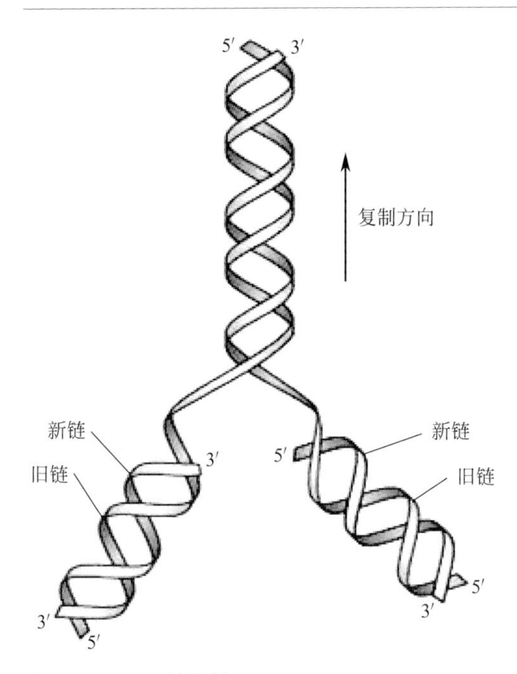

图3.8 DNA的复制

旋。这样半保留复制方式得到的DNA一条链是新合成的，而另外一条链来自亲代DNA（见图3.8）。

与DNA在细胞内总是以双螺旋存在的形式相反，RNA是单链的。这种差异具有重要的功能。正如一条多肽链经折叠形成最终的蛋白质形状一样，RNA分子能够形成分子内的碱基配对，进而折叠成特殊的结构（见图3.9），而双链DNA不能像单链RNA般折叠。

DNA溶于水和浓盐溶液（如摩尔浓度为1mol/L的NaCl溶液），但不溶于摩尔浓度为0.14 mol/L的NaCl溶液。利用这一性质，可将细胞破碎后用浓盐溶液提取，然后用水稀释至0.14mol/L，使DNA形成纤维状沉淀出来，再经多次溶解和沉淀以达到纯化目的。

RNA比DNA更不稳定，而且核糖核酸酶（RNase）又无处不在，因此RNA的分离更为困难。制备RNA通常需要注意三点：①所有用于制备RNA的器具必须灭菌；②在破碎细胞的同时加入强变性剂使RNase失活；③在RNA的反应体系中加入RNase的抑制剂。

（2）核酸的其他特性

① 核酸的变性。在某些理化因素作用下，DNA分子中互补碱基对之间的氢键

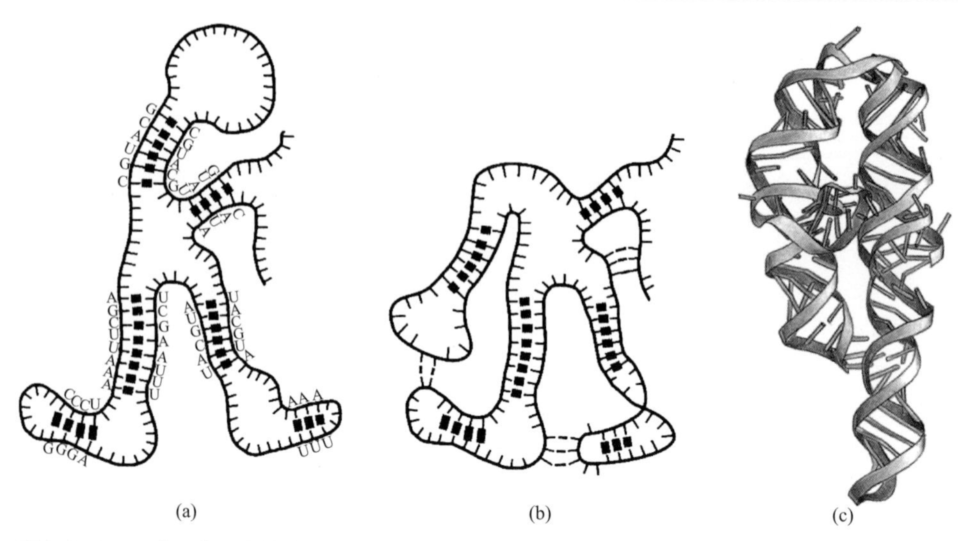

图3.9 RNA分子分子内的碱基配对及折叠形成的特殊结构

断裂，使DNA双螺旋结构解开变成单链的过程。

② DNA的增色效应。DNA变性时，随着解链程度逐渐增大，DNA的紫外吸光度值也随之增大，这种现象称为DNA的增色效应。

③ 解链温度（melting temperature，T_m）。紫外吸收达到最大吸收值50%时的温度，称熔点或解链温度。

④ DNA的复性。DNA发生热变性后，经缓慢降温，如放置室温逐渐冷却，解开的互补链之间对应的碱基对再次形成氢键，恢复完整的双螺旋结构。

⑤ 减色效应。核酸复性时紫外吸光度值下降。

⑥ 退火。DNA热变性后缓慢冷却处理的过程。

⑦ 核酸分子杂交。当不同来源的核酸分子变性后一起复性时，只要核酸单链含有一定的互补碱基序列，即可通过碱基配对，形成杂化双链的现象。

3.1.1.2 蛋白质

（1）概述

蛋白质普遍存在于自然界各种生物体内，是一切生命活动的主要物质基础，是生命活动的主要承担者。人体内的蛋白质不仅含量丰富（约占人体干重的45%），而且种类繁多，功能各异。有些蛋白质是构成细胞和生物体的结构成分，

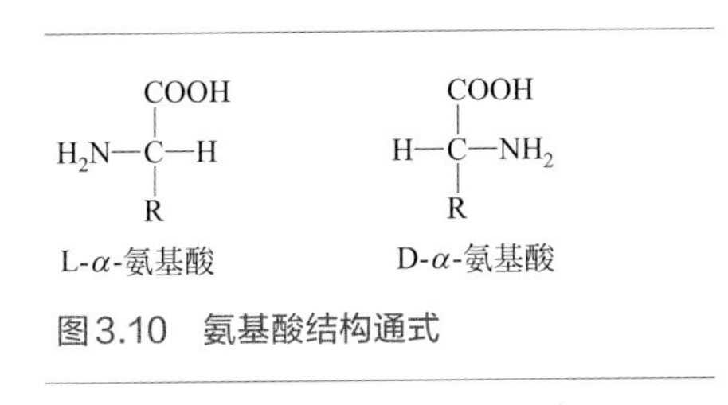

图3.10　氨基酸结构通式

如结构蛋白；有些蛋白质能够调节生命活动，如胰岛素；有些蛋白质有催化作用，如绝大多数酶都是蛋白质；有些蛋白质具有运输载体的功能，如红细胞中的血红蛋白；有些蛋白质有免疫功能，如人体内的抗体。这些蛋白质除承担重要的结构功能外，还参与催化反应、免疫反应、血液凝固、代谢调节、遗传物质传递与调控以及肌肉收缩等活动。

氨基酸是构成蛋白质的基本单位，存在于自然界中的氨基酸有300多种，但构成人体组织蛋白质的氨基酸只有20种，其中有8种是人体需要而不能自己合成的，必须从外界环境获得，如赖氨酸、苯丙氨酸等，它们被称为必需氨基酸。所以有些食品中要添加赖氨酸或苯丙氨酸等人体必需的氨基酸。氨基酸存在着L型和D型两种立体构型，但组成天然蛋白质的氨基酸都是L型的α-氨基酸。氨基酸的结构通式如图3.10所示。

从氨基酸的结构通式可以看出，不同α-氨基酸的区别在于侧链上R基的不同。因此，20种氨基酸可以按照R基的化学结构或极性进行分类。

按R基团结构和蛋白质理化性质的不同，通常将组成人体蛋白质的20种氨基酸分为5类：非极性脂肪族氨基酸（6种）、极性中性氨基酸（6种）、芳香族氨基酸（3种）、酸性氨基酸（2种）、碱性氨基酸（3种），见表3.1。

表3.1　组成蛋白质的20种编码氨基酸

中文名	英文名	三字符	结构式	等电点
①非极性脂肪族氨基酸				
甘氨酸	glycine	Gly	$H-CHCOO^-$ $^+NH_3$	5.97
丙氨酸	alanine	Ala	$CH_3-CHCOO^-$ $^+NH_3$	6.00
缬氨酸	valine	Val	$CH_3-CH-CHCOO^-$ $CH_3\ \ ^+NH_3$	5.96
亮氨酸	leucine	Leu	$CH_3-CH-CH_2-CHCOO^-$ $CH_3\ \ ^+NH_3$	5.98

续表

中文名	英文名	三字符	结构式	等电点
异亮氨酸	isoleucine	Ile	$CH_3-CH_2-CH(CH_3)-CH(^+NH_3)COO^-$	6.02
脯氨酸	proline	Pro	$H_2C(-CH_2-)CHCOO^-$; $H_2C-{}^+NH_2$ (环状)	6.30
②极性中性氨基酸				
丝氨酸	serine	Ser	$HO-CH_2-CH(^+NH_3)COO^-$	5.68
半胱氨酸	cysteine	Cys	$HS-CH_2-CH(^+NH_3)COO^-$	5.07
蛋氨酸	methionine	Met	$H_3CS-CH_2CH_2-CH(^+NH_3)COO^-$	5.74
天冬酰胺	asparagine	Asn	$H_2N-C(=O)-CH_2-CH(^+NH_3)COO^-$	5.41
谷氨酰胺	glutamine	Gln	$H_2N-C(=O)-CH_2CH_2-CH(^+NH_3)COO^-$	5.65
苏氨酸	threonine	Thr	$HO-CH(CH_3)-CH(^+NH_3)COO^-$	5.60
③芳香族氨基酸				
苯丙氨酸	phenylalanine	Phe	$C_6H_5-CH_2-CH(^+NH_3)COO^-$	5.48
色氨酸	tryptophan	Trp	吲哚基(NH)$-CH_2-CH(^+NH_3)COO^-$	5.89
酪氨酸	tyrosine	Tyr	$HO-C_6H_4-CH_2-CH(^+NH_3)COO^-$	5.66
④酸性氨基酸				
天冬氨酸	asparticacid	Asp	$HOOC-CH_2-CH(^+NH_3)COO^-$	2.97
谷氨酸	glutamicacid	Glu	$HOOC-CH_2-CH_2-CH(^+NH_3)COO^-$	3.22

续表

中文名	英文名	三字符	结构式	等电点
⑤碱性氨基酸				
赖氨酸	lysine	Lys	$H_2N-CH_2-CH_2-CH_2-CH_2-CHCOO^-$ $\vert$ $^+NH_3$	9.74
精氨酸	arginine	Arg	NH $\Vert$ $H_2N-C-NH-CH_2-CH_2-CH_2-CHCOO^-$ $\vert$ $^+NH_3$	10.76
组氨酸	histidine	His	$HC=C-CH_2-CHCOO^-$ $\vert \quad \vert \qquad \qquad \vert$ $N \quad NH \qquad ^+NH_3$ $\backslash\!\!\backslash \quad /$ CH	7.59

氨基酸之间发生脱水缩合反应，生成酰胺键，组成二肽、三肽……多肽，一条多肽链盘曲折叠形成蛋白质，或几条多肽链折叠形成蛋白质。蛋白质是由各种氨基酸通过肽键连接而成的多肽链，再由一条或一条以上的多肽链按各自的特殊方式组合成具有生物活性的分子。由于氨基酸种类、排列顺序和肽链数目及空间结构不同，就形成了分子结构不同的蛋白质。蛋白质的分子结构是蛋白质功能的物质基础。

蛋白质的分子结构有不同的层次，为了研究方便，人们将其分为四个层次。

① 蛋白质的一级结构。蛋白质分子中的氨基酸按一定的排列顺序组成肽链（见图3.11）。氨基酸在多肽链中的排列顺序（包括氨基酸的种类、数量）和方式叫作蛋白质的一级结构。蛋白质的一级结构也叫初级结构或化学结构，一级结构的主要化学键是肽键。

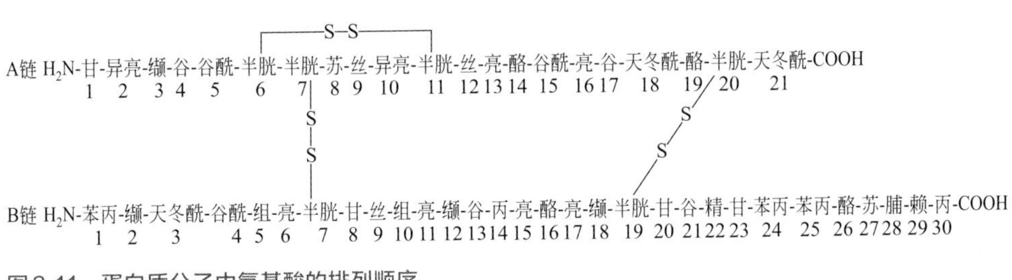

图3.11 蛋白质分子中氨基酸的排列顺序

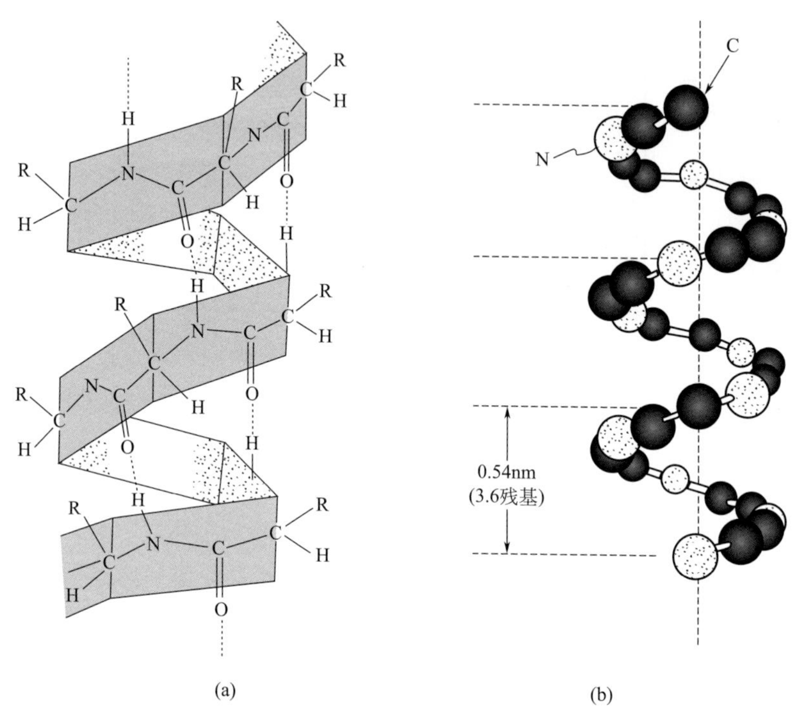

图3.12　蛋白质的二级结构α螺旋结构示意图

② 蛋白质的二级结构。由氨基酸组成的蛋白质的多肽链在自然状态下既不是全部以伸直状展开，也不是以任意曲折的状态存在，而是具有一定的空间构型。

多肽链中的一个肽键和相隔若干个氨基酸的残基的另一个肽键之间形成氢键，这些氢键使蛋白质分子中的部分多肽链盘旋成螺旋状（又叫α螺旋），或者折叠成片层状（又叫β折叠），或者形成180°回折（又叫β转角或β弯曲）（见图3.12～图3.14）。这种多肽链本身的折叠和盘绕方式构成了蛋白质的二级结构。蛋白质的二级结构是蛋白质的基本空间构型。不同蛋白质的二级结构不同，有的相差很大，例如，α-角蛋白几乎全是α螺旋结构，而蚕丝的丝心蛋白又几乎全是β折叠结构。

③ 蛋白质的三级结构。具有二级结构的多肽链还可以借助氢键和其他作用力（如疏水作用、离子键、二硫键等）进一步卷曲、折叠，形成更复杂的空间构象，这种空间构象叫作蛋白质的三级结构（见图3.15）。

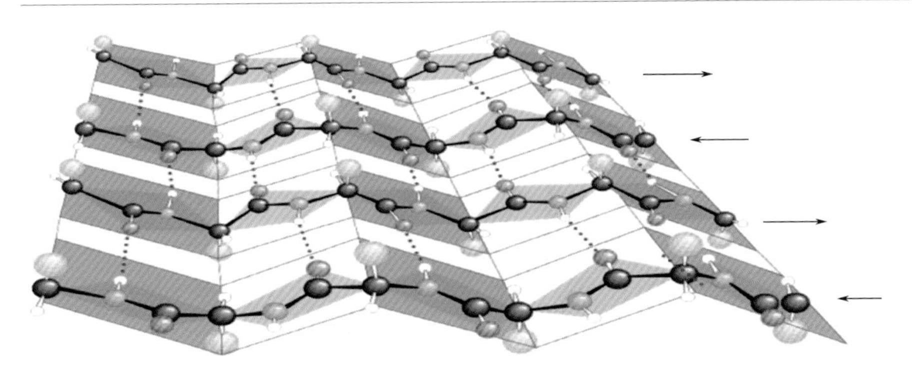

图3.13　蛋白质的二级结构β折叠结构示意图

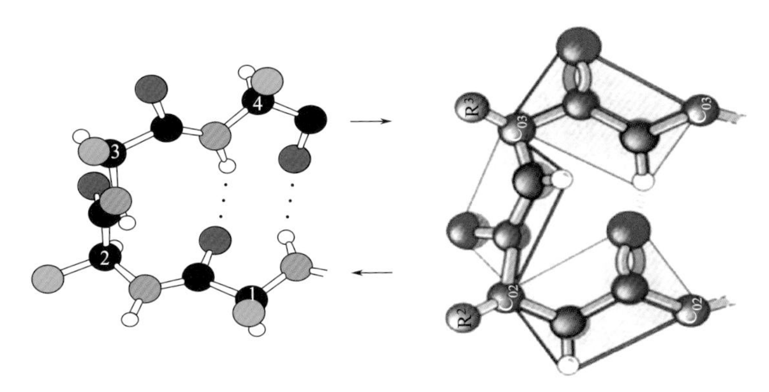

图3.14　蛋白质的二级结构β转角结构示意图

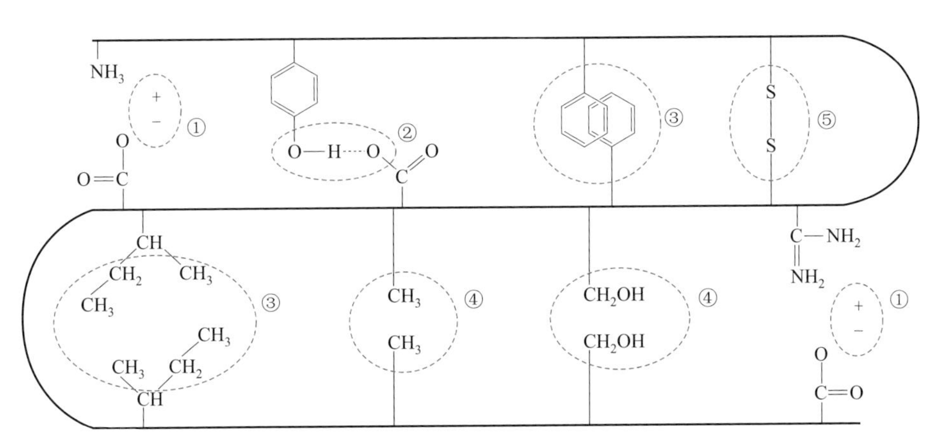

图3.15　维持蛋白质分子三级结构的作用力

①静电作用力；②氢键；③疏水作用力；④范德华力；⑤二硫键

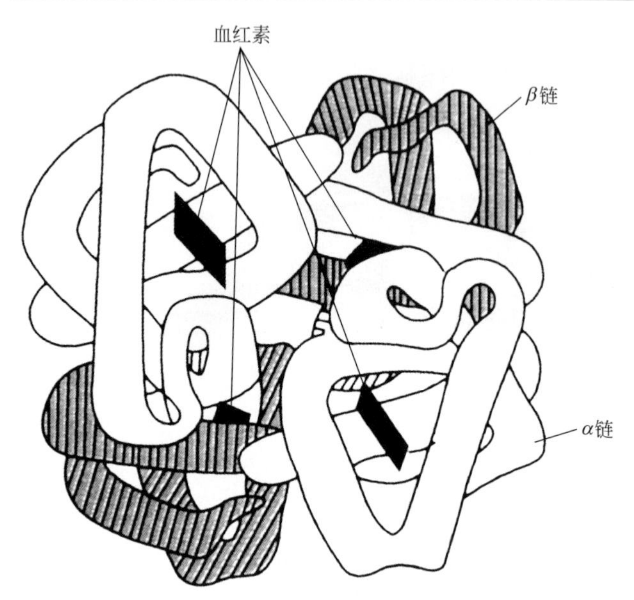

图3.16 血红蛋白的四级结构示意图（血红蛋白是由含有血红素的2个α亚基和2个β亚基组成的四聚体）

④ 蛋白质的四级结构。有些蛋白质是由两条或两条以上具有三级结构的多肽链组成的，这时每条多肽链被称为一个亚基。几个亚基之间通过氢键或其他作用力形成一定的空间排列。这种由两个或两个以上具有三级结构的亚基聚合而成的构象是蛋白质的四级结构。例如，磷酸化酶是由2个亚基构成的，血红蛋白是由4个亚基构成的，谷氨酸脱氢酶是由6个亚基构成的。

在具有活性的蛋白质中，有些只有三级结构，没有四级结构，如肌红蛋白、细胞色素C等；而有些蛋白质只有在四级结构时，才具有活性，如谷氨酸脱氢酶、血红蛋白（见图3.16）等。

（2）蛋白质的化学组成

蛋白质的元素组成与糖类和脂质不同，除含有碳、氢、氧外，还有氮和少量的硫，有些蛋白质还含有其他一些元素，主要是磷、铁、铜、碘、锌和钼等。这些元素在蛋白质中的组成百分比约为下面各数值：

碳50%，氢7%，氧23%，氮16%，硫0 ～ 3%。

蛋白质元素组成的一个特点是：氮的含量较恒定。利用这一特点，可以进行蛋白质含量的计算：蛋白质含量=蛋白氮含量×6.25。上式中6.25是16%的倒数，即为1g氮所代表的蛋白质量（克数）。

蛋白质是分子量很大的生物分子。蛋白质分子量变化的范围也很大，从大约6000到1000000，有的还更大一些。某些蛋白质是由两个或更多个蛋白质亚基（多肽链）通过非共价结合而成的，称寡聚蛋白质。一些寡聚蛋白质的分子量可高达数百万，甚至数千万。

蛋白质分子可按其分子的形状、分子组成和溶解度来分类。

根据分子的形状可将蛋白质分为两大类：球状蛋白质和纤维状蛋白质。血红蛋白、血清球蛋白、豆类的球蛋白等，分子似球形，都属于球状蛋白质；而指甲、羽毛中的角蛋白和蚕丝的丝蛋白等，形状似纤维，都属于纤维状蛋白质。

根据分子的组成可将蛋白质分为两大类：简单蛋白质和结合蛋白质。简单蛋白质的分子完全由氨基酸构成，如淀粉酶、核糖核酸酶、胰岛素等。结合蛋白质除了含有蛋白质成分外，还含有非蛋白质成分（即辅基），如血红蛋白、核蛋白等。

简单蛋白质又可以根据其物理化学性质，如溶解度进行分类。根据溶解度可将其分为以下几类。

清蛋白（又叫白蛋白）：溶于水及稀盐、稀酸或稀碱溶液，如血清蛋白、乳清蛋白等。

球蛋白：微溶于水而溶于稀盐溶液，如血清球蛋白、肌球蛋白和大豆球蛋白等。

谷蛋白：不溶于水、醇及中性盐溶液，但溶于稀酸、稀碱，如米谷蛋白、麦谷蛋白等。

醇溶蛋白：不溶于水及无水乙醇，但溶于70% ～ 80%乙醇。这类蛋白质主要存在于植物种子中，如玉米醇溶蛋白、麦醇溶蛋白等。

鱼精蛋白：溶于水及酸性溶液，呈碱性，含碱性氨基酸（如精氨酸、赖氨酸、组氨酸）多，如鲑精蛋白等。

组蛋白：溶于水及稀酸溶液，呈碱性，含精氨酸、赖氨酸较多，如小牛胸腺组蛋白等。

硬蛋白：不溶于水、盐、稀酸或稀碱溶液。这类蛋白质常常作为结缔组织和起保护功能的蛋白质，如胶原蛋白，毛、发、蹄、角和甲壳中的角蛋白，以及腱和韧带中的弹性蛋白等。

结合蛋白质可以根据辅基进行分类，人们通常将结合蛋白质分为以下几类。

糖蛋白和黏蛋白：与糖类结合的蛋白质，如唾液中的黏蛋白、硫酸软骨素蛋白和细胞膜的糖蛋白等。

脂蛋白：与脂质结合的蛋白质，如血液中的β-脂蛋白和作为细胞膜和细胞主要成分的脂蛋白。

核蛋白：与核酸结合的蛋白质，如脱氧核糖核蛋白、核糖体和烟草花叶病毒中的蛋白。

磷蛋白：与磷酸结合的蛋白质，如酪蛋白、卵黄蛋白、胃蛋白酶等。

色蛋白：与多种色素物质结合而成的蛋白质，如血红蛋白和细胞色素C等。

（3）蛋白质的变性

蛋白质的变性是利用蛋白质分子在物理或化学因素的影响下，原有的空间构象发生改变，从而造成蛋白质分子原有的理化性质和生物活性的改变。这种现象在生物化学上叫作蛋白质的变性。

能使蛋白质变性的因素很多，化学因素有强酸、强碱、重金属离子，以及某些弱酸、尿素、酒精、丙酮等；物理因素有加热（70～100℃）、剧烈振荡或搅拌、超声波、强磁、紫外线照射及X射线等。

蛋白质变性后首先是失去其原有的生物活性，如酶失去催化能力、激素失去激素活性等。蛋白质生物活性的丧失是蛋白质变性的主要特征。变性后的蛋白质还表现出各种理化性质的改变，如溶解度降低，易形成沉淀析出。此外，还有结晶能力丧失、球状蛋白分子形状改变等。从蛋白质本身结构看，肽链变得松散，易被蛋白水解酶消化，因此，一般认为，蛋白质在体内消化的第一步是蛋白质的变性。

蛋白质变性在实际应用上具有重要意义。在临床工作中经常应用酒精、加热、紫外线等来消毒、杀菌，实际上也就是利用这些手段，使菌体和病毒的蛋白质变性而失去其致病性和繁殖能力。在化验工作中常用钨酸或三氯醋酸使血液中的蛋白质变性沉淀，然后取其滤液进行血液中非蛋白化合物的分析。在急救重金属盐中毒时也常常利用蛋白质的这一特性。例如，汞中毒时，早期可以服用大量乳制品或鸡蛋清，使蛋白质在消化道中与汞盐结合成变性的不溶解物，以阻止有毒的汞离子吸收入体内，然后再设法将沉淀物自胃中洗出。

一般认为蛋白质的变性作用，主要是蛋白质分子的空间结构发生了改变。因为蛋白质分子是通过氢键、离子键等，使蛋白质形成一定的空间构型的，而促使变性的理化因素可使氢键、离子键等断裂，这时，蛋白质分子就从原来有序的卷曲的紧密结构变为无序的松散的伸展结构。但在变性过程中，蛋白质分子中的肽键并未断裂，它的化学组成也没有改变，也就是说，蛋白质分子的一级结构并没有改变。

变性后的蛋白质溶解度降低，也是由于肽链的展开，使原来朝向分子内部的疏水基团趋向表面，原来分布在分子表面的亲水基团被掩盖，从而造成蛋白质分子表面构成水膜的程度下降，蛋白质水合作用减少。

蛋白质的变性作用如果不过于激烈，蛋白质分子的内部结构变化不大，变性就是可逆的。例如，胃蛋白酶加热到80 ～ 100℃时会失去溶解性，并丧失消化蛋白质的能力，但如果再将温度降到37℃，它会恢复溶解性与消化蛋白质的能力。

蛋白质的变性作用并不都是可逆的，随着变性时间的增加，条件的加剧，变性的程度也会加深，如豆腐就是大豆蛋白在煮沸和加盐的条件下形成的变性蛋白的凝固体。这样的变性作用是不可逆的。

由于蛋白质的变性作用具有上述条件和特点，在制备蛋白质和酶制剂以及进行蛋白质的操作时，应注意保持低温，并避免强酸、强碱、重金属盐类以及振荡等情况发生；相反，在需要去掉不必要的蛋白质时，则可利用蛋白质的变性作用使之沉淀而除去。

3.1.1.3
其他生物分子

构成生物体的物质除了核酸和蛋白质之外，还包括水、无机盐、糖类、脂类、维生素、激素等多种化合物，这些都属于体内的大分子有机化合物，故简称生物分子。

（1）糖类

糖类（carbohydrates）即碳水化合物，是一类化学本质为多羟醛或多羟酮及其衍生物的有机化合物。糖类广泛地存在于生物界，特别是植物界。按干重计，糖类占植物体的85% ～ 90%，占细菌的10% ～ 30%，在动物体内所占比例小于2%。动物体内糖类的含量虽然不多，但其生命活动所需要能量主要来源于糖类，是生物体主要利用的能源物质，尤其是大脑和神经所利用的能源必须由糖类来供应。根据其水解产物的情况，糖主要可分为四大类：单糖（monosacchride）、寡糖（oligosacchride）、多糖（polysacchride）、结合糖（glycoconjugate）。

糖类是细胞中非常重要的一类有机化合物，其作用主要有以下几个方面。

① 作为生物体的结构成分。植物的根、茎、叶含有大量的纤维素、半纤维素和果胶物质等，这些物质是构成植物细胞壁的主要成分。肽聚糖是细菌细胞壁的结构多糖。昆虫和甲壳动物的外骨骼也是糖类，称壳多糖。

② 作为生物体内的主要能源物质。糖类在生物体内（或细胞内）通过生物氧

化释放出能量，供给生命活动的需要。生物体内作为能源储存的糖类有淀粉、糖原等。

③ 在生物体内转变为其他物质。有些糖类是重要的中间代谢产物，糖类通过这些中间产物为合成其他生物分子如氨基酸、核苷酸、胆固醇、脂肪酸等提供碳骨架。

④ 作为细胞识别的信息分子。糖蛋白是一类在生物体内分布极广的复合糖，它们的糖链可能起着信息分子的作用。细胞识别、免疫、代谢调控、受精作用、个体发育、癌变、衰老、器官移植等，都与糖蛋白的糖链有关。糖蛋白中的糖链序列多变，结构信息丰富，甚至超过核酸和蛋白质。

（2）脂类

脂类是脂肪（fat）和类脂（lipoid）的总称，是一类低溶于水而高溶于非极性溶剂的生物有机分子。大多数脂类的化学本质是脂肪酸和醇所形成的酯类及其衍生物。脂类的元素组成主要是碳、氢、氧，有的还含有氮、磷、硫。脂肪是脂肪酸和甘油形成的酯，在人体内的分布约占脂类总量的95%，是生物体内最好的储备能源，起到储能和供能、维持体温和保护内脏、提供必需脂肪酸等功能。类脂是构成生物膜的基本成分，可以转变成多种重要的生理活性物质，还可以作为第二信使参与代谢调节。类脂除了含有脂肪酸和醇外，还有其他非脂成分，在人体内的分布约占脂类总量的5％。如磷脂的非脂成分是磷酸和含氮碱（如胆碱、乙醇胺），糖脂的非脂成分是糖类。还有一些衍生脂，比如固醇类（甾类），包括固醇、性激素、肾上腺皮质激素等；萜类，包括许多天然色素（如胡萝卜素）、香精油、天然橡胶等；还有维生素A、D、E、K，脂多糖、脂蛋白等也属于此类。

脂类的生物学功能也和它们的化学组成、结构一样，是多种多样的。按照脂类的生物学功能，可以把脂质分为三大类：储存脂类、结构脂类和活性脂类。

储存脂类包括三酰甘油和蜡。三酰甘油不溶于水，略溶于低级醇，易溶于乙醚、氯仿、苯和石油醚等非极性有机溶剂。在大多数真核细胞中，三酰甘油以微小的油滴形式存在于胞质溶胶中。脊椎动物的脂肪细胞储存有大量的三酰甘油，几乎充满了整个细胞。许多植物的种子中存在三酰甘油，为种子萌发提供能量和合成前体。在海洋的浮游生物中，蜡是代谢能量的主要储存形式。某些脊椎动物的皮肤腺分泌蜡以保护毛发和皮肤，使之柔韧、润滑并防水。鸟类，特别是水禽，从它们的尾羽腺分泌蜡使羽毛能防水。冬青、杜鹃和许多热带植物的叶覆盖着一层蜡，以防寄生物侵袭和水分的过度蒸发。

结构脂类是指各种生物膜的骨架是由磷脂类构成的脂双层，参与脂双层构成的膜脂还有固醇和糖脂。脂双层的表面是亲水的，内部是疏水的。脂双层有屏障作用，使膜两侧的亲水性物质不能自由通过，这对维持细胞正常的结构和功能是很重要的。

活性脂类具有专一的重要生物活性，包括数百种类固醇和萜，如雄性激素、雌性激素和肾上腺皮质激素等类固醇激素，以及人和动物体的正常生长所必需的维生素A、D、E、K及多种光合色素等。

3.1.1.4
细胞中的无机物

生物体内还广泛存在着大量的体液和电解质。体液是指由体内水及溶解于水中的无机盐和有机物组成的，广泛分布于细胞内外的液体。电解质是体液中以离子状态存在的无机盐、某些小分子有机物和蛋白质，主要是无机盐。细胞的正常代谢和功能与体内水、电解质的含量、分布、组成保持相对稳定密切相关。

无机盐在调节酸碱平衡中起到重要作用。动物的体液具有正常的pH，并且其波动范围还很小，如人的血浆pH值约为7.35 ～ 7.45，在酸碱平衡的维持中，无机盐直接参与了缓冲对的构成。血液中最主要的缓冲对是由碳酸氢钠（钾）和碳酸所构成的，即$NaHCO_3/H_2CO_3$或$KHCO_3/H_2CO_3$。

除此之外，还存在其他缓冲对。在血浆中有Na_2HPO_4/NaH_2PO_4、血浆蛋白质钠盐/蛋白质等，在红细胞中有K_2HPO_4/KH_2PO_4、红细胞蛋白体系钾盐/红细胞蛋白（血红蛋白钾盐/血红蛋白、氧合血红蛋白钾盐/氧合血红蛋白）等缓冲对，这些缓冲对对于调节体液的酸碱平衡都是很有效的。

无机盐在调节渗透压中起到重要作用。渗透压是衡量溶液中溶质浓度的一种方法，其计算公式为$\pi=cRT$，其中c为溶液中溶质的浓度，R为气体常数，T为热力学温度。由公式可以看出，溶液中渗透压的高低与溶液中溶质粒子的大小、电荷的多少及其化学性质无关，而取决于溶液中溶质粒子的浓度。

在机体内引起渗透压的有效物质包括有机物和无机物。由于体内无机盐的浓度、解离程度都比有机物高得多，所以体液中无机盐提供的渗透压最大，而有机物提供的渗透压很小。细胞内液及细胞外液的体积取决于它们的渗透压，只有当机体细胞内、外的渗透压恒定时，组织细胞的形态和功能才能维持正常，各种正常的物质代谢才能有条不紊地进行，这是维持内环境稳定的一个极为重要的方面。

3.1.2
细胞与组织水平

细胞是生命活动的基本单位，是有机体生长与发育的基础。一切有机体均由细胞构成，细胞是构成有机体的基本单位，只有病毒是非细胞形态的生命体。

细胞具有独立的、严格有序的自控代谢体系，是代谢与功能的基本单位。这一点是长达数十亿年的进化产物。任何破坏细胞结构完整性的因素，都会导致细胞代谢的有序性与自控性失调，阻碍细胞完整的生命活动。

细胞还是遗传的基本单位，具有遗传的全能性。每一个细胞，不论低等生物或高等生物的细胞，单细胞生物或多细胞生物的细胞，结构简单或复杂的细胞，未分化或分化的细胞，性细胞或体细胞，都包含有全套的遗传信息，即全套的基因，也就是说，每一个细胞都有发育为个体的潜在能力。

细胞的基本结构由细胞膜、细胞质及细胞核三部分构成。细胞膜，也叫质膜（plasma membrane），是细胞与外环境的界膜，除脂溶性的物质可以自由通透质膜外，其他各种物质进、出细胞都需要通过质膜中的载体或受体或特定的通道来完成。细胞质内包含有更为复杂的内膜系统：内质网（endoplasmic reticulum）、高尔基复合体（Golgi complex）、胞内体（endosome）、溶酶体（lysosome）等，还有各种囊泡（vesicle）（见图3.17）。还有一些非膜性的结构：核糖核蛋白体

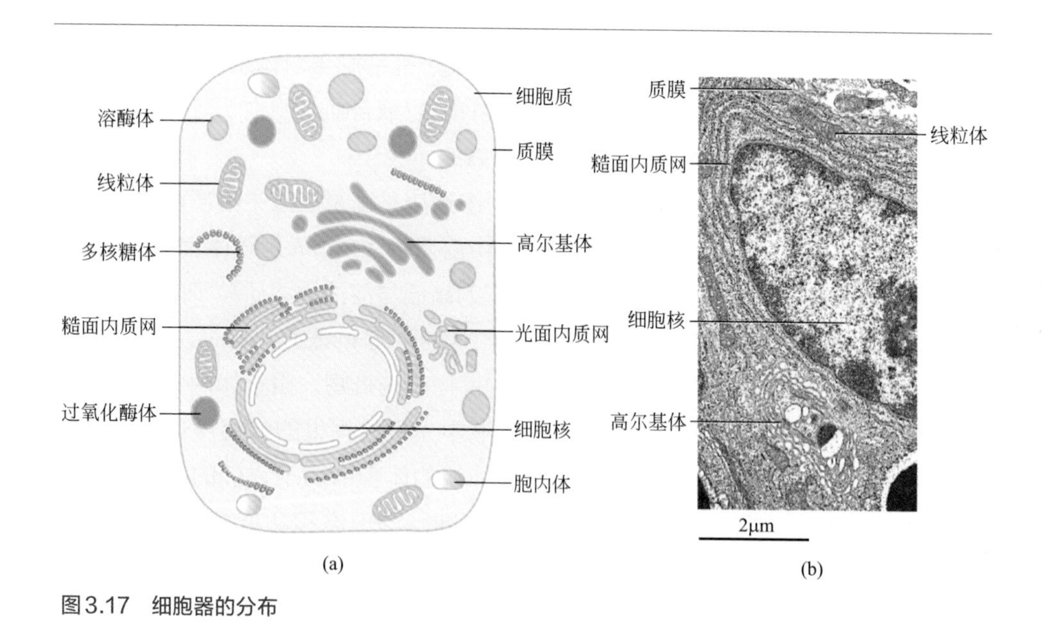

图3.17　细胞器的分布

（ribosome）、蛋白酶体（proteasome）和细胞骨架（cytoskeleton）等。线粒体、叶绿体和细胞核是由双层膜包绕的细胞器，不属于内膜系统。细胞核（nucleus）是细胞中最大的细胞器，其中不仅储存着遗传信息，还执行着遗传信息的转录调控和各种RNA的合成等行为。

3.1.2.1
细胞膜

细胞膜的成分可以分为三大类，即膜脂、膜蛋白和糖类。脂类和蛋白质构成膜的主体，糖类以糖脂和糖蛋白的复合多糖形式存在。几种成分在细胞膜中所占的比例，依据膜类型的不同、细胞类型的不同、生物类型的不同以及细胞不同的发育时期而相应发生变化，如肝细胞膜中蛋白质与脂质的比例明显高于红细胞。细胞膜还含有水、无机盐和少量的金属离子等。细胞膜的结构如图3.18所示。

膜脂是细胞膜的基本成分，约占膜成分的50%，它又包括三大类脂质分子，即磷脂、糖脂和胆固醇。磷脂（phospholipid）是构成膜脂的重要成分，分为甘油磷脂和鞘磷脂两大类。磷脂含有极性的磷酸基团，以及非极性的烃链，即包括极性的头部和非极性的尾部，属双性分子（见图3.19）。糖脂也是双性分子，它的结构与鞘磷脂很相似，仅由一个或多个糖基代替了磷脂酰胆碱。胆固醇分子包括三部分：作为极性头部的羟基、类固醇环和一个非极性的脂肪酸链尾部（见图3.20）。

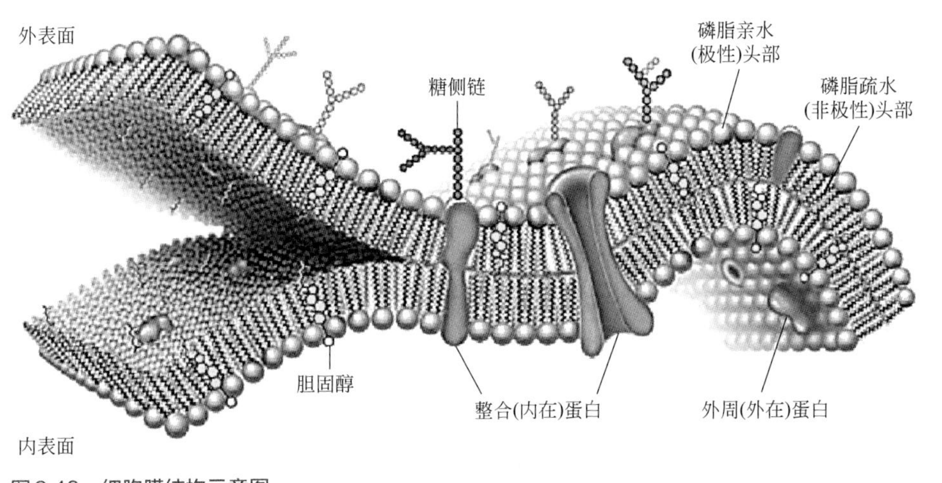

图3.18　细胞膜结构示意图

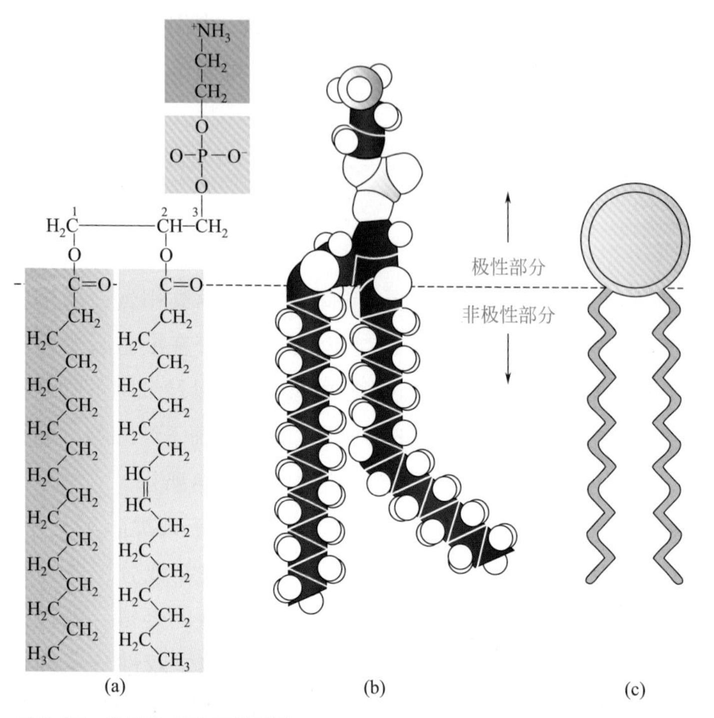

图3.19　磷脂的分子结构模型

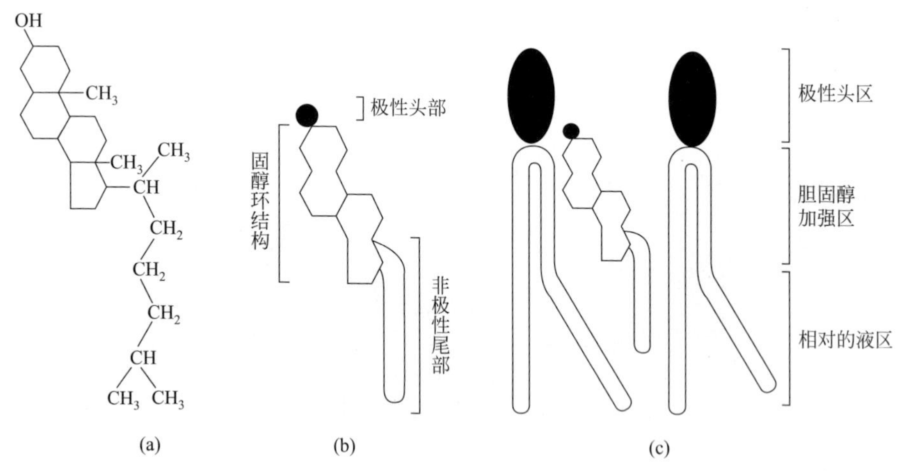

图3.20　胆固醇分子结构

（a）结构式；（b）结构式示意图；（c）单层中两磷脂分子间相互作用

膜蛋白是构成细胞膜的最重要组分，膜的大部分功能主要由膜蛋白完成，其蛋白质含量和种类与细胞膜的功能密切相关。膜蛋白约占膜成分的40%。根据膜蛋白与膜脂的结合方式，膜蛋白可分为外周蛋白（或称外在蛋白）和内在蛋白（或称整合蛋白）。外周蛋白（extrinsic protein）附着在膜的内外表面，内表面较多，为水溶性，约占膜蛋白总量的20% ～ 30%。内在蛋白（intrinsic protein）是细胞膜功能的主要承担者。它们以不同的形式嵌入脂质双分子层内部或贯穿于整个脂质双层，后者又叫作跨膜蛋白（transmembrane protein）、镶嵌蛋白。内在蛋白不溶于水，占膜蛋白总量的70% ～ 80%。

膜中的糖类约占膜成分的2% ～ 10%，它们通常与膜脂结合形成糖脂（glycolipid），或与蛋白结合形成糖蛋白。其中的糖类分子有单糖，也有多糖。糖脂均位于膜的胞外面，并将糖基暴露在细胞表面，其作用可能是作为某些大分子的受体，与细胞识别及信息传导有关。在动物细胞膜上的糖类主要有半乳糖、半乳糖胺、甘露糖、岩藻糖、葡萄糖、葡萄糖胺和唾液酸等。膜糖类与细胞之间的黏着、细胞免疫、细胞识别有密切的关系。

细胞膜的存在是生命物质从非细胞形态到细胞形态的转折点，确定了细胞成为生命的基本单位。细胞膜可以维持细胞内微环境相对稳定，介导细胞内外物质、能量、信息的传递。细胞膜对于保持细胞整个结构的完整性以及保证细胞的正常生命活动都是至关重要的。其功能概括起来有以下几个方面。

（1）细胞的界膜

这是细胞膜最重要的功能。无论是真核细胞还是原核细胞，都必定有一个由一定膜结构形成的界膜，不然的话就不会有细胞存在。细胞膜的出现使生命起源到了细胞的形式，也保证了细胞生命活动的正常进行。细胞膜的出现使各种生物大分子集中到一个相对稳定的微环境中，这样有利于细胞的物质和能量代谢，也有利于细胞的生长发育。

（2）物质的跨膜运输

膜的存在使细胞成为一个相对独立的系统，但细胞不是一个封闭的系统，细胞的生存、生长和发育依赖于细胞内外的物质交流。膜对于物质的运输具有选择性。物质既可以从浓度高的一侧转运到浓度低的一侧，也可以从浓度低的一侧转运到浓度高的一侧。前者属被动运输，不需要细胞提供代谢能量；后者属主动运输，需要细胞提供代谢能量。对于大分子的运输，细胞采用的是内吞与外排的方式，通过将物质包裹在囊泡中进行转运。

不同的物质，透过细胞膜的效率也不同（见图3.21）。疏水化合物扩散快，例

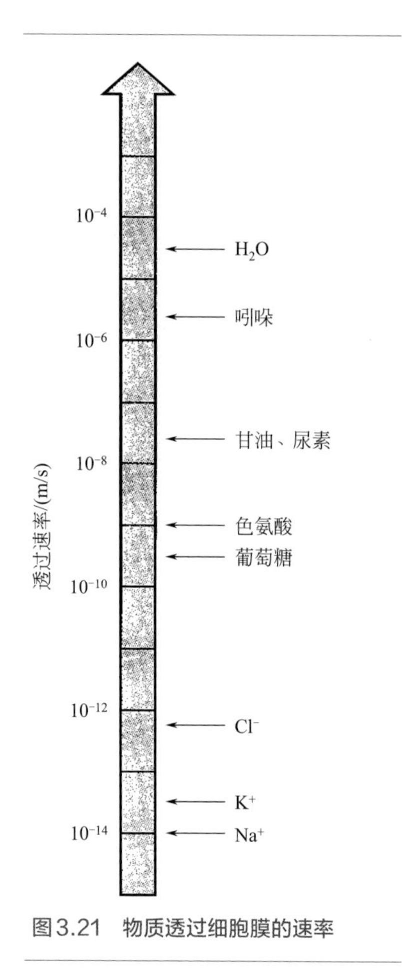

图3.21　物质透过细胞膜的速率

如吲哚在不到1s内就可跨过脂双层。而极性的和带电荷的分子跨过脂双层则要慢得多，例如钠离子需要数天到数周。水分子是个例外，单个水分子扩散过膜非常快，只需0.001s就可达到平衡。许多生物学上重要的分子通过简单的扩散就可进入和离开细胞，其中包括非极性的气体（例如O_2和CO_2）和疏水性的分子（例如类固醇激素、脂溶性维生素和某些药物等）。

生物膜的发生与转运是细胞内多细胞器协作分工完成的。在原有膜的基础上，不断由新的脂质或蛋白质插入而逐渐增长成新的生物膜。大多数在内质网上新合成的磷脂，可通过两种途径运送到各种膜结构中。第一种途径是通过磷脂转运蛋白，线粒体、叶绿体、过氧化物酶体等细胞器膜中的脂质就是靠这种方式运送的。第二种方式是通过出芽和膜融合，例如，内质网通过出芽形成分泌囊泡运送蛋白质时，膜脂也随之运送到高尔基体，并通过高尔基体形成分泌囊泡，将膜质运送到细胞膜。由于内质网与核膜相连，通过细胞分裂和核膜重建，内质网上合成的膜脂也就转移到核膜。由于细胞的胞吞和胞吐作用以及囊泡运输，使细胞膜和胞内的膜处于动态平衡状态。

（3）信号转导

膜上的某些蛋白质属于信号受体蛋白，这些蛋白质与胞外信号分子相结合被激活，然后将信号转入胞内，再通过胞内信号转导分子沿信号通路传递，最终产生特定的生物学效应。例如，某些信号分子激活细胞膜上的受体后，可促进细胞增殖。

（4）胞间连接与通信

多细胞生物体内，细胞通过细胞膜进行细胞间的多种相互作用。动物细胞间有多种连接方式，概括起来为紧密连接、锚定连接和间隙连接，植物细胞间主要是通过细胞壁连接在一起。有些细胞连接方式主要是为细胞间的通信提供结构基础，如动物细胞的间隙连接，在相邻细胞间形成孔道结构；植物细胞间的胞间连丝，也成为细胞间物质转运和信息交流的通道。

（5）胞间的识别

识别是指细胞对同种或异种细胞、同源或异源细胞以及对自己或异己分子的认识和鉴别。通过细胞表面受体与胞外信号分子的选择性相互作用，导致一系列的生理生化反应，从而实现信号传递。细胞识别是细胞发育和分化过程中一个十分重要的环节，细胞通过识别和黏着形成不同类型的组织。

3.1.2.2
细胞核

细胞核是真核细胞特有的细胞器，它是真核细胞重要的组成部分。细胞核中包含着携带细胞全部基因组的染色体。由于绝大多数遗传信息储存在细胞核中，DNA 复制、RNA 转录都在细胞核中进行，因此，它成为细胞生命活动系统的控制中心。

原核细胞中有一团含核样物质的拟核，拟核周围没有核膜，DNA 裸露在细胞质中。真核细胞中的DNA 由核膜包围在核中，胞核体积约占整个细胞体积的10%，胞核通过双层核被膜与胞质的其他部分相隔离，核被膜上分布有许多孔，它们选择性地将有关分子在胞核与胞质之间进行转运。

一般来说，大多数细胞是单核的，但也有些细胞具有多个核，如人的肝细胞有两个细胞核，横纹肌细胞可达几十个细胞核，甚至有的细胞没有细胞核，如哺乳动物成熟的红细胞，植物韧皮部中的筛管细胞。不过，失去核的细胞存活时间通常不长久。细胞核的大小在不同生物细胞中是有差异的，高等动物细胞核的直径一般为5 ～ 10μm，高等植物细胞核的直径一般为5 ～ 20μm，低等植物细胞核的直径一般为1 ～ 4μm。核的形态一般为圆球形或椭圆形，但也有其他形状，如粒性白细胞的核为多叶形，蚕的丝腺细胞核为分枝形。细胞核主要由核被膜、染色质、核仁及核基质组成（见图3.22）。

核被膜是细胞核的界膜，它由内外两层平行的单位膜组成，每层膜的厚度为70 ～ 80nm，在内外膜之间有宽20 ～ 40nm的间隙，称为核周隙或膜间腔。在双层核膜中，面向胞质的一层膜为外膜，其表面附有大量的核糖体颗粒，有些部位与内质网相连，核周隙与内质网腔相通，由此可将核外膜看作内质网膜的一个特化区域。内膜面向核质，其表面光滑没有核糖体颗粒。核的内外膜在一些位点上融合形成环状开口，称为核孔。核孔是沟通核质与胞质物质交流的渠道，可以选择性地转运核内外的物质，因而对细胞的活动起重要的调控作用。

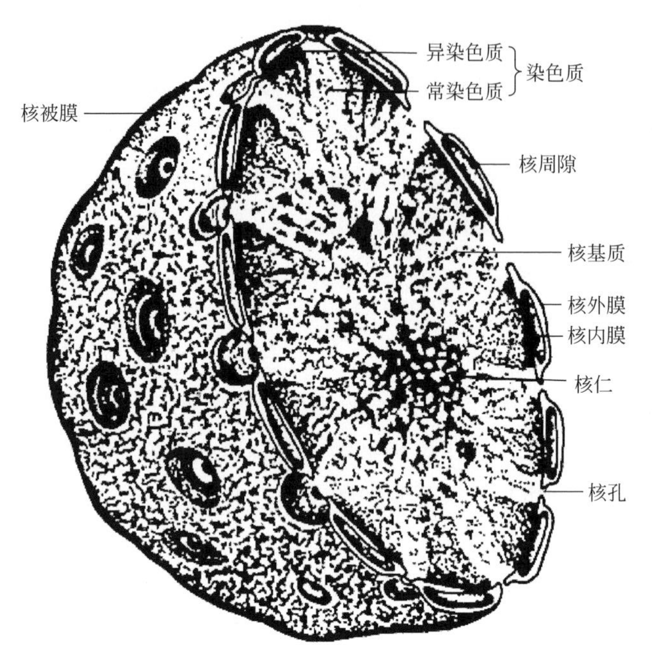

图3.22　细胞核的结构

核孔的直径为80～120nm，每个核孔不是一个简单的通道，它包含一个复杂而精细的结构体系，即核孔复合体。大量的研究结果表明，所有真核细胞的核膜上都普遍有核孔复合体，但随着细胞类型的不同和细胞生长阶段的不同，其核孔数目有较大的差异。核孔是由许多蛋白质构成的复杂结构，对进出核孔的物质具有严格的调控作用。目前认为核孔复合体由100多种蛋白质组成。

核膜的出现为真核细胞的染色质提供了一个稳定的环境。原核细胞中，RNA的合成与蛋白质的合成是同时进行的，这样RNA在翻译成蛋白质之前就很少有改变其转录与翻译方式的机会，而在真核细胞中，转录与翻译在不同区域进行，RNA分子在翻译成蛋白质之前经历一个较长的阶段，前体要进行剪接，剪接中某些序列被切除，只有剪接好的mRNA才会运到胞质中，指导蛋白质的合成。RNA剪接是真核细胞基因组信息传递的重要一步，它能使同一基因由于剪接方式的不同而最终产生不同的蛋白质。

染色质是细胞核内能被碱性染料染色的物质，它与染色体是在细胞周期不同阶段相互转变的形态结构。染色质指间期细胞内由DNA、组蛋白、非组蛋白及少量RNA组成的线性复合结构，是间期细胞遗传物质的存在形式。染色体是指细胞在有丝分裂或减数分裂过程中，由染色质凝聚而成的棒状结构。二者之间的区别不是在化学组成上，而是在构型上，反映出它们处于细胞周期的不同阶段。

染色质的主要成分中，DNA和组蛋白是稳定存在的，DNA与组蛋白之比约为1 ∶ 1。非组蛋白与RNA的含量则随着细胞生理状态的不同而变化，非组蛋白与DNA含量之比为（0.2 ～ 0.8）∶1，RNA与DNA含量之比为0.1 ∶ 1。通常细胞代谢活动越旺盛，非组蛋白和RNA的含量就越高。

在光学显微镜下看到的核仁为均匀的球体，在电子显微镜下核仁的超微结构是由三种基本结构组分组成的，即纤维中心、致密纤维组分和颗粒组分。

纤维中心是包括在颗粒组分内部的一个或几个低电子密度的圆形结构体，在纤维中心存在DNA，这种DNA具有rRNA基因的性质。致密纤维组分是核仁超微结构中电子密度最高的部分，由致密的纤维构成，通常看不到颗粒，它们呈环形或半月形包围纤维中心，推测此区域是转录合成rRNA的区域。

颗粒组分是核仁的主要结构，由直径15 ～ 20nm的核糖核蛋白颗粒构成，可被蛋白酶和RNase消化，间期核中核仁的大小差异主要是由颗粒组分数量的差异造成的。推测这些颗粒是正在加工、成熟的核糖体亚单位的前体。

核仁的功能主要是rRNA的合成、加工与成熟以及核糖体亚单位的组装。

3.1.2.3
内质网

内质网是由Porter等人在1945年发现的。他们利用电镜在成纤维细胞中观察到一些形态和大小略有不同的网状结构，并且这些结构集中在细胞内质中，因此将这些结构称为内质网（见图3.23）。

内质网是由一层膜形成的囊状、泡状和管状结构，内质网外连细胞膜，内连核膜，在细胞内形成了一个相互连通的连续网膜系统。内质网通常占细胞的生物膜系统的一半左右，占细胞体积的10%以上。根据内质网上是否附有核糖体，将内质网分为两类，即粗面内质网和光面内质网。在结构上，粗面内质网与细胞核的外层膜相连。粗面内质网有核糖体附着，多呈大的扁平膜泡，排列整齐。它是核糖体和内质网共同组成的复合结构，普遍存在于细胞中，是合成分泌蛋白与膜蛋白的重要场所。细胞中的蛋白质在核糖体上合成，多肽链一边延伸，一边穿过内质网进入内质网腔中。在粗面内质网合成并进入内质网腔的蛋白质随后被内质网中的酶修饰，包括*N*-连接的糖基化修饰、羟基化、酰基化与二硫键的形成等。

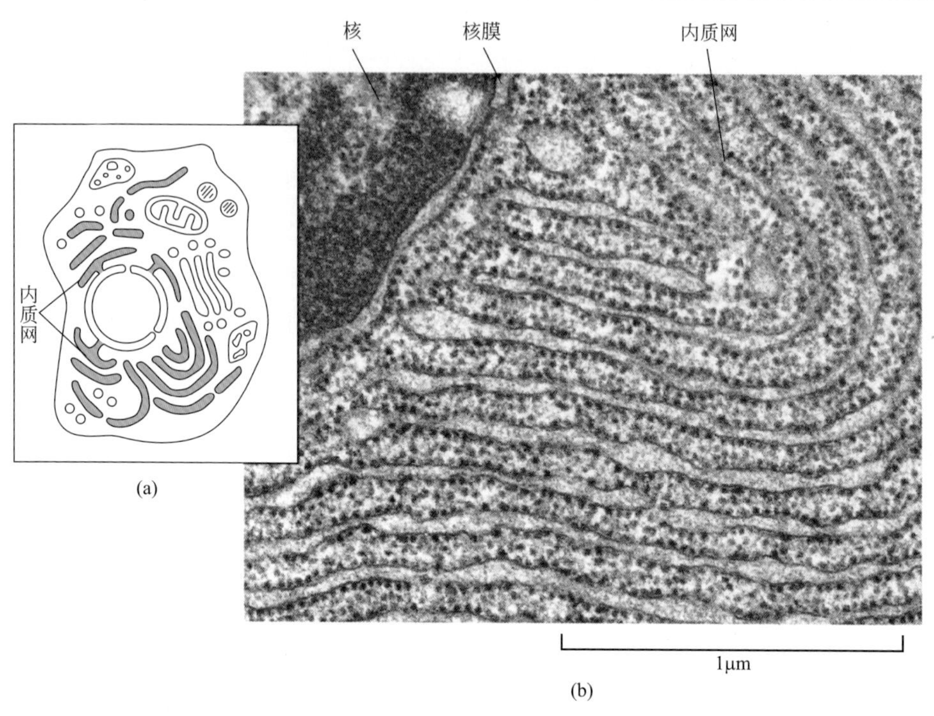

图3.23 内质网

无核糖体附着的内质网称为光面内质网，通常为小的管状和小的泡状，广泛存在于各种类型的细胞中。光面内质网是脂类合成的重要场所，能够合成构成细胞的包括磷脂和胆固醇在内的几乎全部的膜脂。在内质网上合成的磷脂几分钟后就由细胞质基质转向内质网腔面，其转位速度比自然转位速度高10^5倍，推测可能是借助一种磷脂转位因子或者转位酶的帮助完成的。内质网向其他部位运送合成的磷脂时主要有两种方式：一种是通过出芽方式，将合成的蛋白质或脂质转运到高尔基体、溶酶体和细胞膜上；另一种是与一种水溶性载体蛋白结合形成复合物，通过自由扩散，到达靶膜后释放出来，并安插到膜上。

3.1.2.4 高尔基体

高尔基体是意大利科学家高尔基（C. Golgi）在1898年发现的。它是普遍存在于真核细胞中的一种细胞器。在电镜下观察到，一些排列较为整齐的扁平膜囊堆叠在一起，构成了高尔基体的立体结构。扁平膜囊多呈弓形，也有的呈半球形，

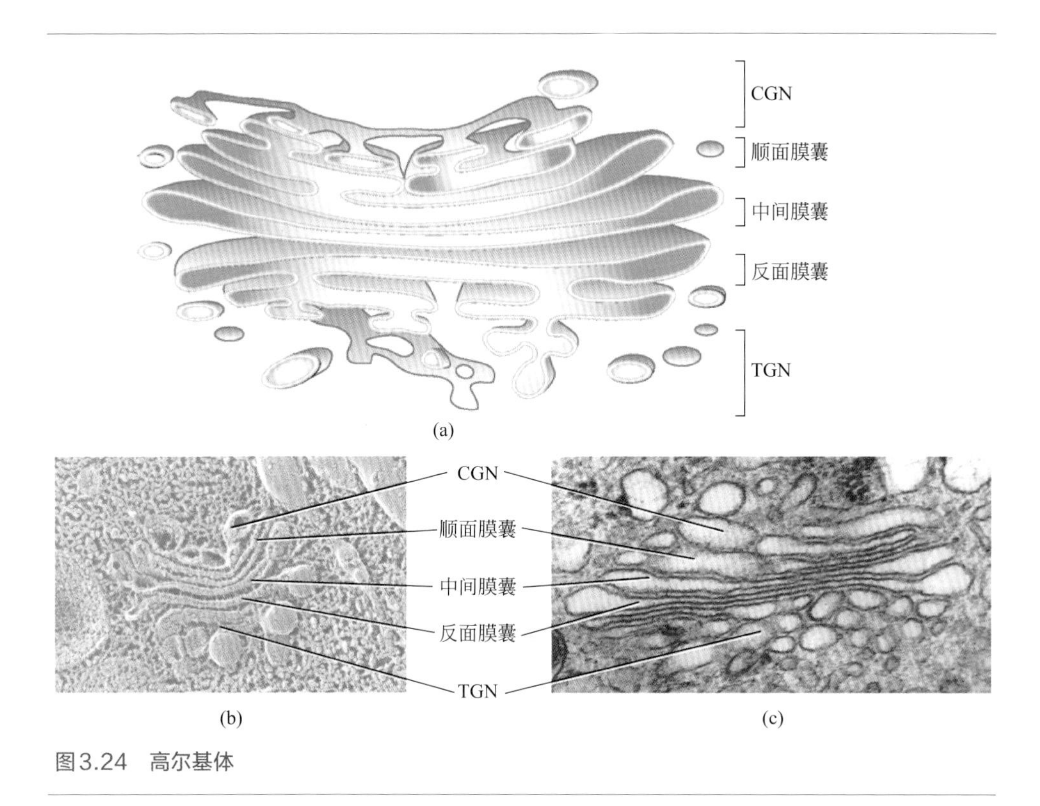

图3.24 高尔基体

均由光滑的膜围绕而成。在扁平膜囊外还包括一些小的膜泡。整个高尔基体结构分为顺面膜囊和顺面网状结构（cis Golgi network，CGN）、中间膜囊、反面膜囊和反面网状结构（trans Golgi network，TGN），来自内质网的蛋白质和脂质从顺面逐渐成熟向反面转运（见图3.24）。

高尔基体与细胞的分泌功能有关，能够收集和排出内质网所合成的物质，它也是聚集某些酶原的场所，参与糖蛋白和黏多糖的合成。高尔基体还与溶酶体的形成有关，并参与细胞的胞吞和胞吐作用。溶酶体中有几十种酸性水解酶，它们有一个共同的标志就是都含有甘露糖-6-磷酸（M6P）。后来发现，这一标志是在高尔基体反面的顺面膜囊中修饰上的。蛋白质在内质网上合成之后，带着一个*N*-连接的糖基化修饰进入高尔基体。在高尔基体的顺面膜囊中存在的磷酸转移酶和磷酸糖苷酶的催化作用下，糖链中的甘露糖残基磷酸化产生M6P。这种特异反应只发生在溶酶体的酶上，而不发生在其他的糖蛋白上，估计溶酶体酶本身的构象含有某种磷酸化的信号。

溶酶体中的酶类、细胞膜上的膜蛋白和分泌蛋白都是糖蛋白，而在细胞质基质和细胞核中绝大多数蛋白质缺少糖基化修饰。这就是说，粗面内质网上合成的蛋白质在内质网和高尔基体中发生了糖基化。*N*-连接的糖基化反应发生在粗面内质网中，*O*-连接的糖基化是在高尔基体中进行的。

3.1.2.5
溶酶体

溶酶体是动物细胞中一种由单层膜围绕构成的细胞器，呈囊泡小球状，内含多种酸性水解酶。溶酶体是一种动态结构，它不仅在不同类型细胞中形态大小不同，而且在同一类细胞的不同发育阶段也不相同。根据溶酶体处于完成其生理功能的不同阶段，大致可分为初级溶酶体、次级溶酶体和残余体。初级溶酶体是刚刚从高尔基体形成的小囊泡，直径0.2 ～ 0.5μm，仅含有水解酶类，但无作用底物，而且酶处于非活性状态，不含有明显的颗粒物质。这些水解酶的共同特征是都属于酸性水解酶，最适的pH值是5左右。次级溶酶体是初级溶酶体与细胞内的自噬泡或异噬泡、胞饮泡或吞噬泡融合形成的复合体。次级溶酶体中含有多种生物大分子颗粒性物质、线粒体等细胞器乃至细菌等，因此形态不规则，直径可达几个微米。经过一段时间的消化之后，小分子物质可通过膜上的载体蛋白转运到细胞基质中，供细胞代谢使用，未被消化的物质残存在溶酶体中形成残余体或称后溶酶体，通过类似胞吐的方式将内容物排出细胞。

溶酶体的主要功能是消化作用，清除无用的生物大分子、衰老的细胞器及衰老损伤和死亡的细胞，还可以识别并吞噬入侵的病毒或细菌，使其在溶酶体中酶作用下消化降解，起到防御作用。溶酶体消化底物有三种途径：一是内吞作用吞入的营养物质；二是吞噬体吞噬的有害物质；三是自体吞噬，吞噬的是细胞内原有物质（见图3.25）。溶酶体除了具有吞噬消化作用外，还具有自溶作用，即某些即将老死的细胞靠溶酶体破裂释放出各种水解酶将自身消化。此外，溶酶体的酶也可释放到细胞外，对细胞外基质进行消化。

3.1.2.6
核糖体

核糖体是细胞内所有蛋白质合成的细胞器。核糖体几乎存在于一切细胞内，不论是原核细胞还是真核细胞，均含有大量的核糖体。核糖体具有颗粒状的结构，形状不规则，没有被膜包裹，其直径为25 ～ 30nm，主要成分是蛋白质与rRNA，其中蛋白质含量约占40%，rRNA约占60%。核糖体蛋白分子主要分布在核糖体

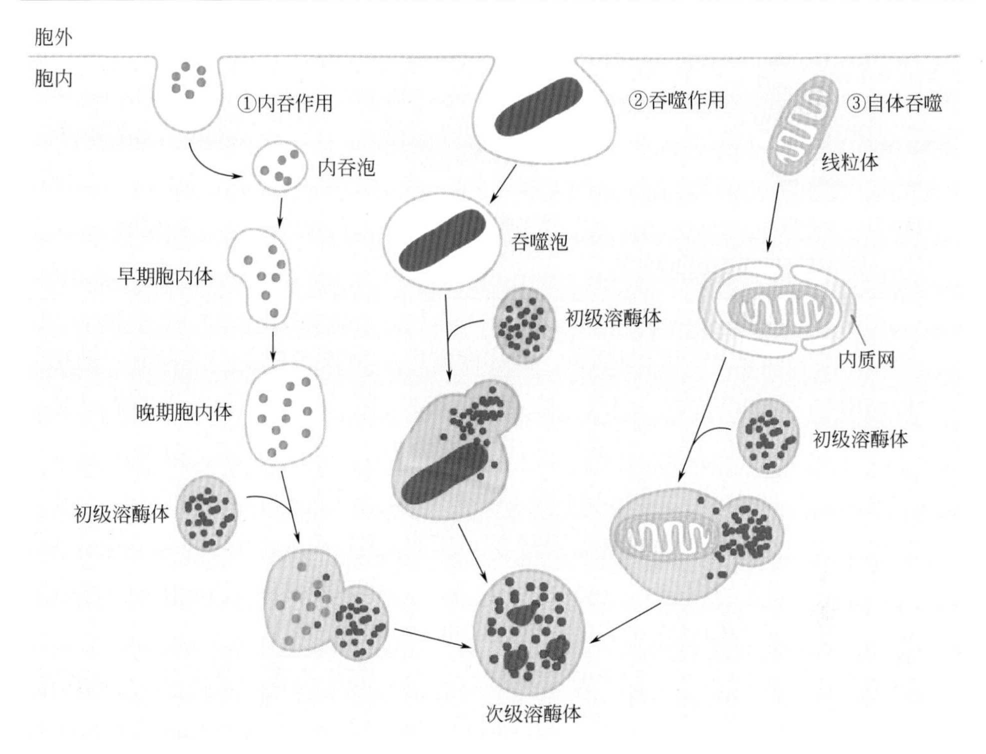

图3.25　溶酶体消化作用的三种途径

的表面，而rRNA则位于内部，二者靠非共价键结合在一起。

在真核细胞中很多核糖体附着在内质网的膜表面，称为附着核糖体。在原核细胞的细胞膜内侧也常有附着核糖体。还有些核糖体不附着在膜上，而呈游离状态分布在细胞质基质内，称为游离核糖体。附着核糖体和游离核糖体所合成的蛋白质种类不同，但核糖体的结构和化学组成是完全相同的。

核糖体的大小通常用沉降系数S来表示。将细胞内核糖体分为两种类型：一种是$70S$的核糖体，分子量为2.5×10^6，原核细胞中的核糖体属于此类，真核细胞线粒体与叶绿体内的核糖体也近似于$70S$；另一种是$80S$的核糖体，分子量为4.8×10^6，存在于真核细胞中。不论$70S$或$80S$核糖体，均由大小不同的两个亚单位构成。$70S$核糖体可解离为$50S$和$30S$大小两个亚单位（见图3.26），$80S$核糖体可解离为$60S$和$40S$大小两个亚单位。

在电镜下可以观察到细胞内合成蛋白质的细胞器——核糖体，它广泛存在于一切细胞内。

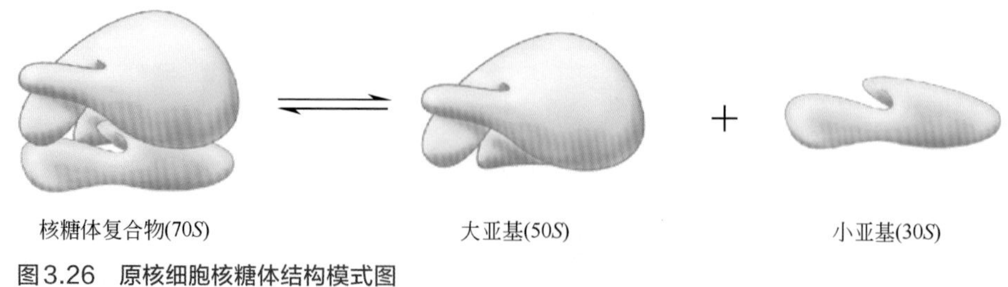

图3.26 原核细胞核糖体结构模式图

核糖体是合成蛋白质的细胞器，被称作蛋白质合成的加工厂。其唯一的功能是按照mRNA模板的指令，通过“搬运工”tRNA将游离于细胞质中的氨基酸高效且精确地合成为多肽链。核糖体的活性部位约占其结构的2/3，其最重要的活性部位是A位点、P位点、E位点和肽酰转移酶的催化中心（见图3.27）。A位点（aminoacyl site）是携带氨基酸的tRNA结合位点，P位点（petidyl site）是合成延伸中的多肽tRNA结合位点，E位点（exit site）是释放氨基酸之后的tRNA离开的一个位点。肽酰转移酶活性中心由一段23*S*的RNA组成。

核糖体在细胞内并不是单个独立地执行功能，而是由多个甚至几十个核糖体串联在一条mRNA分子上，高效地进行肽链合成。这种具有特殊功能与形态结构的核糖体与mRNA聚合体称为多聚核糖体。在真核细胞中每个核糖体每秒能将两个氨基酸残基加到多肽链上；而在细菌细胞中，每秒可将20个氨基酸加到多肽链上，因此合成一条完整的多肽链平均需要20s到几分钟。

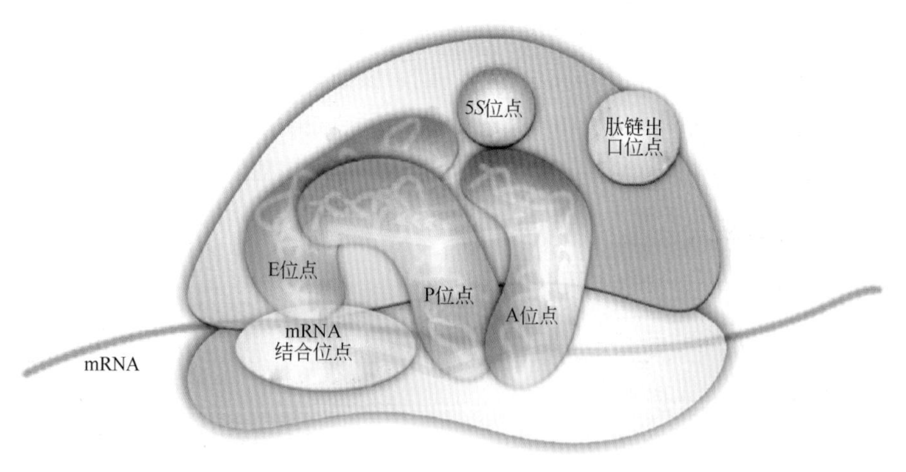

图3.27 核糖体中主要活性部位示意图

3.1.2.7
细胞骨架

在细胞生物学的发展中，随着电子显微镜和染色技术的应用，将微分干涉显微术和增强反差显微术相结合，除了不断认识各种细胞器的结构和功能以外，还发现在细胞质中有一个三维的纤维状网络结构系统，而且纤维的长度和分布模式总是处于动态变化之中，这个系统被称为细胞骨架。细胞骨架是细胞内以蛋白质纤维为主要成分的网络结构，主要由三类蛋白纤维构成，即微管、微丝和中间纤维（见图3.28）。

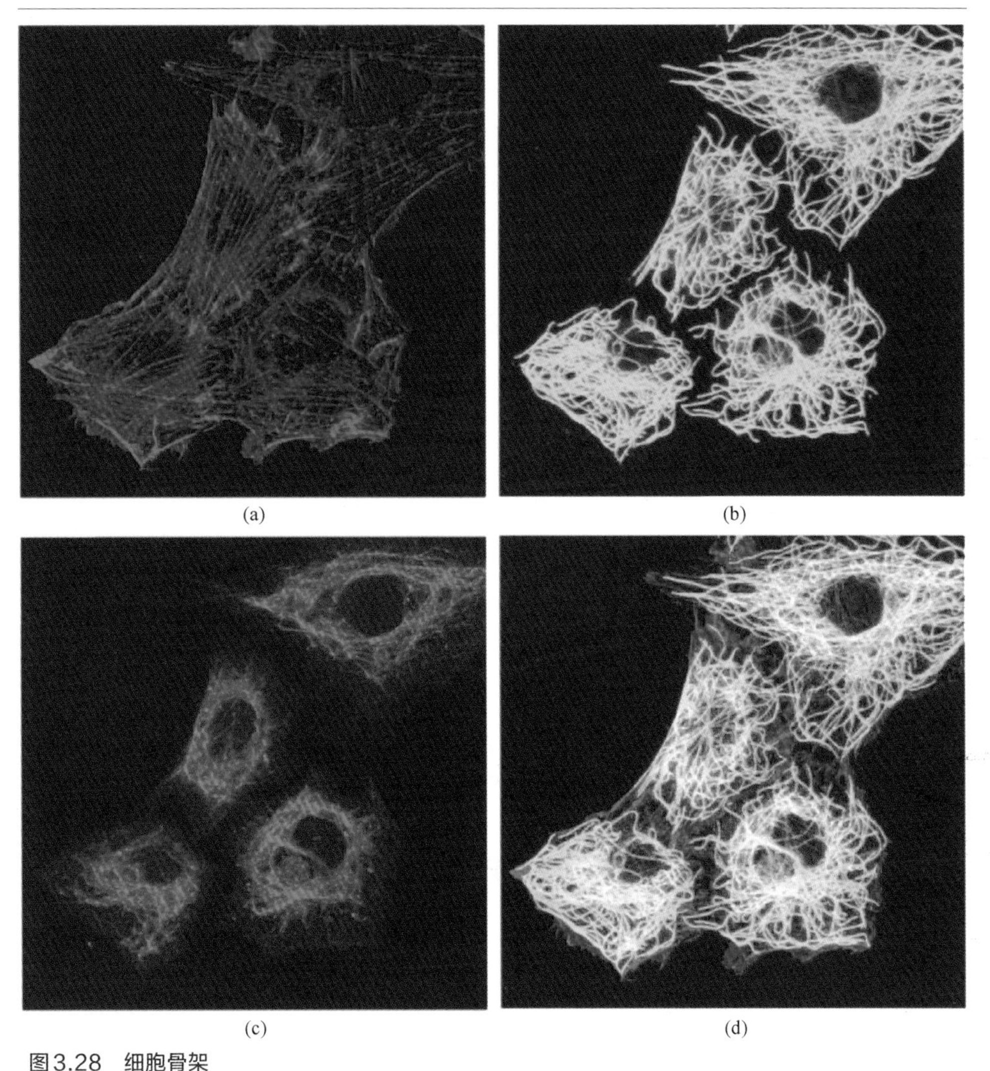

图3.28 细胞骨架

（a）微丝；（b）微管；（c）中间纤维；（d）三种细胞骨架结构叠加图

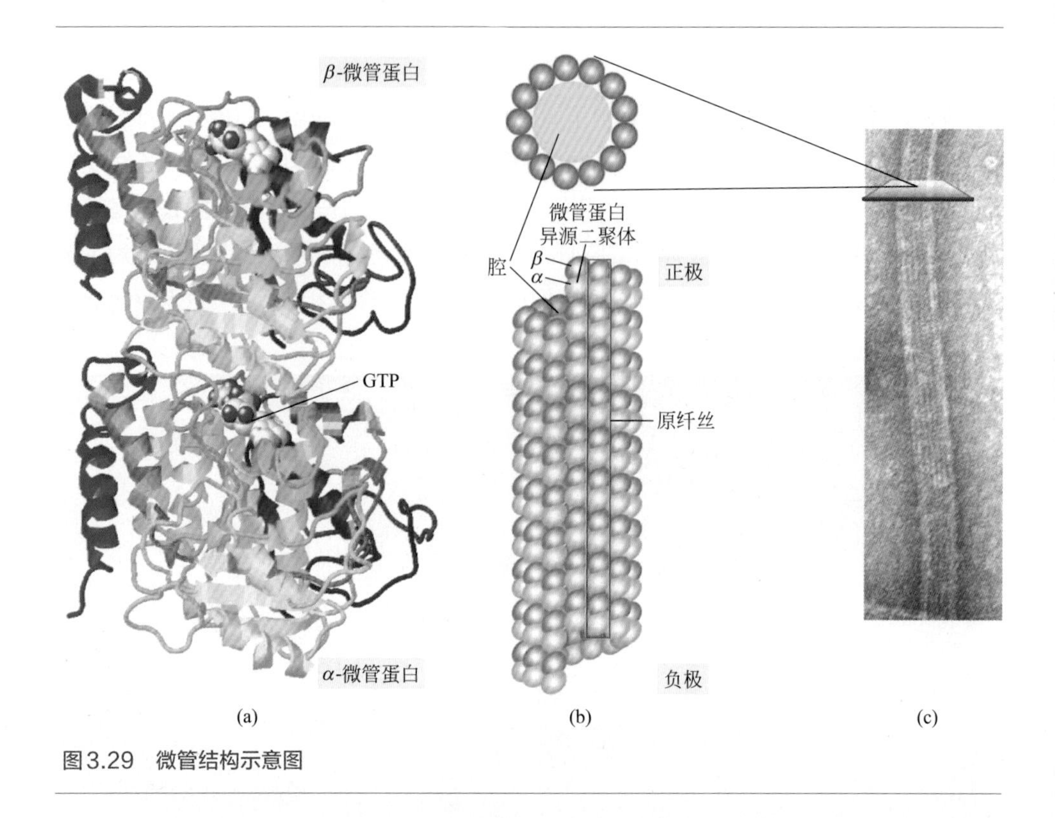

图3.29　微管结构示意图

组成微管的基本成分是α-微管蛋白和β-微管蛋白，二者交错排列形成原纤丝，13根原纤丝合拢后构成中空微管的管壁（见图3.29）。微管几乎存在于所有真核细胞中，如间期细胞有细胞质微管、细胞分裂时的纺锤体微管、纤毛或鞭毛内的轴丝微管、神经元内部微管等。微管与细胞器的分布以及细胞的形态发生与维持有很大的关系。还有些物质的定向运输是在分子马达驱动蛋白的作用下沿着微管轨道定向转移。

组成微丝的基本成分是肌动蛋白（actin），目前已分离发现6种不同的肌动蛋白，其中4种α-肌动蛋白分别为横纹肌、心肌、血管平滑肌和肠道平滑肌所特有，另外2种β-肌动蛋白和γ-肌动蛋白存在于所有的肌细胞与非肌细胞中。其组装和去组装与细胞突起的形成、细胞质分裂、细胞内物质运输、肌肉收缩、吞噬作用、细胞迁移等细胞的运动过程密切相关。肌动蛋白单体头尾相连呈螺旋状排列成丝，两条丝扭链在一起呈双股螺旋状，电子显微镜下观察到的微丝就是这种直径约7nm的微丝（见图3.30）。

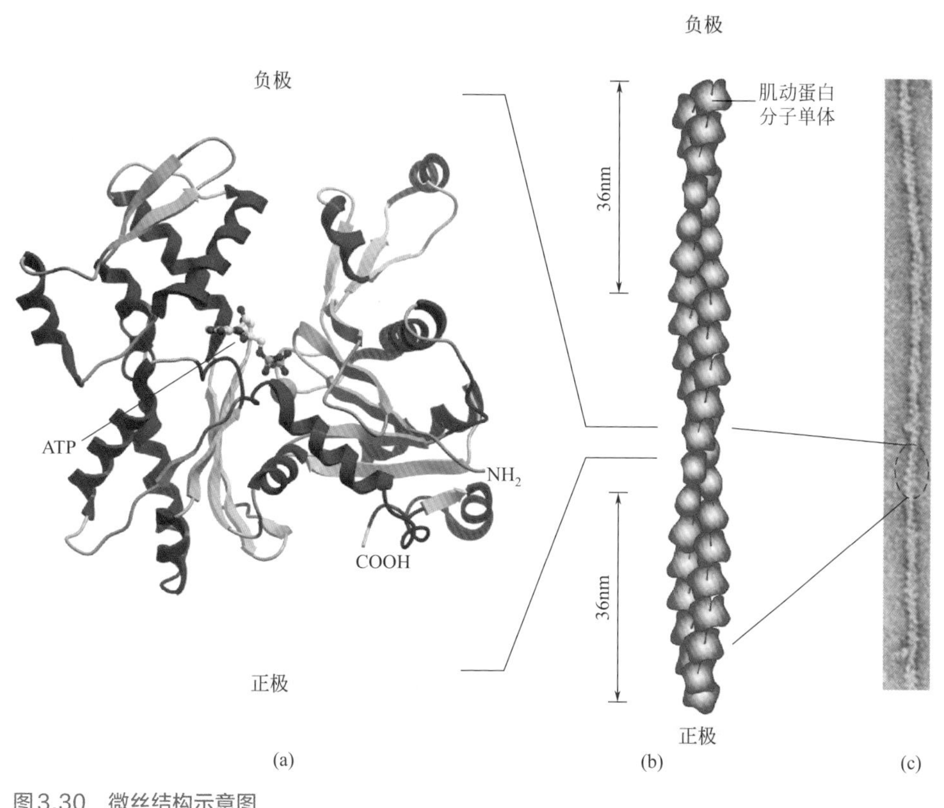

图3.30　微丝结构示意图

中间纤维又称中间丝，与微管和微丝的情况不同，中间丝蛋白并不是所有的真核细胞都必需的结构组分，目前只发现它们存在于绝大多数动物细胞内。用高盐溶液和非离子去垢剂处理细胞时，微管和微丝以及其他细胞结构基本上都被除去，但由于中间丝有很强的抗抽提能力而被保存下来。组成中间纤维的基本成分相对复杂一些，不同来源的细胞含有不同类型的中间丝蛋白。人类基因组中至少包含67种不同的中间丝蛋白基因。根据这些蛋白的氨基酸序列、基因结构、组装特性以及组织特异性表达模式等，可将中间丝分为6种类型。细胞质中间丝在结构上起源于核膜周围，伸向细胞周缘，并与细胞质膜上的特定部位相连，通过一些跨膜蛋白与细胞质外基质或相邻细胞的中间丝间接相连。

通常微管主要分布在核周围，呈放射状向细胞质四周扩散，微丝主要分布在细胞膜的内侧，而中间纤维则分布在整个细胞。虽然细胞骨架各成员在细胞质中的分布有一定的规律性，但不是绝对的，随着细胞类型或发育时期的不同会发生相应的变化。

细胞骨架具有多种功能。它们在细胞内形成一个框架结构，为各种细胞器提供附着位点，将细胞器组成各种不同的体系和区域网络，保证了各细胞器生命活动正常有序地进行。细胞骨架为细胞内的物质和细胞器的运输及运动提供机械支撑。例如，由内质网产生的囊泡向高尔基体的运输，通常由细胞骨架提供运输轨道。细胞骨架为细胞运动提供机械动力。细胞上的纤毛和鞭毛主要由细胞骨架构成。细胞骨架还参与细胞分裂。有丝分裂中的两个主要步骤，即核分裂和胞质分裂都与细胞骨架相关。这主要是由于有丝分裂中的纺锤体是由微管形成的，而胞质分裂中的缢缩环是由微丝形成的。

3.1.2.8
线粒体

线粒体是普遍存在于真核细胞中的一种重要细胞器。线粒体的形状多种多样，但以线状和粒状最常见，其直径为0.5 ～ 1.0μm，长1.5 ～ 3.0μm。在酵母和培养的哺乳类动物细胞中也有以分支的相互连接的网状结构存在的。线粒体是由内外两层彼此平行的膜套叠在一起形成的一个封闭的囊状结构。外膜起界膜作用，内膜向内折叠形成山嵴状结构，大大增加了内膜的表面积（见图3.31）。根据细胞代谢的需要，线粒体可在细胞质中运动、变形、融合和分裂增殖。

线粒体是细胞进行有氧呼吸的主要场所，将物质最终彻底氧化分解，作为细胞代谢过程中最终的能量转换和输出中心为细胞生命活动提供足够的能量。在线粒体内进行三羧酸循环及氧化磷酸化、脂肪酸氧化和氨基酸降解，合成ATP。此

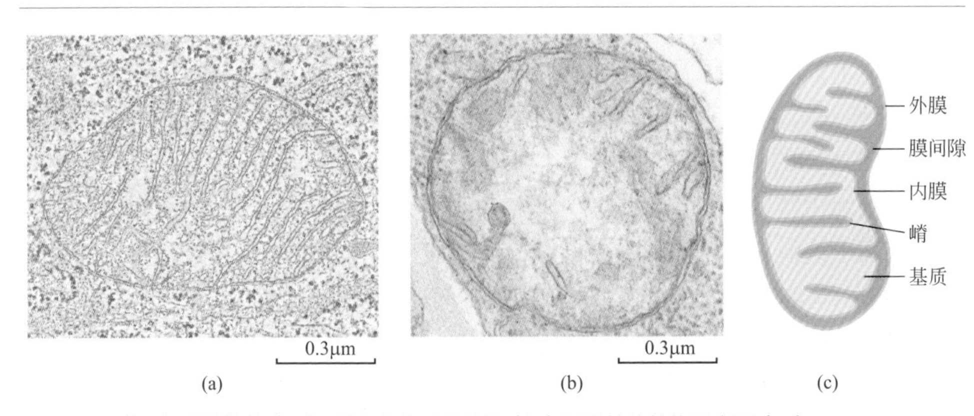

图3.31 淋巴细胞线粒体（a）、拟南芥幼叶线粒体（b）及线粒体结构示意图（c）

外，线粒体还参与细胞中氧自由基的生成，细胞氧化还原电位调节和信号转导，调控细胞凋亡、基因表达、细胞内多种离子的跨膜转运及电解质平衡，包括线粒体对细胞中Ca^{2+}的调节等。

3.1.2.9
叶绿体

叶绿体是植物细胞独特的一种细胞器，是植物细胞与动物细胞的一个重要区别，其主要功能是进行光合作用，将水和CO_2转变为有机物并释放出氧气。叶绿体多呈铁饼状或香蕉形，宽2 ～ 4μm，长5 ～ 10μm。通常情况下，高等植物的叶肉细胞含50 ～ 200个叶绿体。在电子显微镜下可以看到，叶绿体由叶绿体膜、类囊体和两者之间的基质3部分组成（见图3.32）。

叶绿体的外膜通透性大，含有孔蛋白，允许分子量高达10^4的分子通过。内膜通透性差，仅O_2、CO_2和H_2O能自由通过，其余物质均通过内膜上的转运蛋白选择性地交换转运进出。内囊体是由内膜发展而来的封闭扁平膜囊。内囊体叠置成基粒。这种结构大大增加了膜片层的总面积，能更有效地捕获光能，加速光反应。叶绿体基质是内膜所包围的除内囊体以外的区域。光合作用中涉及的大多数酶都位于基质中，是光合作用固定CO_2的场所。

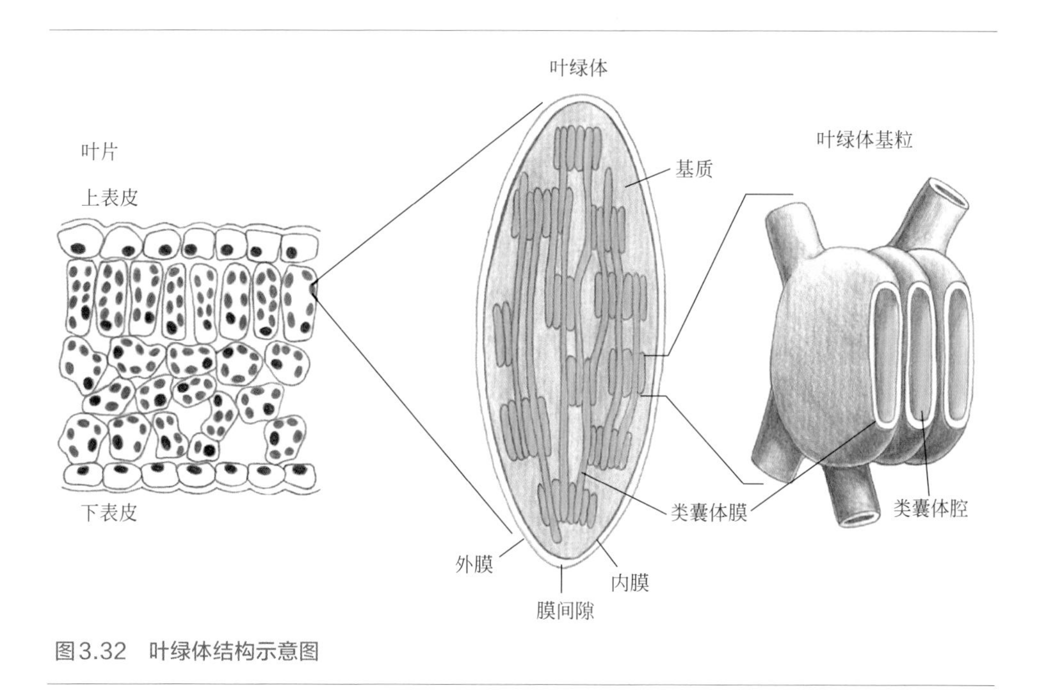

图3.32　叶绿体结构示意图

3.1.3
活体水平

动物体的重要内脏器官包括消化系统、呼吸系统、泌尿系统和生殖系统。

消化系统由消化管和消化腺两部分构成。消化管包括口腔、咽、食管、胃、小肠、大肠和肛门；消化腺是分泌消化液的腺体，包括位于消化管壁内的胃腺、肠腺等，位于消化管外的唾液腺、肝和胰腺。消化液中含有多种消化酶，在化学性消化过程中起催化作用。

呼吸系统包括鼻、咽、喉、气管、支气管和肺等器官，以及胸膜和胸膜腔等辅助装置。鼻、咽、喉、气管和支气管是气体出入肺的通道，合称呼吸道。肺是气体交换的器官，其特征是有广大的面积，有利于气体交换。

泌尿系统包括肾、输尿管、膀胱和尿道。泌尿系统是动物体将大部分代谢终产物，如尿素、尿酸、无机盐和水分等，以尿液的形式排出体外的主要排泄系统，同时还具有调节体液、维持机体电解质平衡和内环境稳定的功能。肾是生成尿液的器官，输尿管、膀胱和尿道为输送、储存及将尿液排出体外的管道。

生殖系统为繁殖器官，具有产生性细胞（精子和卵子）、孕育胎儿、延续种族的功能。此外，还可分泌性激素，与神经系统和内分泌系统一起，共同调节生殖器官的活动。高等动物均为雌雄异体，分为雄性生殖系统和雌性生殖系统。

3.2
纳米生物材料的生物应用

利用共价和非共价的作用方式将生物分子（抗体、DNA、蛋白质等）修饰到纳米材料上可得到生物复合的多功能纳米粒子。纳米生物复合材料在纳米载体、纳米医药及纳米生物组织工程等方面得到了越来越多的研究和应用。

3.2.1
纳米载体

由于细胞膜对带负电荷物种的排斥以及血清内核酸酶对基因的快速降解，生物、化学以及医学研究者一直致力于开发稳定的基因载体。在这方面，纳米粒子作为基因或药物载体在siRNA、质粒DNA以及药物传输中被广泛使用。2010年，Moon等[7]利用氨基修饰的聚-1,4-亚苯基-1,2-亚乙烯基纳米粒子材料实现了向植物原生体中传输siRNA，导致靶向基因沉默。该类材料在水溶液中处于疏松自由状态时可聚集，形成水合半径为60 ～ 80nm的纳米粒子。由于其带正电荷，通过静电作用容易与带负电荷的核酸结合并且在整个传输过程中对siRNA起到保护作用。研究发现[8]，在原生质体合成阶段，这种纳米粒子材料可以将siRNA导入原生质体，对细胞壁的生物合成相关的NtCesA-1通路的沉默起到至关重要的作用。利用该纳米粒子的荧光特性，还可以监测siRNA导入原生质体的整个作用过程。2010年，Wang等[9]报道了一种同时具有荧光成像和转染功能的双功能聚合物纳米粒子。因为侧链上修饰了磷脂和季铵盐基团，通过自组装的方式，得到的50nm粒径的聚合物纳米粒子也具有同样的功能基团。这个体系的设计有以下几个特点：两亲性的聚合物纳米粒子易于进入细胞；磷脂能够为聚合物疏水主骨架提供保护作用，提高了聚合物纳米粒子的生物相容性和光稳定性；带正电荷的季铵盐能够与核酸有效地结合，并实现荧光聚合物纳米粒子用于监测整个传输过程。正如所设计的，聚合物纳米粒子展示了高的光稳定性和低的细胞毒性，并且能够进入细胞，聚集在细胞核周围。通过静电作用形成的聚合物纳米粒子-pCX-EGFP（编码绿色荧光蛋白的质粒DNA）复合物能够被传输到A549细胞内。蓝色和绿色叠加色的出现表明GFP在A549细胞内发生了转录和翻译。为了发展长期且实时成像和基因传输的多功能体系，2013年Wang等[10]制备了一种阳离子聚芴衍生物，它可以与质粒DNA形成紧密的纳米颗粒。所形成的聚合物纳米粒子的平均粒径为125nm，具有高的光稳定性、低的细胞毒性及高的荧光量子产率（43%）。聚合物纳米粒子能够有效地传输GFP表达的质粒DNA，并且能够达到92%的转染效率（见图3.33）。转染效率与商业化的脂质体2000和聚乙烯亚胺（PEI）相当。

除了用于基因（siRNA和DNA）的传输之外，聚合物纳米粒子还可以作为靶向药物的传输载体和释放过程的监测试剂。与有机染料和无机量子点相比，聚合物纳米粒子在药物传输和释放过程监测上具有明显的优势[11 ～ 13]。首先，它们具有好的生物相容性且无免疫原性；其次，能够控制药物释放到靶向肿瘤细胞上；最后，利用它们的自发荧光，能够监测药物的释放过程。2010年，Wang等[14]制备得到了能够用于药物传输和同时释放监测的多功能聚合物纳米粒子（见图3.34）。这个体系由一种阳离子聚合物和抗癌药物阿霉素（DOX）修饰的聚(L-谷氨酸)（PG）通过静电作用自组装形成粒径大约为50nm的聚合物纳米粒子。在这个体系中，共轭聚合物分子同时起到荧光成像试剂及药物传输和释放载体的作用，聚(L-谷氨酸)作为药物载体，并且能够被降解进而释放药物。

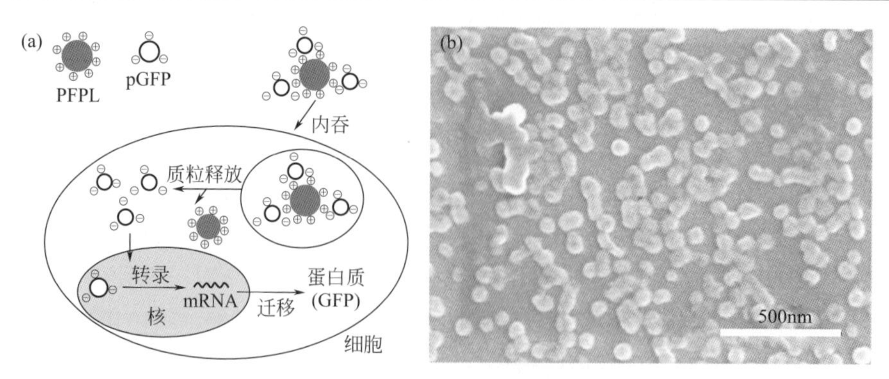

图3.33 （a）聚合物纳米粒子转染质粒DNA的过程图示；（b）聚合物纳米粒子的SEM图

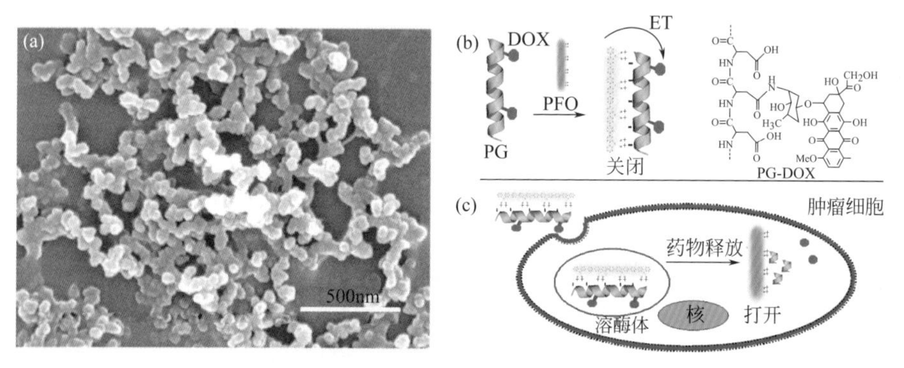

图3.34 （a）聚合物纳米粒子与药物形成的静电复合物的SEM图；（b）共轭聚合物/PG-DOX体系示意图；（c）静电复合物传输和释放药物示意图

3.2.2
纳米医药

2005年，Wittenburg等[15]发现在可见光照射下，阳离子共聚物PPE衍生物能够结合并杀死革兰氏阴性菌*E. coli*和革兰氏阳性炭疽芽孢杆菌*B. anthracis*，这一研究开启了共轭聚合物类纳米粒子在光动力治疗方面的新应用。之后，Wittenburg和他的合作者发展了多种用于光动力抗菌和抗肿瘤细胞的共轭聚合物，提出并证实了共轭聚合物光动力治疗的原理和机制。带正电荷的共轭聚合物通过静电作用能有效地捕获带负电荷的微生物病原体，并在光照下，敏化微生物病原体周围的氧气分子，产生单线态氧和活性氧（ROS）。产生的ROS损伤病原体的细胞膜，进而杀死病原体（细菌和细胞）。随后，Wang等[16]设计并制备了由含有卟啉单元阳离子化合物的聚噻吩形成的静电复合物，所得静电复合物的粒径为1 ～ 4μm。由于此复合物具有强的光聚集和放大能力，因此具有强的光敏化能力进而提高了ROS产生能力。在可见光照射下，该静电复合物对革兰氏阴性菌*E. coli*和革兰氏阳性炭疽芽孢杆菌*B. anthracis*的杀伤效果分别达到75%和90%。

由于细胞膜表面带有大量的负电荷以及不同的蛋白标志物，能与带正电荷或特定识别元素的物种通过静电或配体-受体作用相结合。最近，Wang等[17]设计并开发了同时具有抗菌、抗肿瘤及成像功能的多功能聚合物纳米粒子。这种多功能的聚合物纳米粒子由带正电荷的共轭聚合物与带负电荷且具有一定靶向能力的透明质酸通过静电作用制备而成。聚合物纳米粒子能够通过内吞方式定位于A549细胞的细胞质内。在可见光照射下，对细菌的杀伤能力可以达到90%以上，对肿瘤细胞的杀伤能力为60%左右。Wang等[18]为了提高共轭聚合物的抗肿瘤效率，设计并制备了包含广谱抗癌药物苯丁酸氮芥和阳离子聚噻吩、平均粒径为50nm的聚合物纳米粒子（图3.35）。相比于单一的共轭聚合物或抗癌药物，聚合物纳米粒

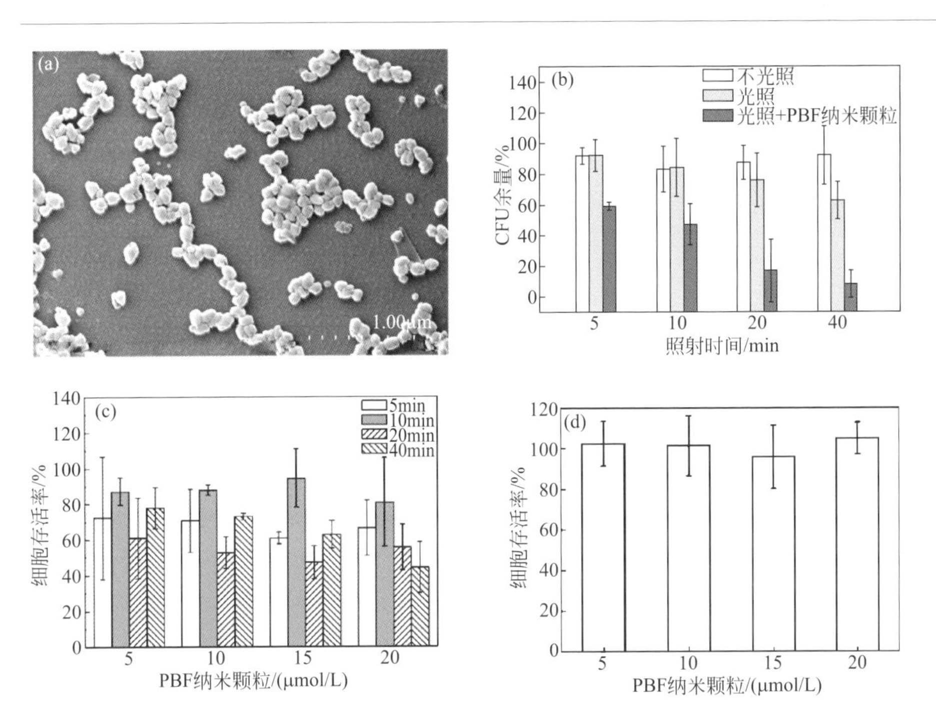

图3.35 （a）聚合物纳米粒子的SEM 图；（b）聚合物纳米粒子在光照和不光照下对细菌的杀伤能力；（c）在光照下聚合物纳米粒子对A498细胞的杀伤能力；（d）聚合物纳米粒子对A498细胞的暗毒性

子的抗肿瘤效率提高了2～9倍，抗肿瘤效率的提高是由于共轭聚合物和抗癌药物的协同作用所致。

不同于之前报道的共轭聚合物与卟啉通过静电作用形成络合物来提高光敏化能力，2011年，Wang等[19]通过共价方式得到连有卟啉单元的阳离子共轭聚合物，所形成聚合物纳米粒子平均粒径大约为350nm。由于卟啉和共轭聚合物之间可以发生荧光共振能量转移（FRET），使得该聚合物纳米粒子具有更强的光敏化能力（图3.36）。所得聚合物纳米粒子除了具有抗肿瘤能力外，还能够有效地区分活细胞和死细胞。为了能够靶向识别肿瘤细胞，聚合物的侧链用叶酸分子进行了修饰。细胞成像实验表明，该聚合物纳米粒子能特异性地靶向叶酸受体高表达

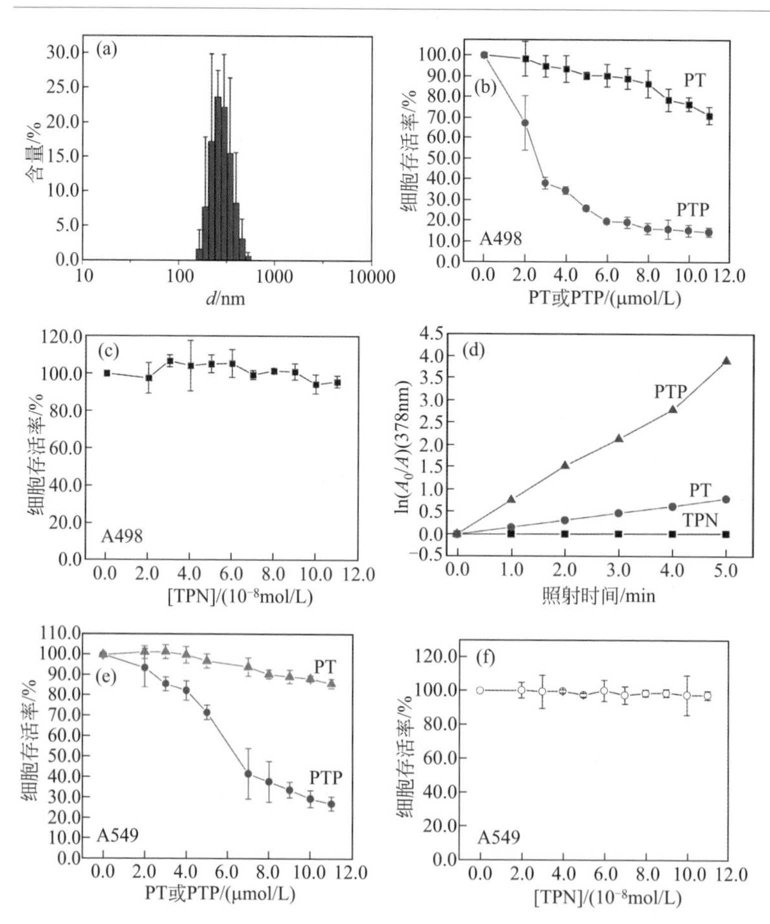

图3.36 （a）聚合物纳米粒子的动态光散射图；（b）、（c）、（e）、（f）在光照下，聚合物纳米粒子和CP对肿瘤细胞A498和A549 MTT毒性分析；（d）聚合物纳米粒子和CP产生单线态氧能力

的KB细胞，而对叶酸受体呈阴性的细胞NIH-3T3不识别。在可见光照射下，对叶酸受体高表达的阳性细胞的杀伤达到80%，而对叶酸受体呈阴性的细胞则有70%的存活率。

Wang等[20]还制备了共轭聚合物/药物共轭体，可以抑制肿瘤细胞的生长。所得聚合物纳米粒子的平均粒径大约为31nm和83nm。利用药物的特异性和共轭聚合物光照敏化周围氧分子产生ROS的能力，聚合物纳米粒子特异性地结合细胞内的蛋白（雌性激素受体）并且使蛋白失活，进而抑制MCF-7肿瘤细胞的生长。Chang等制备了平均粒径为70 ～ 120nm的具有核-壳结构的聚合物纳米粒子。然后通过共价结合方式，将对应HER2受体的抗体连接到聚合物纳米粒子上，得到抗体功能的生物复合聚合物纳米粒子。细胞成像实验表明，抗体复合聚合物纳米粒子能够靶向成像HER2高表达的肿瘤细胞（MCF-7 和435.eB细胞），而且聚合物纳米粒子也能够抑制HER2高表达的肿瘤细胞的生长。

3.2.3
纳米生物组织工程

由于聚合物纳米粒子的发光亮度高，细胞毒性低，细胞相容性好，因此在细胞成像、示踪方面得到了广泛的应用。目前聚合物纳米粒子作为荧光材料在体外（in vitro）和体内（in vivo），均可以荧光成像，但大部分研究集中在体外成像。从结合的特异性来看，聚合物纳米粒子的荧光成像包括非特异性成像和特异性靶向成像。

非特异性成像是指聚合物纳米粒子没有修饰靶向分子，只是通过聚合物纳米粒子本身的特性，通过细胞内吞的方式与细胞作用，进入细胞后主要定位于细胞质。如Wang等[21]设计合成了连有烷氧链的中性两亲性的聚噻吩，并通过自组装的方法得到平均粒径为700nm的圆形聚合物纳米粒子。细胞成像实验表明聚合物纳米粒子定位于A549 细胞核周围的细胞质内，具有高的光稳定性和低的细胞毒性（图3.37）。

相比于非特异成像，靶向成像更具有实际应用的意义，因为通过靶向成像能够精确地确定不同的细胞、组织及部位。靶向成像要求将具有靶向功能的生物分子（抗体、定位肽以及生物素等）修饰到聚合物纳米粒子上，得到具有靶向功能的聚合物纳米粒子。目前除了能制备得到靶向小分子（如叶酸）修饰的聚合物纳

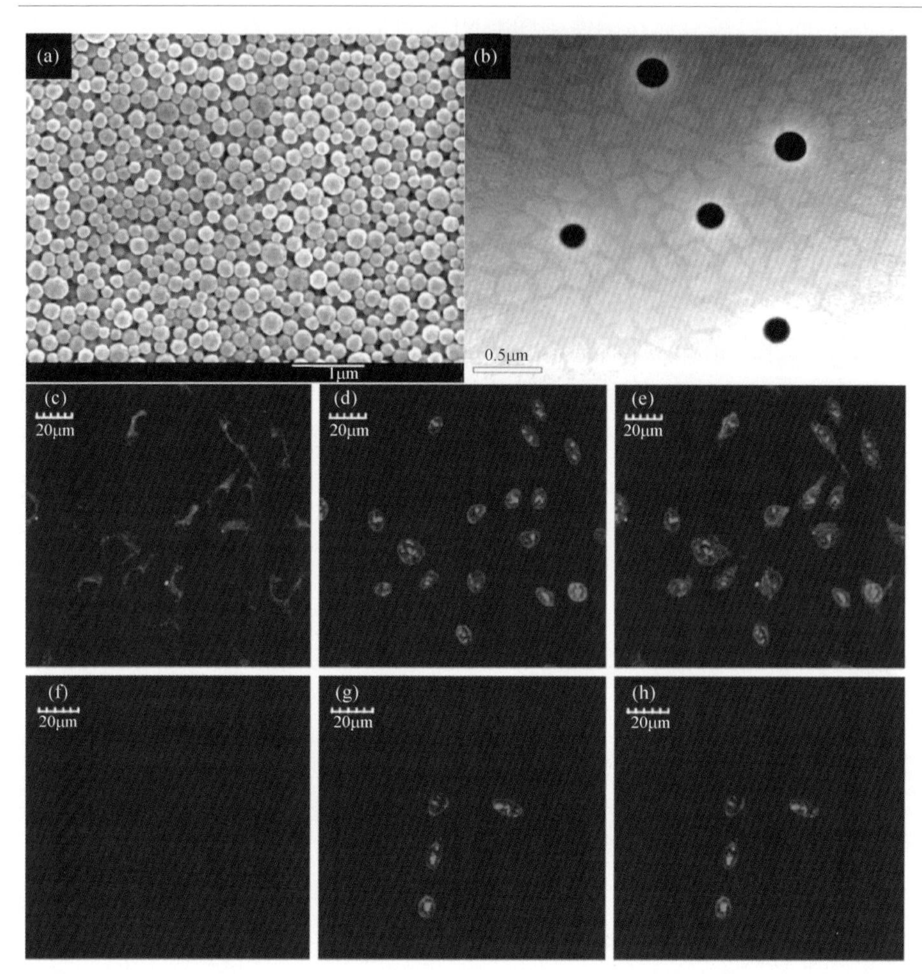

图3.37 （a）聚合物纳米粒子的场发射扫描电镜图；（b）聚合物纳米粒子的透射扫描电镜图；（c）~（e）聚合物纳米粒子对MCF-7肿瘤细胞激光共聚焦成像图；（f）~（h）没有靶向修饰的聚合物纳米粒子对 MCF-7肿瘤细胞激光共聚焦成像图

米粒子外，抗体以及生物素等修饰的聚合物纳米粒子也陆续被开发出来。这方面的代表工作有Liu等的研究[22]。他们通过再沉淀的方法，以聚(DL-丙交酯-*co*-乙醇酸交酯)为包裹剂，以不同发射波长的共轭聚合物为单元，制备得到了不同颜色的聚合物纳米粒子。然后将具有靶向功能的叶酸小分子修饰到聚合物纳米粒子上，实现了对叶酸分子受体高表达的肿瘤细胞（MCF-7）的靶向识别成像。所得聚合物纳米粒子的平均粒径为243～272nm，在整个实验浓度范围具有低的细胞毒性。由于叶酸分子与肿瘤细胞表面受体的高效率结合，荧光成像展示出高的亮度。

Christensen等[23]以PEG-磷脂为包裹剂，用四种不同发射颜色的共轭聚合物为核，制备得到了表面具有磷脂或羧基功能的聚合物纳米粒子。所得聚合物纳米粒子的平均粒径大约为21 ～ 26nm，并且具有好的两亲性、生物相容性和高量子产率。他们通过EDC催化缩合反应，将生物素（biotin）修饰到聚合物纳米粒子上，进而实现了与亲和素（streptavidin）修饰的玻璃基质的特异结合。同样，生物素修饰的聚合物纳米粒子能够特异性地与亲和素桥联的抗体结合，识别对应受体CD16/32高表达的J774A.1细胞，达到对肿瘤细胞的靶向成像。

除了利用生物素与亲和素特异性结合之外，抗体与抗原的结合也是理想的特异性识别体系。在这方面，Chiu等[24]开展了一些工作，他们利用纳米沉淀的方法得到了羧基修饰的聚合物纳米粒子，所得聚合物纳米粒子的粒径大约为15nm，且具有高的发光亮度和低的细胞毒性。通过EDC催化酸胺缩合得到二抗、生物素或亲和素修饰的聚合物纳米粒子，实现对应一抗高表达的抗原或亲和素修饰的肿瘤细胞靶向成像（图3.38）。此外，除了利用EDC催化的酸胺缩合方式，Chiu等[25]

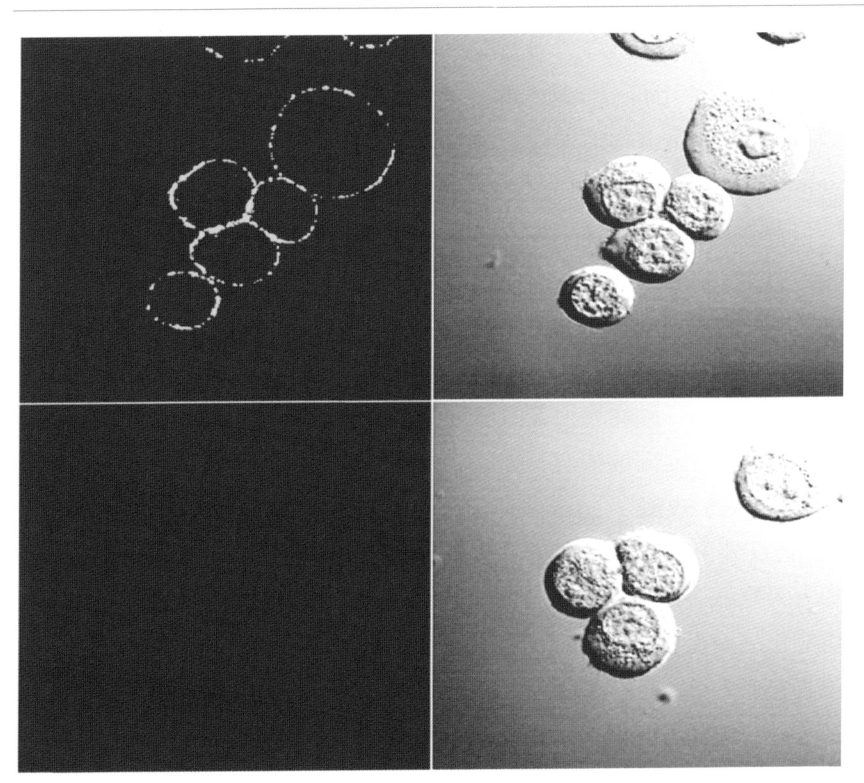

图3.38 聚合物纳米粒子-IgG复合体对一抗EpCAM作用后的MCF-7活细胞共聚焦荧光成像图（底部为空白对照图，即没有用一抗EpCAM处理的细胞）

利用叠氮基团修饰的聚合物纳米粒子与炔基共孵育的细胞之间进行的Click生物正交反应实现对肿瘤细胞的靶向成像。

为了满足多通道细胞分析和成像，Wang等[26]通过Heck反应合成了四种发射不同颜色的共轭聚合物，利用侧链能量传递效应得到了从蓝色到红色发光的共轭聚合物，尤其是包括三基元色（蓝色、绿色和红色）。对应的聚合物纳米粒子的平均粒径为50 ～ 100nm，细胞成像实验表明这些聚合物纳米粒子能够进入细胞质并主要集中在细胞核周围。值得注意的是，在细菌*E. coli*的介导下，共轭聚合物能够发生有效的荧光共振能量转移，得到发射波长为400 ～ 700nm的不同颜色的微球，并且这些不同颜色编码的微球可以用于细胞成像，同样定位于细胞质内。在不同的激发波长下，这些微球能够发生170nm的斯托克斯位移。由于这些微球的低细胞毒性和颜色可控性，它们能够应用于多色细胞成像和光学编码上，并为实现多通道生物监测提供新的思路。

相比于聚合物纳米粒子在体外的成像，由于体内各种生物屏障和复杂的生物环境，将纳米粒子应用于体内成像是比较困难和复杂的。由于远红外和近红外发射具有生物自发荧光低和组织渗透能力高的优点，红光发射材料得到了研究者的青睐。2010年Kim等[27]用含有氰基乙烯主骨架的聚合物纳米粒子实现了体内淋巴结的实时成像。制备的聚合物纳米粒子的发射能够覆盖整个可见光范围，平均粒径大约为60nm。为了实现聚合物纳米粒子在体内靶向成像和磁响应成像，Liu等设计并制备了叶酸修饰的磁纳米颗粒。该体系中包括芴噻唑共轭聚合物、磷脂修饰的氧化铁、叶酸修饰的聚(乳酸-*co*-羟基乙酸)-聚(乙二醇)以及聚乳酸-羟基乙酸共聚物。电子显微镜和动态光散射测试结果发现所得聚合物纳米粒子是光滑的球形结构，平均粒径为180nm。体内成像实验表明，当将这种聚合物纳米粒子注射到叶酸受体高表达的肝肿瘤移植老鼠体内时，能够清楚地看到肿瘤部位有比较高的荧光信号，然而其他部位如心、肺、头部、脾脏、肾脏以及肌肉也能够看到相应的荧光信号（图3.39）。

远红外和近红外聚合物纳米粒子虽然具有比较好的组织穿透力，但是其荧光量子产率却大大降低。为了克服这个问题，Chiu等[28]利用荧光共振能量转移制备了羧基功能化的聚合物纳米粒子。所得聚合物纳米粒子粒径大约为15nm，具有56%的荧光量子产率，最大发射峰在650nm。同样将具有靶向功能的氯毒素（CTX）和生物相容性的PEG修饰到聚合物纳米粒子得到CTX-聚合物纳米粒子。由于氯毒素能够与神经外胚层的肿瘤特异性结合，当CTX-聚合物纳米粒子注射到有症状的ND2:SmoA1或野生型的（作为对照）小鼠体内之后，CTX-聚合物纳

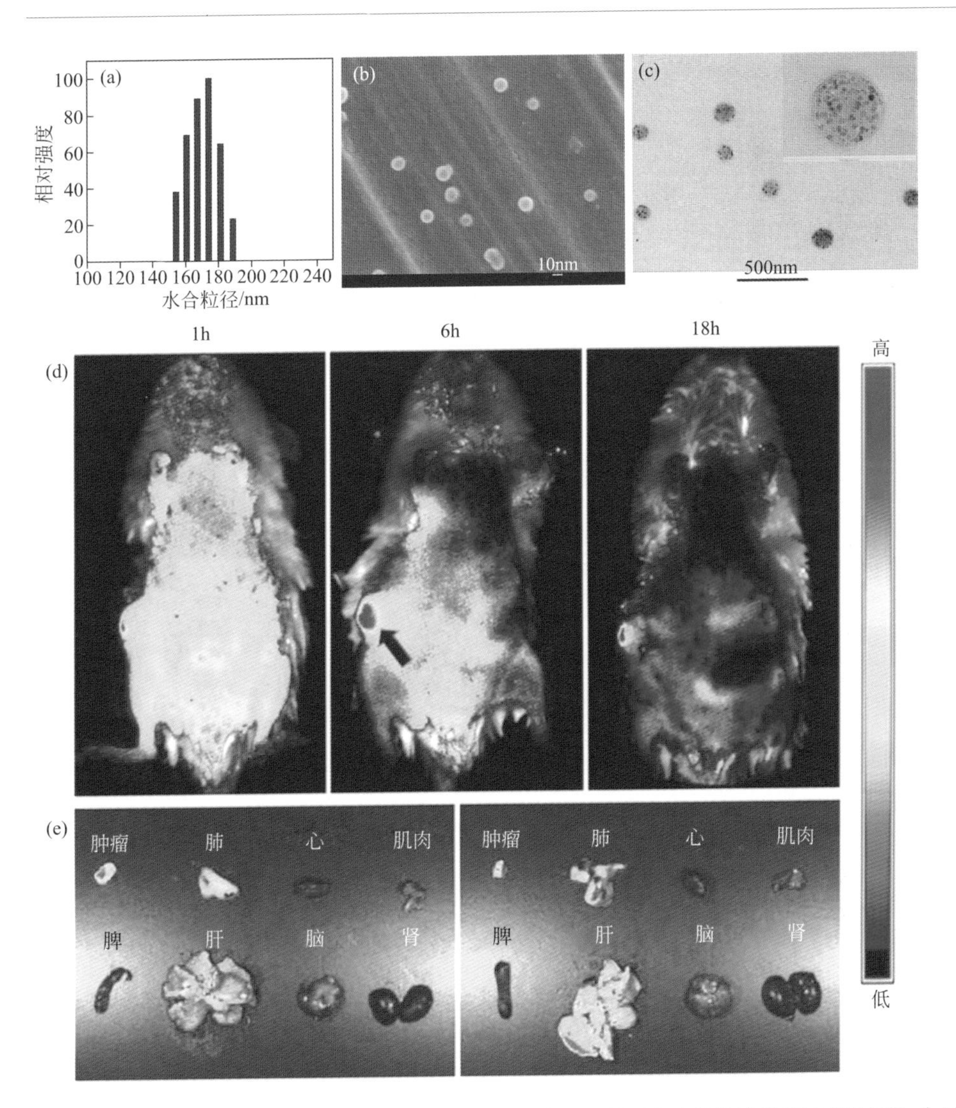

图3.39 （a）聚合物纳米粒子的粒径分布；（b）、（c）修饰前后聚合物纳米粒子的SEM图；（d）、（e）聚合物纳米粒子在小鼠体内成像图及分布区域

米粒子能够特异性地识别并积累在ND2:SmoA1 部位。组织学分析表明CTX-聚合物纳米粒子能够较好地靶向在ND2:SmoA1小鼠小脑。虽然，对比PEG修饰的聚合物纳米粒子与CTX修饰的聚合物纳米粒子，定位的部位没有明显的区别，但这一途径为以后体内靶向成像提供了一定的参考（见图3.40）。

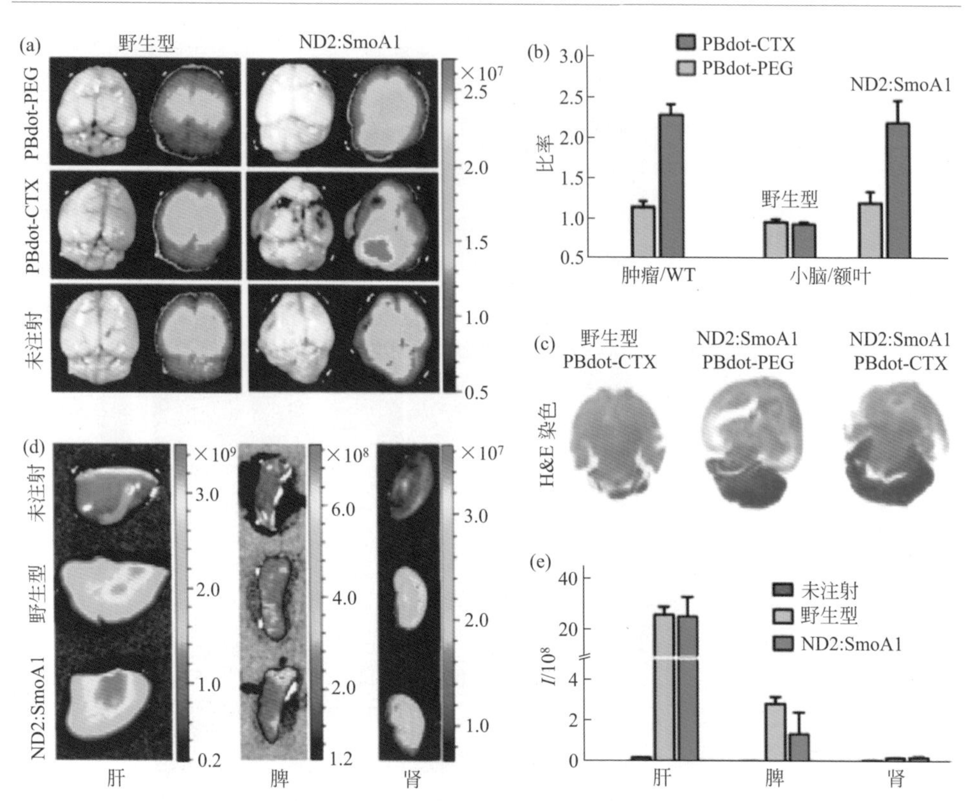

图3.40 （a）功能化的聚合物纳米粒子对健康小鼠及有症状的ND2：SmoA1小鼠的荧光成像；（b）靶向效率对比图；（c）小鼠头部组织靶向图；（d）、（e）不同组织分布图

3.3
纳米生物材料的优选标准

① 易于修饰。首先对单体进行修饰，如将烷氧链、靶向基团以及电荷等修饰到单体上，然后将生物元素修饰过的单体进行聚合，得到的聚合物就具有一定的生物功能，接着制备得到生物复合的聚合物纳米粒子。最简单的就是通过疏水或静电作用，用包含生物功能团的聚合物包裹共轭聚合物形成聚合物纳米粒子，实

现聚合物纳米粒子的生物功能化。聚乙二醇（PEG）也是常用的修饰单元，因为PEG具有好的水溶性和生物相容性，而且不同长度的PEG链能够满足各种生物应用。另外，其他特定的功能基团如羧基、氨基、磷脂以及生物分子容易修饰到PEG上，进而得到不同功能的聚合物纳米粒子。还有表面羧基、氨基或叠氮修饰的聚合物纳米粒子，然后通过EDC催化下的酸胺缩合或Cu催化下的Click偶联反应，将具有特定生物功能的分子通过共价方式连接到聚合物纳米粒子上得到生物复合的聚合物纳米粒子。

② 具有高的光稳定性。对于高分子材料而言，光稳定性主要是指其抵抗光老化的性能。高分子材料在使用环境下因受到各种环境因素如光、热、氧、水分、微生物等的作用会发生老化降解。而白光范围内的近紫外光虽然含量少，但是能量高，足以引起高分子链上大部分化学键的断裂而降解。它的照射是高分子材料受到破坏的主要原因，氧的存在则能进一步促进这一老化过程，使材料性能劣化，增加其使用的不确定性。

③ 低的细胞毒性。细胞毒性是化学物质作用于细胞基本结构和/或生理过程，如细胞膜或细胞骨架结构，细胞的新陈代谢过程，细胞组分或产物的合成、降解或释放，离子调控及细胞分裂等过程，导致细胞存活、增殖和功能的紊乱，所引发的不良反应。化学物质体外细胞毒性与其引起的动物死亡率及人体死亡的血药浓度之间都存在良好的相关性。化学物质产生的损伤和死亡，最终可表现为细胞水平上的改变，由此推测体外细胞毒性可以预测体内急性毒性。因此，低的细胞毒性、良好的细胞相容性是纳米生物材料应该重视的一点。

参考文献

[1] H.R.马休兹, R.A.佛里兰德, R.L.米斯菲尔德. 生物化学简明教程. 吴相钰译. 北京：北京大学出版社, 2001.

[2] 翟中和, 王喜忠, 丁明孝. 细胞生物学. 第三版. 北京：高等教育出版社, 2007.

[3] 贲亚琍. 医学细胞生物学和遗传学. 北京：科学出版社, 2013.

[4] B.艾伯茨, 等著. 细胞生物学精要(原书第3版). 丁小燕, 陈跃磊等译. 北京：科学出版社, 2012.

[5] 杨抚华. 医学细胞生物学. 第六版. 北京：科学出版社, 2011.

[6] Neidle S. Principles of nucleic acid structure. Elsevier Inc, 2008.

[7] Moon J H, Mendez E, Kim Y, et al. Conjugated polymer nanoparticles for small interfering RNA delivery. Chem Commun, 2011, 47(29)：8370-8372.

[8] Silva A T, Nguyen A, Ye C M, et al. Conjugated

polymer nanoparticles for effective siRNA delivery to tobacco BY-2 protoplasts. BMC Plant Biol, 2010, 10(12) : 291-304.

[9] Feng X L, Tang Y L, Duan X R, et al. Lipid-modified conjugated polymer nanoparticles for cell imaging and transfection. J Mater Chem, 2010, 20(7) : 1312-1316.

[10] Feng X L, Lv F T, Liu L B, et al. A highly emissive conjugated polyelectrolyte vector for gene delivery and transfection. Adv Mater, 2012, 24(40) : 5428-5432.

[11] Li K, Ding D, Huo D, et al. Conjugated polymer based nanoparticles as dual-modal probes for targeted in vivo fluorescence and magnetic resonance imaging. Adv Funct Mater, 2012, 22(15) : 3107-3115.

[12] Liu L B, Yu M H, Duan X R, et al. Conjugated polymers as multifunctional biomedical platforms : anticancer activity and apoptosis imaging. J Mater Chem, 2010, 20(33) : 6942-6947.

[13] Way T D, Chang C J, Lin C W. Bioconjugated fluorescent polymeric nanoparticles for imaging and targeted therapy of HER2-overexpressing cancer cells. J Fluoresc, 2011, 21(4) : 1669-1676.

[14] Feng X L, Lv F T, Liu L B, et al. Conjugated polymer nanoparticles for drug delivery and imaging. ACS Appl Mater Interfaces, 2010, 2(8) : 2429-2435.

[15] Lu L D, Rininsland F H, Wittenburg S K, et al. Biocidal activity of a light-absorbing fluorescent conjugated polyelectrolyte. Langmuir, 2005, 21(22) : 10154-10159.

[16] Xing C F, Xu Q L, Tang H W, et al. Conjugated polymer/porphyrin complexes for efficient energy transfer and improving light-activated antibacterial activity. J Am Chem Soc, 2009, 131(36) : 13117-13124.

[17] Chong H, Nie C Y, Zhu C L, et al. Conjugated polymer nanoparticles for light-activated anticancer and antibacterial activity with imaging capability. Langmuir, 2012, 28(4) : 2091-2098.

[18] Yang G M, Liu L B, Yang Q, et al. A multifunctional cationic pentathiophene : synthesis, organelle-selective imaging, and anticancer activity. Adv Funct Mater, 2012, 22(4) : 736-743.

[19] Xing C, Liu L, Tang H, et al. Design guidelines for conjugated polymers with light-activated anticancer activity. Adv Funct Mater, 2011, 21(21) : 4058-4067.

[20] Wang B, Yuan H X, Zhu C L, et al. Polymer-drug conjugates for intracellar molecule-targeted photoinduced inactivation of protein and growth inhibition of cancer cells. Sci Rep, 2012, 2(1) : 766.

[21] Tang H W, Xing C F, Liu L B, et al. Synthesis of amphiphilic polythiophene for cell imaging and monitoring the cellular distribution of a cisplatin anticancer drug. Small, 2011, 7(10), 1464-1470.

[22] Pu K Y, Liu B. Fluorescent conjugated polyelectrolytes for bioimaging. Adv Funct Mater, 2011, 21(18) : 3408-3423.

[23] Kandel P K, Fernando L P, Ackroyd P C, et al. Incorporating functionalized polyethylene glycol lipids into reprecipitated conjugated polymer nanoparticles for bioconjugation and targeted labeling of cells. Nanoscale, 2011, 3(3), 1037-1045.

[24] Wu C F, Schneider T, Zeigler M, et al. Bioconjugation of ultrabright semiconducting polymer dots for specific cellular targeting. J Am Chem Soc, 2010, 132(43) : 15410-15417.

[25] Wu C F, Jin Y H, Schneider T, et al. Ultrabright and bioorthogonal labeling of cellular targets using semiconducting polymer dots and click chemistry. Angew Chem Int Ed, 2010, 49(49) : 9436-9440.

[26] Feng X L, Yang G M, Liu L B, et al. A convenient preparation of multi-spectral microparticles by bacteria-mediated assemblies of conjugated

polymer nanoparticles for cell imaging and barcoding. Adv Mater, 2012, 24(5) : 637-641.
[27] Kim S, Lim C K, Na J, et al. Conjugated polymer nanoparticles for biomedical in vivo imaging. Chem Commun, 2010, 46(10) : 1617-1619.
[28] Wu C F, Hansen S J, Hou Q O, et al. Design of highly emissive polymer dot bioconjugates for in vivo tumor targeting. Angew Chem Int Ed, 2011, 50(15) : 3430-3434.

NANOMATERIALS

纳米生物材料

Chapter 4

第4章 无机纳米生物材料及其生物应用

4.1
金属纳米生物材料

金属纳米粒子，尤其是贵金属纳米粒子如金、银以及铂等，由于具有独特的物理化学性质，被广泛用于电磁学、光学、医学等领域[1]。早在公元10世纪，人们就已将金属纳米粒子作为玻璃、陶瓷以及衣物等的着色剂。随着现代科学技术的发展，各类金属纳米粒子的制备技术已日趋成熟，并且被逐步应用于光热治疗、生物成像、生物和化学传感以及杀菌抗菌等领域[2～7]。在本节中，我们将主要介绍金（Au）、银（Ag）纳米材料的制备及其生物应用。

4.1.1
金属纳米材料的制备

金属纳米材料的性能很大程度上取决于纳米粒子的尺寸与形貌。因此，如何制备尺寸均匀、形貌满足需求的金属纳米粒子往往是纳米材料领域的研究重点。目前已经发展出多种制备金属纳米材料的方法，主要分为化学制备方法、物理制备方法和生物制备方法。其中，化学制备方法应用最为广泛，成为制备金属纳米材料的主要方法。

4.1.1.1
化学制备方法

（1）溶液还原法

溶液还原法是指在液相环境中，使用适当的还原剂还原金属前驱体从而制备金属纳米材料的方法。常用的还原剂有柠檬酸钠、硼氢化钠、抗坏血酸以及鞣酸等[8～11]。例如，Murphy等[12]将柠檬酸钠与硼氢化钠作为还原剂加入氯金酸溶液中，Au^{3+}被迅速还原为金原子，并聚集形成金种子。此外，他们研究发现还原剂的种类，以及溶液中Au^{3+}的浓度和还原剂的浓度对所制备的金纳米粒子尺寸有较大影响。当还原剂浓度增大时，金纳米粒子的粒径反而变小。同时，

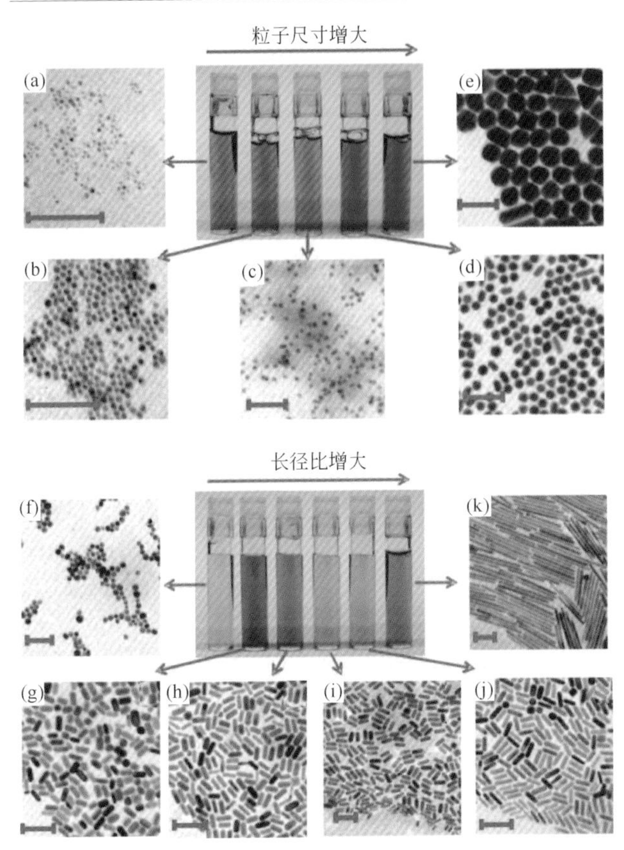

图4.1 （a）~（e）不同金纳米球的水溶液照片以及相应的TEM照片（粒径为4 ~ 40nm）；（f）~（k）不同金纳米棒的水溶液照片以及相应的TEM照片（金纳米棒的长径比为1.3 ~ 5）[12]

金纳米棒溶液的颜色变化相比金纳米球溶液变化明显（标尺均为100nm）

不同粒径的纳米粒子以及不同形貌的纳米粒子溶液会呈现不同的颜色，如图4.1所示。

Dong等[13]采用柠檬酸钠为还原剂制备了银纳米粒子，并研究了银纳米粒子的尺寸和形状随pH值的变化。研究结果表明，在pH值大于7的环境中，制备的银纳米粒子存在棒状和球形两种结构，这是由于在碱性条件下，银离子的还原速率较快；而在pH值小于7的环境中，制备的银纳米粒子大多呈现三角形或者多边形结构，这主要是由酸性条件下银离子的还原速率减慢所造成的。因此，为了获得球形的银纳米粒子需要经过两步反应，首先在弱碱性条件下制备出银种子，随后将溶液pH值调至弱酸性使银种子逐渐生长形成球形结构，如图4.2所示。

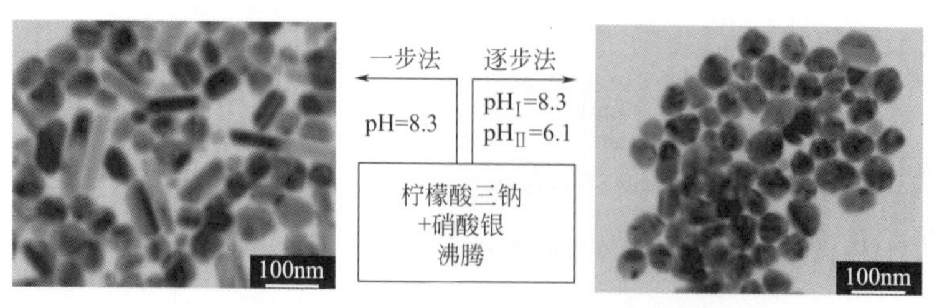

图4.2 逐步合成法与一步合成法制备银纳米粒子的形貌比较[13]

（2）模板法

模板法是近年来发展的制备金属纳米材料的新方法，该制备方法简单、高效并且具有良好的经济效益[14]。如图4.3所示，Chang等[15]采用多孔阳极氧化铝薄膜为模板原位还原银离子从而制得银纳米材料。氧化铝薄膜的柱形孔排列有序，分布均匀，因此能较好地控制银纳米材料的尺寸与形貌，使制备的金属纳米材料尺寸均一。Wei等[16]则采用DNA网络结构为模板，通过一步合成法成功地制备出不同形貌的银纳米材料，如银纳米粒子、银纳米棒和银纳米线。该合成方法无须加入表面活性剂，银离子首先吸附于DNA网络结构中，而后被加入的强还原剂硼氢化钠还原形成银纳米材料。银纳米粒子的粒径以及银纳米棒的长径比可以通过调节DNA浓度以及还原时间来控制。

（3）电化学方法

电化学方法具有操作简单、反应快速等优点，可以用于制备金属纳米材料。Feng等[17]选用乙二胺作为催化剂，在玻璃碳电极表面低电位合成了树枝状金纳米材料。在该反应中金纳米材料的生长分为两个阶段：一是金种子的形成阶段；二是树枝状金结构的生长阶段。研究者同时研究了反应条件如电压的大小、氯金酸溶液的浓度、乙二胺溶液的浓度以及沉积时间对树枝状金纳米材料的形状和尺寸

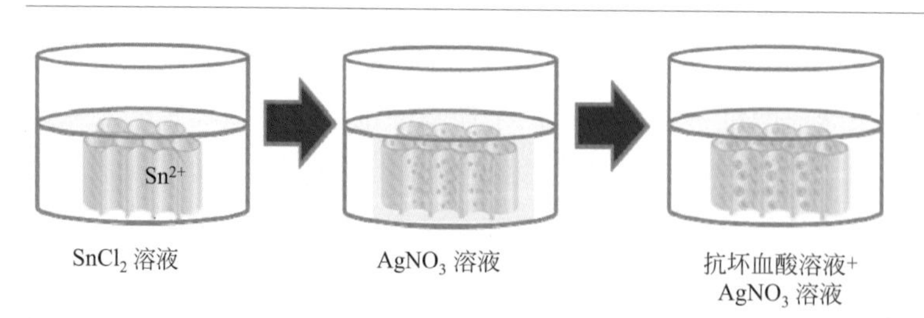

图4.3 在多孔氧化铝模板中原位生长银纳米粒子[15]

的影响。

Yin等[18]同样采用电化学方法制备了尺寸可调控的银纳米粒子。在该反应过程中，选用聚乙烯吡咯烷酮作为银纳米粒子的稳定剂。实验结果表明，稳定剂聚乙烯吡咯烷酮有效提高了银纳米粒子的成形速率，并且显著减小了银纳米粒子在液相环境中的沉降速率，制备的银纳米粒子具有良好的溶液分散性和稳定性。此外，通过改变该反应溶液组成以及相关参数可以实现对银纳米粒子尺寸的调控。

（4）微波辐射法

微波辐射法在制备金纳米材料中具有良好的效果。Kou等[19]采用微波辐射法以丙三醇作为还原剂还原Au^{3+}制备出金纳米粒子。反应过程中微波辐射加快了该还原反应，使Au^{3+}在2min的时间内迅速被还原。同时加入的表面活性剂十二烷基硫酸钠作为金纳米粒子的稳定剂，其用量对金纳米粒子的形状和结构有较大影响，而通过控制微波辐射的时间和丙三醇的浓度则可以对制备的金纳米材料的尺寸进行调控。

（5）光诱导辐射法

激光辐射法不仅可以用于制备单质金或单质银纳米材料，还可以用于制备金银合金纳米材料。在金、银浓度低的情况下，Peng等[20]将制备好的金纳米粒子溶胶与银离子溶液混合，然后采用532nm波长的激光辐照该混合溶液，从而制得金银合金纳米球；在金、银浓度高的情况下，采用355nm波长的激光辐照该混合溶液，得到了大尺寸的合金网络结构。因此，金银合金纳米材料的形貌不仅受激光波长的影响，还受混合物中纳米粒子的浓度影响。

4.1.1.2
物理制备方法

金属纳米材料的物理制备方法主要是指将宏观的金属材料通过物理的手段和方式制备成纳米级别材料的过程。目前，金属纳米材料的物理制备方法主要有：机械球磨法、气相沉积法和磁控溅射法等。

（1）机械球磨法

机械球磨法主要是通过球磨机的高速振动和转动使宏观原材料受到硬球的撞击破碎、研磨，从而实现粒子尺寸的减小以及形貌的改变。Xu等[21]在–196℃的低温条件下对宏观的银粉进行高能机械球磨，获得了平均粒径约为20nm的银纳米粒子粉末。机械球磨法的工艺相对简单并且能够批量制备，适于工业应用，但是机械球磨法不易获得尺寸均一的纳米粒子。

（2）气相沉积法

气相沉积法主要是利用激光、真空加热等方法将块体金属转变为气态，然后在一定介质中骤冷使之快速凝结成纳米粒子，沉积在一定基底上。例如，Cross等[22]利用该方法制备了一维金纳米线以及金纳米阵列。然而该方法制备出的金纳米线是由金纳米粒子凝聚连接而成的，其表面粗糙度高且缺陷较多。Fitz-Gerald等[23]利用激光脉冲将单质银烧蚀至气态，再冷却后形成银纳米粒子沉积在氧化铝和二氧化硅基底上，制备的金属薄膜涂层中银纳米粒子分散均匀。

（3）磁控溅射法

磁控溅射法是指在高真空条件下充入一定量的氩气，靶材作为阴极，在阴极与阳极之间施加一定的电压使氩气发生电离，随后产生气体离子高速撞击阴极靶材，使靶材表面的原子溅射出来，沉积在基底上形成金属团簇或金属薄膜。Gohil等[24]利用该方法将银纳米粒子沉积于多孔阳极氧化铝基底上制备了银薄膜，银纳米粒子粒径约为100nm。

4.1.1.3 生物制备方法

除了化学与物理制备方法以外，贵金属纳米材料还可以采用生物制备方法获得。生物制备方法主要是采用生物相容性良好的天然材料作为还原剂模拟生物还原过程从而制备贵金属纳米材料。

Bali等[25]报道了在芥菜和紫花苜蓿植物中制备金纳米粒子的方法。如图4.4所示，该制备方法的反应机理是利用植物体内部各组织器官与Au^{3+}之间产生的电子相互作用首先形成金核，随后金核发生凝结、尺寸增长，形成金纳米粒子。制备的金纳米粒子可以存在于植物的表皮、维管组织中，但是大部分金纳米粒子主要存在于植物的木薄壁组织细胞中。该研究表明金纳米粒子的尺寸与植物种类有较大关系：在芥菜中制备的金纳米粒子尺寸分布在2nm～2μm的范围内，其中大部分金纳米粒子尺寸为5～10nm；在紫花苜蓿中制备的金纳米粒子尺寸分布范围为2nm～1μm，其中大部分金纳米粒子尺寸为10～20nm。Gardea-Torresdey等[26]发现紫花苜蓿种植在富含Au^{3+}的区域可以制备金纳米粒子。研究者采用透射电镜、X射线衍射及元素分析等手段对制备的金纳米材料进行表征，结果表明Au^{3+}成功被还原，同时证明制备的金纳米材料结构多样并且尺寸较小。

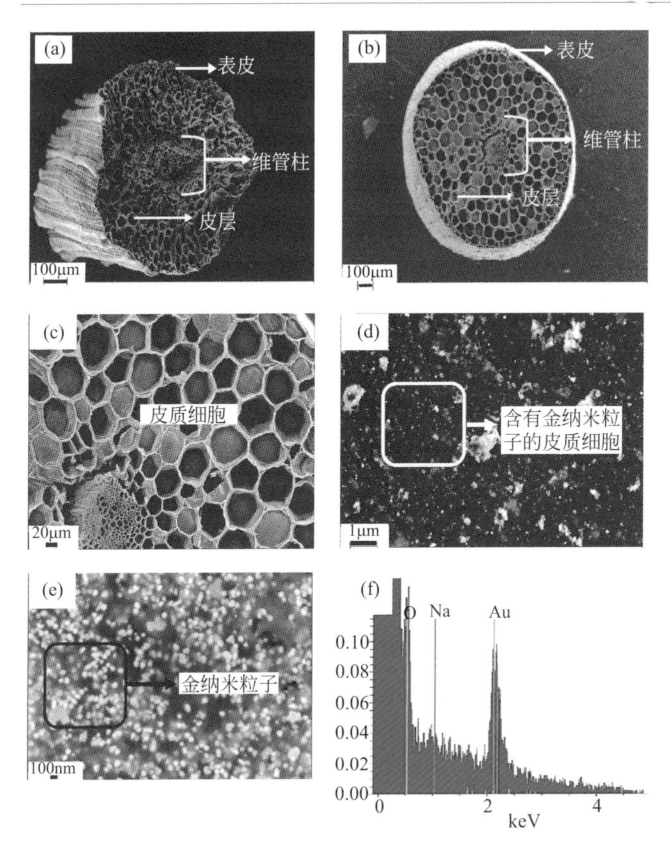

图4.4　（a）芥菜根在与1000μL/L的金溶液作用24h后的SEM照片；（b）、（c）紫花苜蓿根与40μL/L的金溶液作用24h后的横截面SEM照片以及放大图；（d）含有金纳米粒子的单皮质细胞；（e）不同形态的金纳米粒子；（f）纳米粒子的EDS图像（证明纳米粒子含有金元素）[25]

Reddy等[27]采用无患子果皮还原氯金酸制备了金纳米粒子。研究发现制备的金纳米粒子为面心立方结构，并且金纳米粒子的产量与氯金酸溶液浓度和所加入的无患子果皮提取物的量有关。红外光谱分析结果表明，无患子果皮中黄酮类物质的羰基和皂素的羧基与金纳米粒子作用，从而使纳米粒子在溶液中可以长期稳定存在。

鸡蛋清中富含各种蛋白质和人类所需的氨基酸。Eby等[28]在光照条件下采用鸡蛋清溶菌酶为催化剂，催化还原乙酸银的甲醇溶液从而制得银纳米粒子。利用该方法制备的银纳米粒子性能稳定，经过反复离心洗涤并没有改变银纳米粒子的形貌、尺寸等物理性质。该制备方法简单并且不采用其他化学还原剂，制备过程绿色环保。制备的银纳米粒子具有很好的生物相容性。

各种生物霉菌由于其蛋白质组分的多样性，具有还原性能，可以用于制备金属纳米粒子。Mohammed Fayaz等[29]选用木霉菌，将其作为还原载体还原硝酸银制备出银纳米粒子。采用该方法制备的银纳米粒子因其表面包覆有木霉菌蛋白，可以与海藻酸钠相结合制备海藻酸钠-银纳米复合薄膜用于植物保鲜。该制备方法简单，反应条件温和，不需要任何还原剂与反应设备，反应过程绿色环保，制备的银纳米粒子具有很好的生物相容性。Mukherjee等[30]利用轮枝菌等真菌的还原性能，将真菌与银离子溶液混合，进入真菌体内的银离子可以被还原形成纳米粒子，该方法制备的银纳米粒子的尺寸约为25nm。通过TEM照片可以观察到银纳米粒子主要存在于真菌的细胞壁表面，这主要是由于细胞壁表层结构中的生物酶具有还原性。

4.1.2
金属纳米材料的生物应用

金属纳米材料，尤其是贵金属纳米材料具有独特的表面等离子共振等光学特性以及一些电学与生物学特性，在光热治疗、生物成像、生物化学传感以及杀菌等应用领域备受人们的重视。下面我们将基于金、银纳米材料的特性，介绍金属纳米材料的生物应用。

4.1.2.1
光热治疗

光热治疗是利用纳米材料优异的吸光能力将光能转换为热能，通过加热病灶部位，达到杀死肿瘤细胞的目的。这种治疗方式的优势在于不需要负载药物，而是将纳米材料直接与肿瘤细胞作用。利用识别分子标记纳米材料可以选择性地靶向肿瘤细胞，选用合适功率和脉冲的近红外激光照射，纳米材料可以将热能传递至肿瘤部位。由于肿瘤细胞通常对温度敏感，达到一定的治疗温度即可破坏肿瘤。因此对于癌症患者来说，使用靶向纳米材料进行热疗可以最低程度地损伤正常组织，是治疗疾病的可行方案之一。

金纳米棒在光热治疗中备受关注是由于其优异的表面等离子共振效应（surface plasmon resonance，SPR）。相比于金纳米球，金纳米棒所吸收的光波波长更长，当激光照射时，金纳米棒吸收光子，将能量转换为晶格热振动能量，该能量会传导至周围环境，从而使金纳米棒周围温度升高[31]。采用近红外、红外光

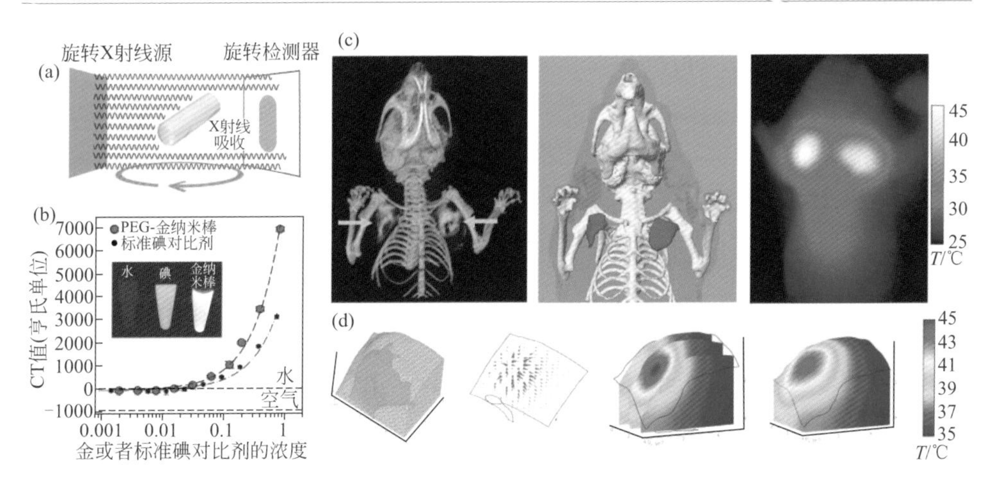

图4.5 （a）金纳米棒的X射线吸收示意图；（b）PEG修饰的金纳米棒与标准碘对比剂CT值的比较；（c）PEG修饰的金纳米棒在小鼠体内MDA-MB-435肿瘤的X射线CT成像（左），利用计算光热模式进行图像处理构建三维实体模型（中），近红外照射的实验热成像监控（右）；（d）从左到右依次为：左侧肿瘤作为计算区域的网格几何形状；照射后肿瘤内部的理论热通量传播图；肿瘤中三个不同平面预测的内部温度分布；肿瘤表面温度分布[32]

照射，其能量低，穿透力强，治疗效果好，对正常细胞无明显损伤。如图4.5所示，von Maltzahn等[32]制备了修饰有聚乙二醇（PEG）的金纳米棒，利用该纳米材料吸光能力强、光热转换效率高的优势进行肿瘤治疗。首先将肿瘤移植于裸鼠皮下构建模型，然后经尾静脉注射所制备的金纳米棒，在激光照射的同时使用具有四维计算热传递模型系统的X射线计算机断层扫描（CT）监控肿瘤部位温度变化，治疗结束后测量肿瘤体积，统计结果证明该金纳米棒可以有效地杀伤肿瘤细胞，治疗癌症。

El-Sayed课题组[33]使用表皮生长因子抗体anti-EGFR修饰的金纳米棒分别与良性的人类永生化表皮细胞HaCaT细胞系、两种恶性口腔上皮肿瘤细胞系HSC 8和HOC 313共培养，结果表明偶联有抗体anti-EGFR的金纳米棒可以特异性地识别恶性口腔上皮细胞，这是由于该两种细胞系的细胞膜过表达表皮生长因子受体EGFR。因此，HSC 8和HOC 313细胞系在较低功率的激光照射下即可被金纳米棒产生的光热效应杀死，而含有较少EGFR受体的HaCaT细胞受到杀伤较少。Huff等[34]使用叶酸修饰的金纳米棒，使其富集在过表达叶酸受体的口腔上皮癌细胞表面，在很低功率的激光照射下，金纳米棒产生的热量就可以使癌细胞膜表面出现出芽起泡的现象，说明癌细胞受到伤害，证明了金纳米棒的杀伤能力。

除了金纳米棒，多枝杈的金纳米材料同样可以用于光热治疗。西班牙国立研究委员会的Rodríguez-Oliveros等[35]计算了具有不对称性的星状金纳米粒子的吸收和散射截面，与球状微粒相比，一个含有8个尖端的星状金纳米粒子能够产生的温度是前者的10倍。因此，多枝杈的金纳米材料仅需要吸收能量较低的红外-近红外光，即可明显提高光热治疗癌症的效果。

4.1.2.2
生物成像

生物成像技术是进行生物研究、医学诊断和药物开发等研究最为重要的技术手段之一。尤其是在肿瘤诊断和药物运输方面，生物成像手段应用广泛。纳米生物成像就是借助生物相容性好的纳米材料对生物体进行标记从而实现成像，这使得开发高分辨率、高信噪比的生物成像技术成为可能。基于贵金属纳米粒子独特的表面等离子共振效应，贵金属纳米粒子的双光子荧光、表面增强拉曼散射以及表面增强荧光效应均可以用于成像领域，增强成像信号并降低输入能量，减弱对生物体的不良影响。

（1）双光子成像

双光子荧光（two-photon luminescence，TPL）不同于单光子荧光，它是指基态原子吸收两个低能量的光子后，激发电子从d层跃迁到sp带，随后恢复到新的基态，发射荧光。通过改变金纳米粒子的尺寸和形状，金纳米粒子的SPR峰可以延伸至红外区域，由于金纳米粒子在近红外区有很好的光吸收和等离子共振效应，因而可以利用双光子机制产生强的荧光发射。

美国普渡大学的Wang等[36]通过远场激发扫描显微镜在830nm激发合成的金纳米棒，观察到很强的双光子荧光。该双光子的激发光谱与金纳米棒的纵向等离子峰交叠，从而证明是等离子体增强了双光子的吸收截面。在相同激发光条件下，单个金纳米棒的双光子信号相对于单个罗丹明分子的双光子荧光增强了58倍。鉴于金纳米棒优异的双光子成像性能，研究者将金纳米棒从小鼠的尾静脉注入，通过TPL模式检测了金纳米棒在小鼠耳垂血管中的流动，这证明了金纳米棒可以作为生物体内成像剂。

美国佐治亚理工学院夏幼南课题组[37]制备了中空多孔的金纳米笼状结构用于高表达EGFR的U87MGwtEGFR癌细胞的双光子成像，同时用双光子成像技术直接研究了该肿瘤细胞对偶联抗体anti-EGFR以及聚乙二醇（PEG）修饰的金纳米笼状结构的摄取情况（见图4.6）。该金纳米笼状结构的SPR峰为795nm，用Ti蓝

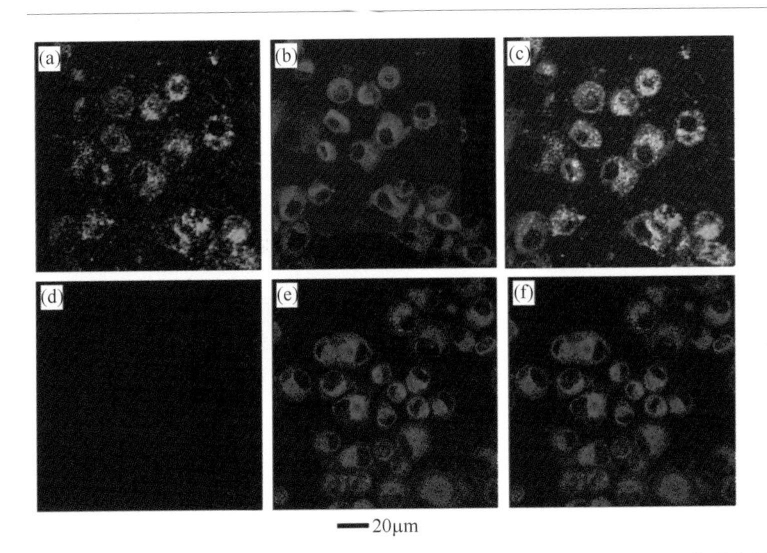

图4.6 （a）~（c）U87MGwtEGFR细胞与anti-EGFR修饰的金纳米笼状结构和染料FM4-64共培养的荧光照片：（a）金纳米笼状结构的发光；（b）FM4-64的红色荧光；（c）图（a）与图（b）的叠加照片

（d）~（f）U87MGwtEGFR细胞与PEG修饰的金纳米笼状结构与染料FM4-64共培养的荧光照片：（d）金纳米笼状结构的发光；（e）FM4-64的红色荧光；（f）图（d）与图（e）的叠加照片[37]

宝石激光器的800nm激发光照射样品，产生450 ～ 650nm的发射光。共聚焦光学成像结果证明anti-EGFR修饰的金纳米笼状结构可以连接至细胞表面，并通过受体介导的内吞作用进入细胞。该内吞过程与金纳米笼状结构的大小，每个粒子上连接的抗体数量、粒子与细胞培养的时间以及培养温度相关。而只有PEG修饰的金纳米笼状结构很少与细胞作用。因此，金纳米笼状结构的双光子成像可以用来快速观察粒子与细胞的作用，以及评价其在组织中的分布，可以用于体外和体内研究。

（2）表面增强拉曼成像

表面增强拉曼散射（surface-enhanced Raman scattering，SERS）是指当具有共振拉曼效应的分子存在于贵金属纳米材料附近时，金属纳米材料的等离子共振效应使得该分子的拉曼散射得到显著增强的现象。金与银是常用于SERS研究的金属材料，Lee等[38]制备了金银合金纳米粒子并标记抗体用于过表达磷脂Cγ1（PLCγ1）的HEK293细胞的表面增强拉曼成像（见图4.7）。首先，将拉曼探针分子罗丹明6G通过静电作用吸附于金核表面，随后用牛血清蛋白包覆该纳米粒子防止粒子聚集，通过抗坏血酸还原硝酸银的方法在该纳米粒子表面包覆银壳。最终，在金银合金纳

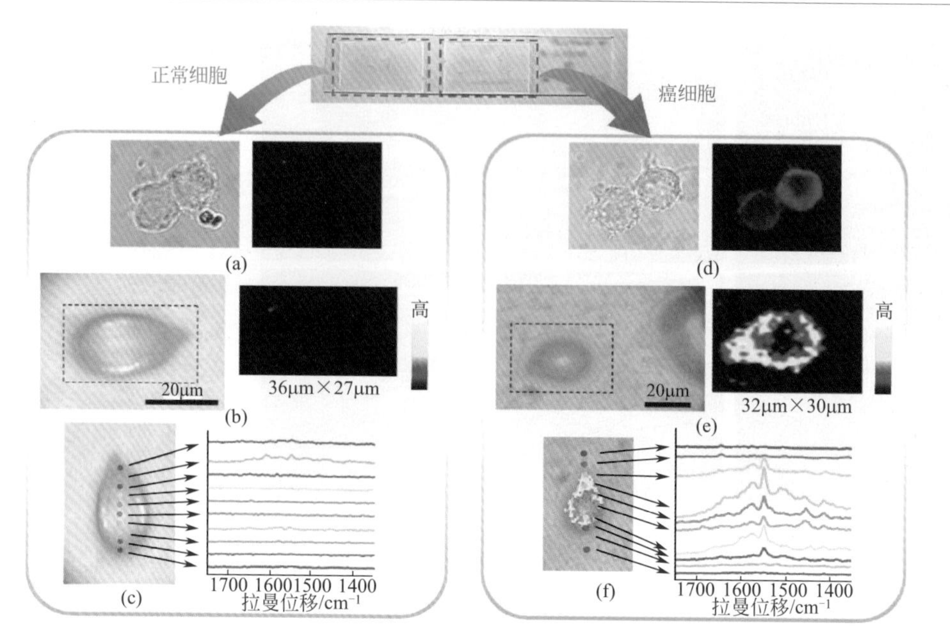

图4.7 正常HEK293细胞以及PLCγ1过表达的HEK293细胞的荧光成像与SERS成像

（a）正常细胞的荧光照片；（b）正常细胞的SERS照片；（c）单个正常细胞明场像与拉曼成像的叠加；（d）癌细胞的荧光照片；（e）癌细胞的SERS照片；（f）单个癌细胞明场像与拉曼成像的叠加[38]

米粒子表面标记抗体anti-PLCγ1从而制备出新型的纳米探针，用于细胞的SERS成像。SERS成像结果表明偶联有抗体的纳米探针可以清晰地区分正常细胞与癌细胞，因此基于金属探针的SERS成像技术将可以用于早期的癌症诊断。

Ando等研究者[39]利用内吞进入细胞的金纳米粒子实现了细胞运输途径的动态SERS成像，见图4.8。金纳米粒子无须修饰，随时间的变化，金纳米粒子可以进入细胞内空间与不同细胞内分子作用产生拉曼信号增强效应。977cm^{-1}处的峰归属于磷酸盐的振动，而1457cm^{-1}处的峰归属于脂类和蛋白质中CH_2和CH_3的振动，1541cm^{-1}处的峰则归属于大多数蛋白中酰胺Ⅰ的振动。实时追踪粒子的移动以及SERS光谱的变化可以检测到空间分辨率为65nm和时间分辨率为50ms范围内的细胞内部分子。这种动态的轨迹成像技术将可以帮助人们观测特定的动态生物过程，如膜蛋白扩散、进核路径以及细胞骨架重排等。

（3）金属增强荧光成像

金属增强荧光效应（metal-enhanced fluorescence，MEF）是指分布于金属纳米结构表面或附近的荧光团，由于受到金属表面等离子共振效应的影响，其荧光发射强度相比于其自由状态下荧光强度大幅增强的现象。这种荧光增强现象具有

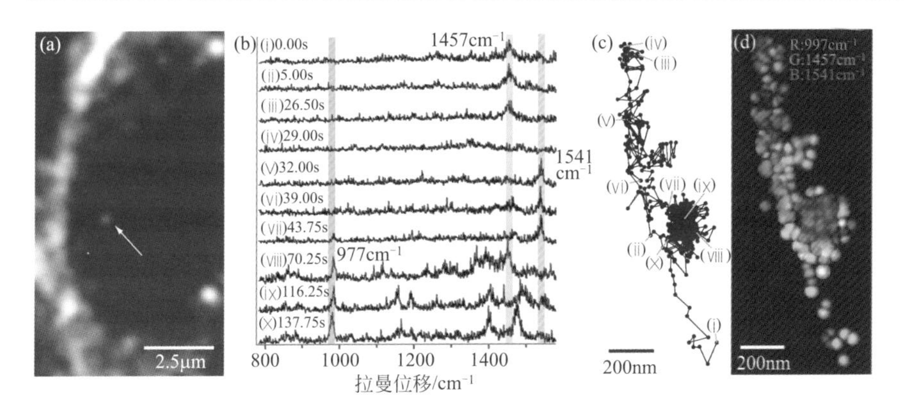

图4.8 内吞的金纳米粒子用于细胞途径的SERS分析

（a）巨噬细胞J774A.1暗场像；（b）SERS图谱；（c）纳米粒子轨迹；（d）纳米粒子的轨迹所显示的分子分布图[39]

一定的距离依赖性。当荧光分子直接接触金属表面时，处于激发态的荧光分子会与金属发生电子转移导致荧光的猝灭，而当荧光分子远离金属表面时，它们之间则无相互作用产生，无法产生增强效应，因此MEF效应的产生存在一个最佳的作用距离。鉴于贵金属纳米材料的MEF效应可以增强荧光分子的信号，因此科研工作者尝试将其用于细胞成像研究，提高荧光标记效果。

北京科技大学李立东课题组[40]报道了一种基于银（Ag）纳米粒子MEF效应的细胞成像研究（见图4.9）。他们在银纳米粒子的表面包覆二氧化硅（SiO_2）层用以控制金属纳米粒子与荧光共轭聚合物PFV之间的作用距离，制备出具有MEF效应的PFV/Ag@SiO_2功能性纳米粒子。该复合纳米粒子具有独特的性质：一方面银纳米粒子通过MEF效应增强PFV的发射荧光；另一方面粒子表面的共轭聚合物呈正电性，可以与细胞发生相互作用，有利于纳米粒子进入细胞。因此，MEF效应可以拓展现有的成像技术，为金属纳米粒子在细胞成像中的应用提供帮助。

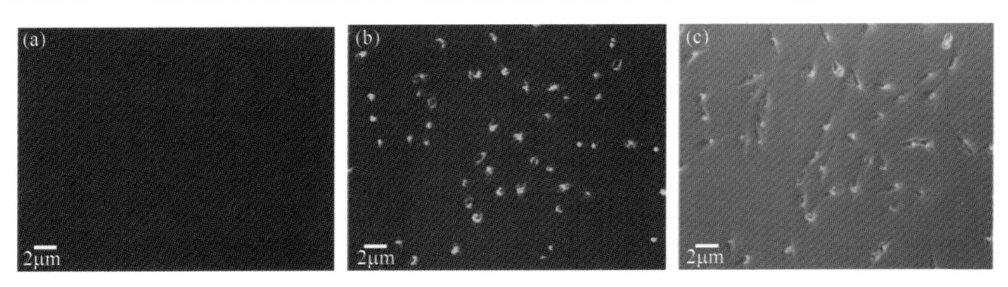

图4.9 （a）对照组暗场像；（b）、（c）PFV标记的Ag@SiO_2核壳结构的复合纳米粒子与细胞作用后暗场像以及叠加像[40]

考虑到银纳米粒子的稳定性较低以及细胞相容性不如金纳米粒子，该课题组发展了基于金纳米球[41]和金纳米花[42]的复合纳米粒子，并且选用生物相容性优异的天然材料壳聚糖以及明胶等作为距离控制层调控MEF效应。在金纳米花核壳体系中，由于金纳米粒子的不规则形貌，使得MEF效应相比于球形粒子明显增强，同样利用静电吸附作用组装一层阳离子型荧光共轭聚合物，增强聚合物荧光信号。该复合纳米粒子在低细胞毒性的基础上同时提高了细胞成像的效果。

4.1.2.3
生物化学传感器

纳米传感器是指可以将生物特异性识别产生的物理、化学及生物效应转换为光电等信号，并对信号进行放大，通过信号变化实现目标物质的检测的纳米结构体系。纳米传感器在生物及化学检测中具有操作简单、特异性好、灵敏度高以及检测结果客观等优点，在医学诊断、疾病检测与治疗领域具有很好的应用前景。

中国科学院上海应用物理研究所樊春海课题组[43]基于偶联有可卡因适配体的金纳米粒子的比色法实现了隐藏在指纹中可卡因的检测（见图4.10）。为了避免可卡因适配体链间连接产生背景噪声信号，他们将特异性的可卡因适配体剪切为两部分，通过Au—S键分别连接于直径为50nm的金纳米粒子表面。金纳米粒子不仅可以作为探针，还可以作为成像材料。当隐藏的指纹中存在可卡因时，会导致连接有适配体的金纳米粒子聚集。反之，没有可卡因存在则不会引起金纳米粒子

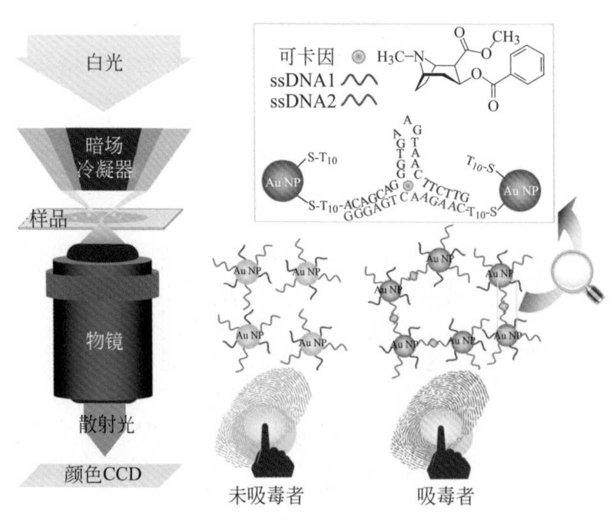

图4.10　偶联DNA金纳米粒子用于指纹成像以及指纹中可卡因的确定[43]

的聚集。而聚集的金纳米粒子产生不同的散射光，最终可以从显微照片中观察到颜色的变化，达到检测目的。该工作的亮点在于光学信号稳定并且信噪比高，用于隐藏指纹成像时呈现出很高的检测灵敏度和很高的空间分辨率。

Ai等[44]将合成的三聚氰酸衍生物修饰于金纳米粒子表面，利用三聚氰酸与三聚氰胺之间强的氢键作用改变了金纳米粒子的聚集态，实现了三聚氰胺的比色检测，检测浓度低至2.5μg/g。当牛奶、婴儿配方奶粉以及其他乳制品中存在三聚氰胺时，加入该纳米粒子，氢键相互作用会导致金纳米粒子相互连接，可以在1min内观察到溶液颜色由酒红色变为蓝色，检测方法快速并且有效。同时，该方法具有很好的选择性，不受其他结构类似的分子的干扰。

1996年，美国西北大学Mirkin研究组[45]首次报道了利用DNA组装纳米晶体的研究工作，这一工作成为金属纳米粒子用于DNA检测的里程碑。随后，他们将单链的巯基DNA（HS-DNA）修饰到金纳米粒子表面，当目标DNA与金纳米粒子修饰的DNA互补时，单链DNA通过碱基互补配对作用形成双螺旋结构，缩短了金纳米粒子之间的距离使金纳米粒子组装，从而引起金纳米粒子表面SPR吸收峰红移，溶液颜色由红色变为紫色[46]。该检测方法方便快捷，灵敏度高并且价格低廉，是一种优异的现代检测体系。在此基础上，研究者们又开发了基于金银复合纳米粒子的基因芯片[47]。该体系由寡核苷酸修饰的玻璃基底、纳米粒子探针以及目标分子组成，见图4.11。玻璃基底上修饰的捕获链可以识别目标DNA，而目

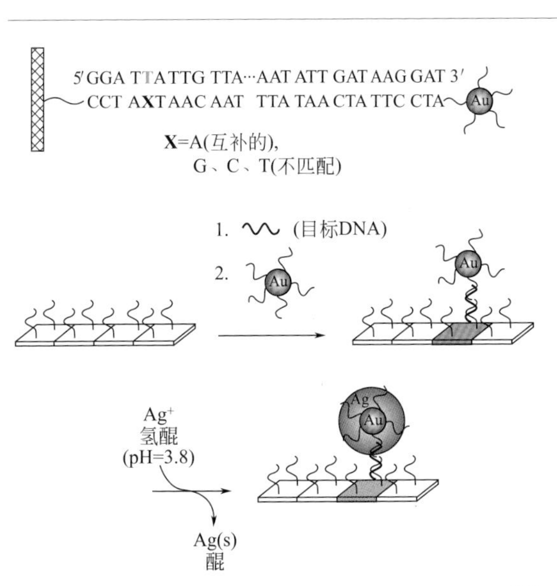

图4.11 基于金银复合纳米粒子的基因芯片检测机理[47]

标DNA的另一部分序列与金纳米粒子上修饰的核苷酸相匹配，从而将金纳米粒子固定于基底上，最后通过在金表面催化还原银放大目标分子的信号，这种捕获链/目标分子/纳米探针三明治型分析体系对DNA的检测浓度可以低至50×10^{-15}mol/L，检测灵敏度相比于常规的荧光分析手段提高近100倍，更为重要的是利用该体系可以实现单碱基错配的检测。

美国马里兰大学的Lakowicz课题组[48]利用MEF效应，实现了链霉亲和素的检测分析。研究者选用金属银为基底，组装SiO_2层后连接生物素修饰的牛血清蛋白，利用亲和素-生物素特异性相互作用，将Alexa-647修饰的亲和素固定在固体基底上，金属银的MEF效应使Alexa-647的荧光信号增强50倍，有效地提高了检测灵敏度。

李立东、王树等[49]基于银纳米结构的金属增强荧光效应，构建了共轭聚合物PFVCN-银三棱柱的光学复合体系用于蛋白的无标记检测（见图4.12）。首先，在石英基底吸附银纳米粒子后组装聚乙烯亚胺/聚丙烯酸多层膜，通过聚丙烯酸的羧基将人前列腺特异性抗原抗体anti-PSA引入该体系。利用抗体-抗原相互作用使表面的荧光共轭聚合物PFVCN与底部的银纳米结构之间距离发生变化，获得共轭聚合物荧光信号的改变，从而实现特异性抗原的高效、灵敏检测。在此基础上，将上皮细胞黏附分子抗体anti-EpCAM偶联于该基底上，实现了不同肿瘤细胞的捕获与检测。

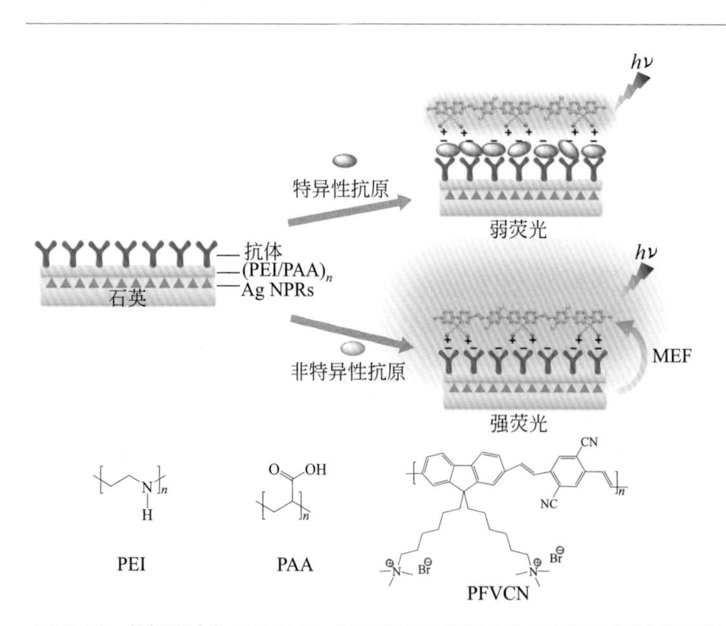

图4.12 共轭聚合物PFVCN-银三棱柱光学复合体系用于特异性抗原分析的示意图[49]

新加坡国立大学徐清华课题组[50]基于金纳米粒子的双光子检测机制实现了凝血酶的高灵敏检测，该方法检测限低至3.1×10^{-12}mol/L，远远低于常用的消光法（见图4.13）。首先，凝血酶适配体TBA_{15}吸附于银纳米粒子表面防止粒子的聚集，当加入凝血酶后，TBA_{15}与凝血酶作用，折叠形成G-四链结构，DNA刚性增大，从银纳米粒子表面脱落，导致银纳米粒子聚集，聚集的银纳米粒子会产生TPL信号增强效应，从而实现凝血酶的高灵敏检测。

Shao等报道了一种三维仿生SERS基底用于动物的病毒检测（见图4.14）[51]。首先他们将蝉翼作为生物模板固定于玻璃基底上，而蝉翼为壳聚糖纳米柱结构。然后，通过离子溅射技术在该基底上沉积银纳米粒子，在壳聚糖纳米柱的侧壁以

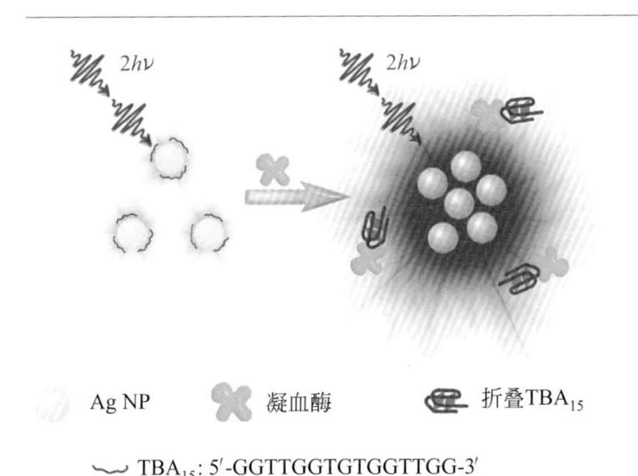

图4.13　基于银纳米粒子与TBA_{15}双光子检测凝血酶[50]

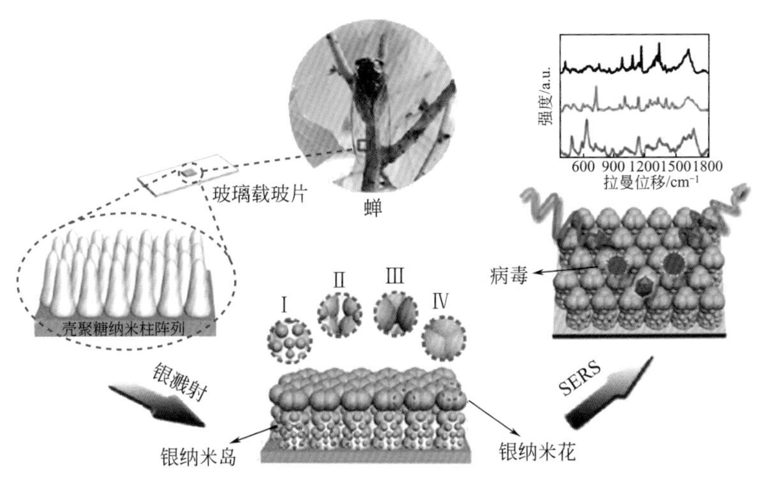

图4.14　银修饰的壳聚糖纳米柱的制备过程及其用于无标记动物病毒的检测[51]

及顶端同时形成银纳米岛状结构与银纳米花结构，从而得到四种尺寸小于10nm的纳米间隙，基底中银热点结构密度显著提高，明显高于二维的金或银的纳米基底。这种结构使拉曼信号增强倍数明显提高，并且获得的拉曼信号均一。进而研究者将该新型基底用于无标记的动物病毒如猪圆环病毒2型、猪伪狂犬病病毒以及禽流感病毒H5N1亚型的区分与微量、低浓度的检测。

4.1.2.4
杀菌抗菌

在贵金属纳米材料中，银纳米材料的抗菌性能最强。银纳米粒子较易与细菌的细胞膜作用，黏附于细菌外膜，破坏细胞膜，进入细胞内部，导致细菌细胞畸形或损伤。银纳米材料的杀菌能力受自身形状、粒径大小、表面性质以及菌体种类等多方面因素影响。目前，银纳米材料的抗菌机理还在逐步完善。

Kim等研究了银纳米粒子的抗菌性能[52]。研究发现，银纳米粒子的杀菌性能与细菌种类有一定关系。革兰氏阳性菌与革兰氏阴性菌具有不同的膜结构，最主要的区别在于肽聚糖层的厚度。革兰氏阴性菌的细胞壁最外层为脂多糖，往内是7 ～ 8nm的肽聚糖层，而革兰氏阳性菌的细胞壁主要由20 ～ 80nm的肽聚糖构成，结构致密，银纳米粒子不易与其作用，并且难以穿过菌体的细胞壁。因此，银纳米粒子对革兰氏阴性菌的杀伤或抑制作用明显高于革兰氏阳性菌。在该工作中，研究者认为银纳米粒子对细菌的杀伤主要是由于银纳米粒子表面被氧化释放出银

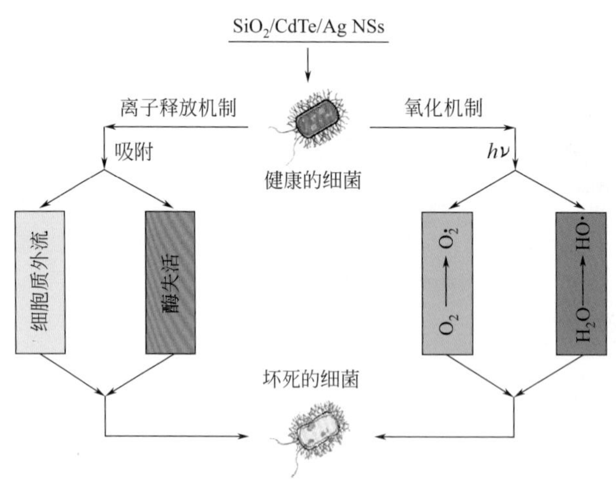

图4.15　SiO_2/CdTe/Ag纳米球抗菌机理[53]

离子，银离子破坏细菌，导致细菌死亡。

Gao等[53]用银纳米粒子修饰了负载碲化镉（CdTe）量子点的介孔二氧化硅纳米球。在该复合体系中银纳米粒子起到抗菌作用，抗菌机理如图4.15所示，SiO_2/CdTe/Ag纳米球表面的部分银被氧化释放出银离子，由于菌的特定结构以及其带负电的表面使银离子通过静电作用聚集在菌体上，吸附的银离子可以与蛋白酶中半胱氨酸的巯基反应形成S-Ag键而使酶失活，细菌生长得到抑制。此外，复合纳米球表面的部分银可以起催化作用，敏化周围的氧气产生活性氧对细菌实现杀伤。实验结果表明在该体系中，细菌杀伤是离子释放机制与氧化机制共同作用的结果。

4.2 磁性氧化物纳米生物材料

磁性氧化物纳米材料由于具有独特的超顺磁性、交流磁热效应等物理特性，已在磁共振成像、细胞与生物分子的检测分离、药物载体以及磁致热疗等生物医学领域得到广泛应用[54～56]。目前，常见的磁性纳米材料有氧化铁（Fe_2O_3、Fe_3O_4）、纯金属（Fe、Co、Ni）或者其合金（$CoPt_3$和FePt）以及尖晶石型铁磁体（$CoFe_2O_4$、$NiFe_2O_4$）等。其中以Fe_3O_4研究居多，并且在生物医学领域应用最为广泛。在本节中，我们将主要介绍Fe_3O_4纳米材料的制备及生物应用。

4.2.1 磁性氧化物纳米材料的制备

对磁性氧化物纳米粒子而言，首先需要制备的纳米粒子具有高的比饱和磁化强度，其次需要纳米粒子形貌规则，结晶度高，以获得优异的物理、化学和生物性能。而不同的制备方法对磁性纳米粒子性能的影响极大。本节中，我们依然从化学制备方法、物理制备方法和生物制备方法三个方面对磁性氧化物纳米材料的制备进行介绍。

4.2.1.1 化学制备方法

化学制备方法在纳米材料制备中具有成本低廉、反应条件温和以及产物组成和尺寸易于控制等优势，因此，研究者们发展了多种制备磁性纳米粒子的化学方法，包括共沉淀法、高温热分解法、溶剂热法、微乳液法、溶胶-凝胶法以及电化学法等[57～63]。其中最常用的方法是共沉淀法、高温热分解法以及溶剂热法。

（1）共沉淀法

共沉淀法是指在惰性气体保护下，将Fe^{2+}和Fe^{3+}两种阳离子溶液以摩尔比为1∶2混合，然后加入碱性沉淀剂（OH^-或氨水），Fe^{2+}和Fe^{3+}同时被沉淀出来，获得Fe_3O_4纳米粒子。反应方程式为：

$$Fe^{2+}+2Fe^{3+}+8OH^- \longrightarrow Fe_3O_4+4H_2O$$

该方法最早由Massart提出，他在碱性条件下制备出粒径约为8nm的磁性纳米粒子[64]。该方法成本低，制备简单并且产量高。Viota等[65]也用共沉淀法制备了粒径约为9nm的磁性纳米粒子，并研究了其与微米级粒子掺杂后的磁化率与矫顽力的变化。但是由于磁性纳米粒子表面能高，致使得到的纳米粒子团聚，分散性差。因此，需要不断优化体系的离子强度、pH值、盐溶液的特性和注入速率、反应温度、沉淀剂的浓度以及表面活性剂的特性来获得尺寸均匀、磁响应好以及分散性好的纳米粒子。

（2）高温热分解法

高温热分解法是指将铁的有机化合物如五羰基铁$Fe(CO)_5$、乙酰丙酮铁$Fe(acac)_3$等作为前驱体溶于高沸点的有机溶剂中，通过高温加热的方法将金属有机化合物分解制备磁性纳米粒子的方法。常用的溶剂有苄醚、苯醚、三辛胺和十八烯等。常选用烷基酸、烷基胺等表面活性剂来稳定磁性纳米粒子。

Sun等[66]以乙酰丙酮铁$Fe(acac)_3$为前驱体，高沸点二苄醚为溶剂，1,2-十六烷二醇为还原剂，油酸与油胺为表面活性剂制备混合溶液，并将混合溶液在200℃保温30min，使纳米粒子充分形核，继续升温至265℃使晶核生长成Fe_3O_4纳米种子。再用类似的方法，使Fe_3O_4纳米种子继续生长，可以获得较大尺寸的Fe_3O_4磁性纳米粒子（见图4.16）。与共沉淀法相比，该方法制备的Fe_3O_4磁性纳米粒子粒径可控，单分散性好，结晶度高。这归因于该方法的制备是分两步进行的，将粒子的形核与生长过程分开，从而有利于提高纳米粒子的均一性以及保持晶型的完整性。但是利用该方法制备的纳米粒子大多分散在有机溶剂中，需要进一步修饰使其最终分散于水相才能实现磁性纳米粒子在生物医学中的应用。

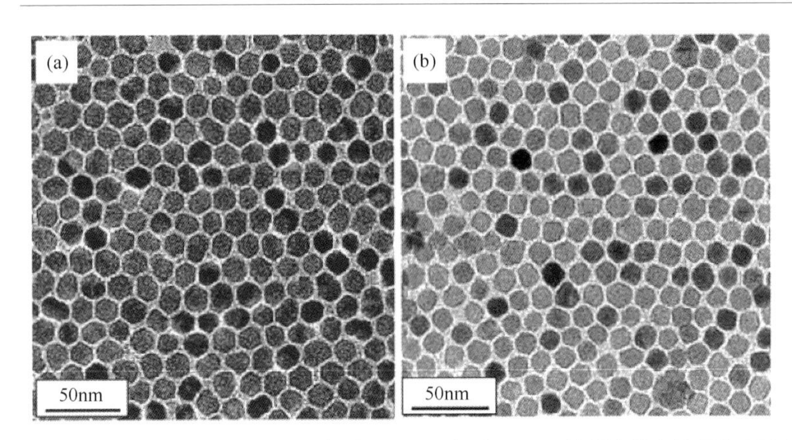

图4.16　高温热分解法制备的（a）6nm和（b）12nm的磁性纳米粒子的TEM照片[66]

（3）溶剂热法

溶剂热法是指在密闭高压釜中，以水或多醇溶液为溶剂，对高压釜进行加热，高压釜内产生高温高压的环境，使不溶或难溶的原料溶解并且反应结晶，制备晶型优异的磁性纳米粒子。清华大学的李亚栋教授[67]提出了基于溶剂热法的“液-固-溶液界面相转移的原理”。如图4.17所示，整个制备过程包括乙醇在金属亚油酸盐界面（固相）、乙醇-亚油酸相（液相）以及水-乙醇溶液中（溶液相）还原

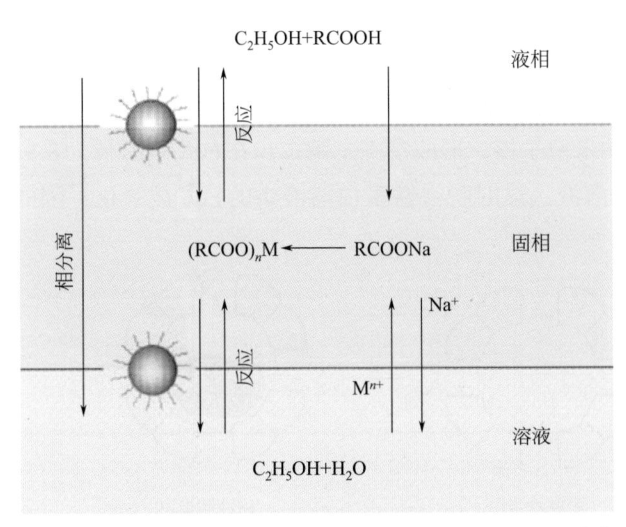

图4.17　溶剂热法的液-固-溶液界面相转移的原理示意图[67]

金属离子。将金属盐的水溶液、亚油酸钠、亚油酸以及乙醇依次加入反应釜中，就形成了液-固-溶液三相。由于离子交换作用，金属离子相转移过程同时发生在固相界面以及溶液相中，因此形成了亚油酸金属盐，钠离子就会进入溶液相。在高温条件下，液相和溶液相中的乙醇在“液相-固相”和“液相-溶液相”界面还原金属离子。由于生成的纳米粒子包覆了疏水的亚油酸，因此会产生相分离沉积在底部，从而获得磁性纳米粒子。这种方法的反应条件温和，制备的磁性纳米粒子晶型优异，缺陷少，磁响应强度高，尺寸易于控制。

4.2.1.2
物理制备方法

磁性纳米粒子同样可以用机械球磨法、气相沉积法和磁控溅射法等物理方法来制备。这些方法的原理在4.1.1节中已作详细介绍。超声波法是利用超声空化效应对材料进行机械粉碎、搅拌以及乳化等获得粒径小并且均一的磁性纳米粒子的方法。超声空化效应原理是气泡在液体中形成、生长并快速爆裂，而气泡的爆裂会在材料周围产生瞬间高温、高压冲击波，使材料粉碎，获得粒径小的颗粒[68]。同时超声波可以有效防止颗粒团聚，使粒子分布均匀。

4.2.1.3
生物制备方法

氧化铁纳米粒子同样可以用生物方法制备。Meldrum等[69]利用天然铁蛋白制备了Fe_3O_4磁性纳米粒子。如图4.18所示，铁储存蛋白由一个脱铁铁蛋白构成的蛋白外壳和一个6nm的$5Fe_2O_3 \cdot 9H_2O$核两部分组成。第一步在巯基乙酸、pH值为4.5条件下，通入氮气移除纳米粒子核，形成空壳；第二步在60℃、pH值为8.5、通入氮气条件下，加入Fe^{2+}水溶液，这时脱铁铁蛋白溶液中的Fe^{2+}被氧化，因此

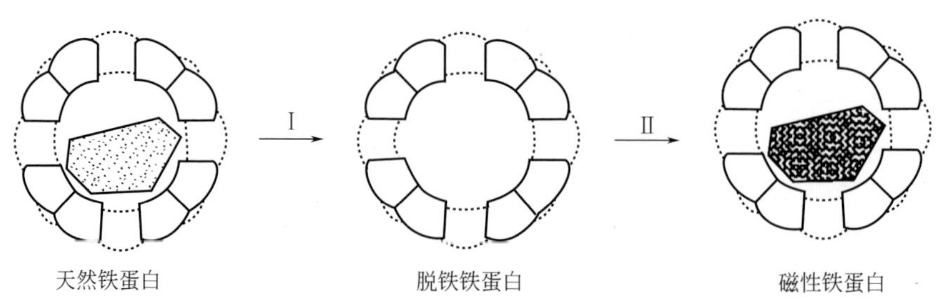

图4.18　利用铁蛋白合成Fe_3O_4纳米粒子的路线示意图[69]

得到包含在铁蛋白中的粒径约为6nm的单晶Fe_3O_4纳米粒子。形成具有生物相容性的磁性材料，可以进一步用于生物成像、细胞的标记与分离等。趋磁细菌是常见的合成Fe_3O_4纳米粒子的生物模板。利用趋磁细菌制备的磁性纳米粒子粒径均一，并且形成与细胞长轴平行的粒子链。每个粒子都有磁偶极矩，各磁性纳米粒子之间的磁性相互作用也定向平行于所形成的粒子链[70,71]。

4.2.2 磁性氧化物纳米材料的生物应用

磁性氧化物纳米材料具有丰富的磁学特性，因此在生物医学成像、磁性分离、磁性靶向载体以及信号通路调控等诸多领域展现出了良好的应用前景。下面我们将介绍磁性氧化物纳米材料在以下生物医学领域的应用。

4.2.2.1 磁共振成像

磁共振成像（magnetic resonance imaging，MRI）是一种能够提供高分辨组织成像的非侵入性成像方法。在软组织或软骨病变诊断中常用MRI来区分。超顺磁的氧化铁纳米粒子具有明显的T_2弛豫效果（T_2为横向弛豫时间），该效应是指当有外加磁场存在时，超顺磁氧化铁纳米粒子会被磁化，产生磁矩，与周围水分子质子发生偶极相互作用，缩短邻近水分子的弛豫时间，采用T_2/T_2^*成像时，超顺磁氧化铁纳米粒子所在区域信号降低，呈现暗场图像，增大与周围环境的磁共振信号对比，提高灵敏度[72]。

Rausch等[73]将磁性纳米粒子用于中枢神经系统紊乱的炎症反应成像，尤其适用于缺血性中风、大脑炎症以及多发性硬化症等。目前，普遍认为通过静脉注射的超顺磁氧化铁纳米粒子可以被循环血液细胞捕获，然后迁移至中枢神经系统的病灶部位，从而进行MRI可视化成像。在该实验中，选用大脑中动脉永久性闭塞的大鼠模型，经静脉注射超顺磁氧化铁纳米粒子，从T_2^*成像可以观察出磁性纳米粒子主要积累在梗塞组织，而该组织有大量巨噬细胞存在。

淀粉样蛋白斑块是阿尔茨海默症的病理特征，观察到大脑中的淀粉样蛋白对于检测阿尔茨海默症以及评估治疗效果十分重要。Yang等[74]经静脉注射Aβ1-42多肽修饰的超顺磁氧化铁纳米粒子，检测随甘露醇沉积的淀粉样蛋白（见

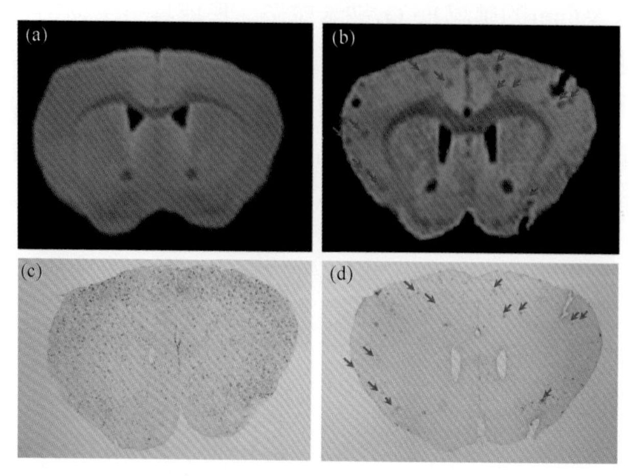

图4.19 静脉注射Aβ1-42多肽修饰的超顺磁氧化铁纳米粒子通过T_2^*加权成像检测随甘露醇沉积的淀粉样蛋白

Aβ1-42多肽修饰的超顺磁氧化铁纳米粒子检测到的淀粉样蛋白斑块（b）与病变免疫染色淀粉样蛋白斑块（d）匹配；未注射磁性纳米粒子，在16个月大的APP/PS1双转基因鼠体内μMRI未能显示淀粉样蛋白斑块（a），但组织学证实斑块存在（c）[74]

图4.19）。研究者从T_2^*加权成像观察到淀粉样蛋白斑块存在，与组织切片结果相匹配，有效证明了该纳米粒子偶联Aβ1-42多肽可以特异性检测阿尔茨海默症。该研究将有助于发展新的治疗手段减少动物模型体内的淀粉样蛋白沉积物，这一检测手段有望能进一步用于阿尔茨海默症患者。

4.2.2.2
细胞与生物分子的分离与检测

磁性纳米粒子修饰具有特异性识别作用的基团或蛋白分子后，在外加磁场的作用下即可通过识别基团靶向吸附目标分子，再经过清洗、解吸附等过程将目标分子从复杂的生物体系中分离出来，从而实现对目标细胞或目标生物分子的分离与检测[75]。该方法可以快速分离提纯目标分子，具有很好的特异性和很高的灵敏度。

磁性纳米粒子用于细胞分离需要具备很好的分散性、靶向特定细胞的能力以及在磁场作用下快速聚集的能力。副结核分枝杆菌（*Mycobacterium avium* spp. *paratuberculosis*，MAP）是导致家畜副结核病的已知病原体，被MAP感染的动物会表现出严重的肠道炎症，并且该肠炎具有很强的传染性[76]。此外，研究者从克罗恩病人体内分离出MAP，证明该菌还与克罗恩病存在关系[77]。因此，检测MAP的存在对控制副结核病的传播具有重要意义。Kaittanis等[78]报道利用超顺磁

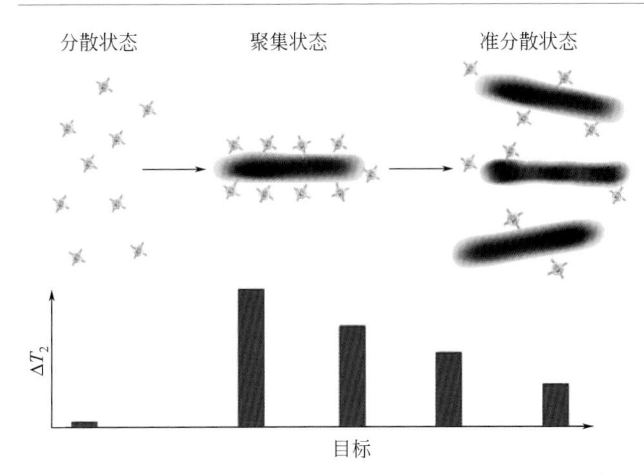

图4.20 磁性纳米粒子用于检测目标细菌的检测机制示意图[78]

氧化铁纳米粒子可将一种MAP从复杂的样品如全脂牛奶或血液样品中分离出来，从而达到检测目的（见图4.20）。他们将MAP抗体修饰于磁性纳米粒子表面，从而可以特异性靶向MAP菌，自组装在目标菌落的磁性纳米粒子可以引起溶液中水的弛豫时间T_2变化，通过观测T_2变化，即可检测目标菌体的存在。随着菌的增长，吸附在菌体上的纳米粒子呈现类似分散的状态，导致ΔT_2的变小。因此通过观察T_2的变化程度还可以实现目标菌体的定量检测，该检测结果不易受其他细菌的影响，检测灵敏度高。

反应混合物或者复杂生物样本如细胞裂解液或血清中的生物分子同样可以用磁性纳米粒子分离。Shukoor等[79]首先将人工合成的双链RNA[poly(IC)]修饰在γ-Fe_2O_3粒子表面，利用蛋白sponge(2-5)A synthetase与双链RNA的连接作用分离纯化该蛋白。分离后，利用尿素可以使蛋白从磁性纳米粒子上脱附进行生物化学分析，磁性纳米粒子可以重复使用。

4.2.2.3 疾病治疗

（1）基因载体

磁性氧化物纳米粒子可以作为DNA或RNA的载体，实现基因转运，这称之为磁转染[80]。磁性氧化铁纳米粒子具有超顺磁性，可以在外加磁场作用下定向移动，有利于靶向转染。同时，磁性纳米粒子表面带有电荷，有利于修饰，可以负载更多DNA，提高转染效率。因此，磁性氧化物纳米粒子可以作为有效的基因载体，用于

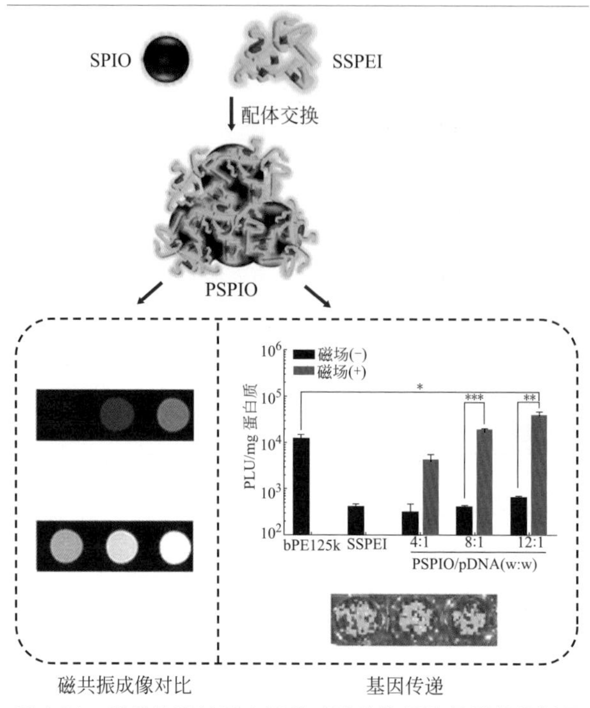

图4.21 磁性纳米粒子介导的哺乳动物细胞基因转染以及MRI成像[81]

体内和体外的基因转染。

Huang等[81]将磁性氧化铁纳米粒子与氧化还原敏感型聚合物相复合实现了肿瘤细胞中的磁转染以及磁共振成像。如图4.21所示，通过配体交换过程将氧化还原敏感的聚乙烯亚胺与油酸保护的磁性纳米粒子复合，形成粒径约为100nm的纳米复合体PSPIO。该PSPIO纳米复合物带有正电，从而可以负载、浓缩质粒pDNA，并且可以防止pDNA的降解，具有很好的胶体稳定性。PSPIO通过内吞作用进入细胞成功将pDNA转运至细胞内，经谷胱甘肽消化后，释放pDNA，并将PEI降解，显著降低了细胞毒性。该体系实现了PC3细胞的磁转染，同时还可以进行T_2加权成像。

将磁性纳米粒子用于体外磁转染时，细胞一般是在培养皿中贴壁生长，只需要用外加磁场将基因载体吸引至培养皿底部即可作用。然而对于体内磁转染，涉及细胞空间分布、免疫原性和细胞循环等因素影响，转染成功率并不高。Scherer等[82]将磁性纳米粒子与病毒复合注入大鼠和小鼠的胃中，以LacZ作为目的基因，实现了动物体内磁转染。在该实验中，他们对大鼠的回肠部位以及小鼠的胃部施加磁场，对照组未施加磁场。作用20min后，取出相关组织进行X-gal染色。结果表明施加磁场之后，相对于不施加磁场的基因表达能力大大提高，证明复合后的纳米粒子可以明显提高转染效率，同时将转染时间缩短至几分钟，并且转染作用局限于磁场施加部位，具有很好的靶向性。

（2）药物载体

常规的药物载体由于没有特异性识别作用会降低药理活性，易产生不良反应[83]。纳米药物载体可以有效克服该问题。磁性纳米粒子具有磁响应性，外加磁场可以使纳米粒子聚集在病原组织部位直至药物释放，从而降低非特异性作用所引发的药物副作用[84]。

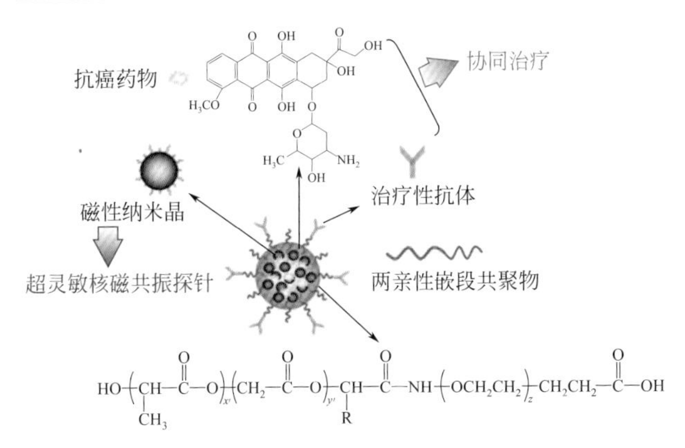

图4.22　两亲性聚合物包裹磁性纳米粒子同时负载抗癌药物DOX的示意图[86]

HER2是在乳腺癌和卵巢肿瘤细胞的表面过表达的一种人表皮生长因子受体[85]。赫赛汀（曲妥珠单抗）可以识别并且特异性连接HER2。Yang等[86]在制备两亲性聚合物包裹的磁性纳米粒子的同时负载抗癌药物阿霉素（doxorubicin，DOX），并在粒子外侧修饰识别基团赫赛汀（见图4.22）。该纳米粒子可以将药物递送至体内的癌变组织，同时实现MRI成像。首先对小鼠接种NIH3T6.7肿瘤细胞形成实体瘤，并通过静脉注射该复合纳米粒子进行治疗，结果表明该纳米粒子具有很好的抗癌活性，能有效抑制肿瘤生长，明显优于连接不相关抗体的磁性纳米粒子或单纯的药物，以及物理混合的药物与赫赛汀。因此，该磁性纳米粒子同时具备治疗与诊断功能，是一种有效的药物载体。

Yu等[87]制备了热交联的超顺磁氧化铁纳米粒子。该纳米粒子富含羧基，通过静电吸附作用负载带有正电的药物DOX。静脉注射该药物载体后，在不施加任何磁场的情况下，该纳米复合物可有效外渗进入组织，相对于游离药物在非靶向器官如肝部位的积累较少。小鼠皮下植入的Lewis肺癌细胞成瘤后，在用该纳米材料对其进行治疗时，磁性纳米粒子的使用剂量为游离的DOX的1/8。毒理学实验显示，此剂量的DOX会诱导肝损害、淋巴损伤，并降低白细胞数量，而磁性纳米粒子制剂可以认为是无毒的。在该研究中并没有施加磁场，磁性纳米粒子制剂的优越性仅仅体现在这些粒子的长循环特性可以使其被动积累至肿瘤部位。相对于其他的长循环纳米粒子，磁性的核并不会带来额外的治疗效果，但是利用磁性核可以实现组织的MRI成像。

（3）磁致热疗

在外加交变磁场作用下，氧化铁磁性纳米粒子的磁自旋弛豫可以产生热效应[88]，而组织细胞对温度变化敏感，磁致热疗就是利用这种热效应使细胞结构和蛋白质功能改变，最终使肿瘤组织过热凋亡或坏死，从而达到治疗目的。

热消融的优势在于可以通过热坏死、凝固或炭化快速除去一定体积的肿瘤[89,90]。如图4.23（a）所示，射频是热消融最常用的方法，它是通过电极将热量传给肿瘤组织[91]。该方法的弊端在于仅适用于尺寸小的肿瘤，并且需要侵入性地插入很多电极，具有损伤性。而磁热效应的明显优势是磁性纳米颗粒优先积累在肿瘤部位，外加磁场以非侵入性的方式使纳米粒子产生热量消除肿瘤，见图4.23（b）。Lee等[92]制备了核壳结构的$CoFe_2O_4$@$MnFe_2O_4$纳米粒子，该材料的比能量吸收率高达2280W/g。裸鼠皮下接种U87MG细胞成瘤后注射该磁性纳米粒子，施加500kHz、37.3kA/m的磁场，作用10min，18天后，肿瘤体积明显减小，见图4.23(d)。以比能量吸收率为115W/g的超顺磁颗粒造影剂Feridex作为对照组，18天后，对照组的肿瘤尺寸增大了9倍，与空白组相同，对肿瘤无治疗效果，见图4.23（e）。因此，研究表明高比能量吸收率是热消融的关键因素。

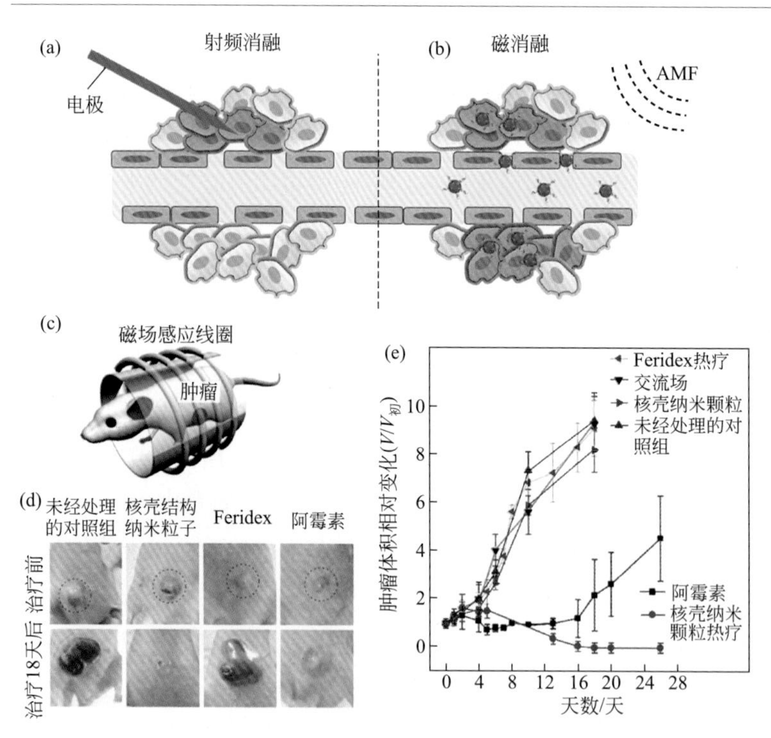

图4.23 （a）射频消融；（b）利用聚集的磁性纳米粒子进行磁热消融；（c）小鼠进行磁致热疗示意图；（d）裸鼠皮下接种U87MG细胞成瘤后治疗前后对比；（e）治疗后肿瘤体积随天数变化曲线[93]

多发性骨髓瘤由于其癌细胞对化疗药物呈现明显的抗药性被认为是一种无法治愈的恶性肿瘤。Hayashi等[94]制备了叶酸（folic acid，FA）和PEG修饰的超顺磁纳米粒子，通过MRI检测确定了多发性骨髓瘤的存在，并利用磁性纳米粒子的磁热效应对肿瘤进行治疗。由于超顺磁纳米粒子粒径小于正常组织中毛细管的孔，因此磁性纳米粒子容易泄漏，减少了其在肿瘤部位的聚集。在该研究中，他们将磁性纳米粒子制备成磁聚体来减少磁性纳米粒子的泄漏，同时增加磁性材料的弛豫以及比能量吸收率。皮下接种多发性骨髓瘤细胞成瘤后静脉注射该磁聚体，24h后纳米粒子聚集在癌变组织，磁聚体明显降低了弛豫时间（T_2），MRI对比度增加。然后施加安全的交变磁场：H=8kA/m以及f=230kHz[Hf=1.8×10^9A/(m·s)]，作用20min后，肿瘤部位的温度比周围组织的温度高6℃。35d后，作用后小鼠的肿瘤体积是空白组的十分之一，证明磁聚体有效抑制了肿瘤，并且这种磁聚体没有肾毒性和肝毒性。

4.2.2.4
调控细胞信号通路

1980年，Rodbell首次提出了信号传导的概念[95]。细胞信号通路是指信号分子通过细胞膜受体或胞内受体刺激细胞，细胞获得信息产生反应的现象。一种信号分子是多肽或蛋白质，只能与细胞膜受体结合，这部分蛋白大多是跨膜蛋白，可以通过构象变化，将信息从细胞膜外传递到细胞膜内；另一种信号分子是胆固醇等脂质体，可以透过细胞膜进入细胞与胞内受体结合传递信息。细胞通过以上两种方式接收外界信号分子作出综合性应答。

韩国延世大学Cheon课题组[96]将磁性纳米粒子用于人工触发血管新生的信号通路（见图4.24）。血管新生过程是血管生长以及肿瘤转移的一个重要过程[97]，通常这一过程由特定受体和细胞表面配体的相互作用引发[98,99]。Tie2/血管生成素（angiopoietin，Ang）之间的作用是一个重要的受体-配体相互作用过程[100～102]。一个Ang分子聚集3～5个Tie2受体，Tie2簇的生成至关重要，它可以激活多个信号过程，最终参与血管的生成。在该研究中，TiMo214抗体修饰的氧化铁磁性纳米粒子可以靶向识别Tie2受体，在外加磁场作用下，磁性纳米粒子相互吸引，从而导致纳米粒子的聚集，引发细胞内信号传导过程，包括Tie2磷酸化，Akt、Fak、RhoA和Rac1ERK1/2磷酸化，内皮型一氧化氮合成酶的形成以及活性氧的产生等，最终导致血管生成。利用这种功能性磁性纳米粒子可以远程、无创地，以及从时间方面调控信号通路，并且该方法普遍适用于各种生物信号通路调控。

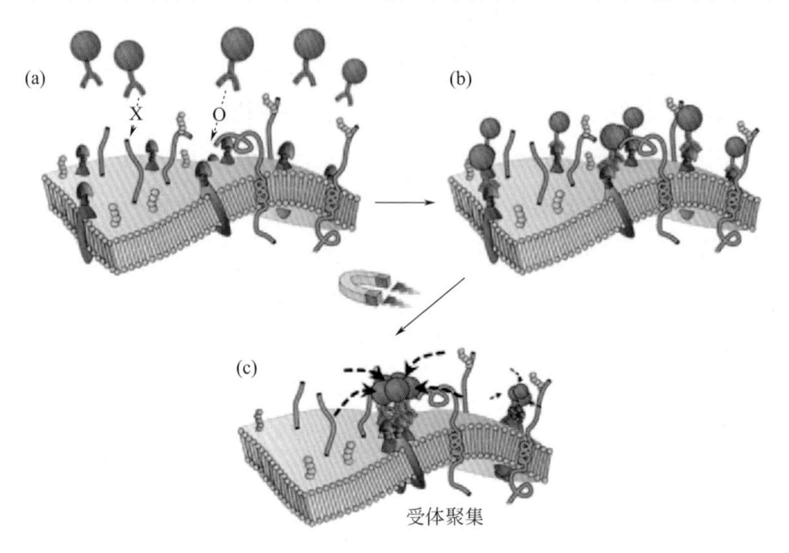

图4.24　磁性纳米粒子的靶向与作用

（a）、（b）TiMo214抗体修饰的氧化铁磁性纳米粒子靶向识别Tie2受体；（c）外加磁场作用下磁性纳米粒子聚集引发细胞内信号传导过程[96]

Cheon课题组不仅在体外进行信号通路调控，而且实现了体内信号通路调控。细胞凋亡是维持体内平衡以及除去一些不需要的细胞的一个重要过程[103～105]。目前，由死亡受体引发的细胞凋亡信号通路在癌症治疗中备受关注。外在凋亡信号通常是通过生化配体的对接使死亡受体聚集所引发，例如肿瘤坏死因子相关的凋亡诱导配体（TRAIL）可以有效诱导凋亡[106,107]。如图4.25所示，Cheon等[108]制

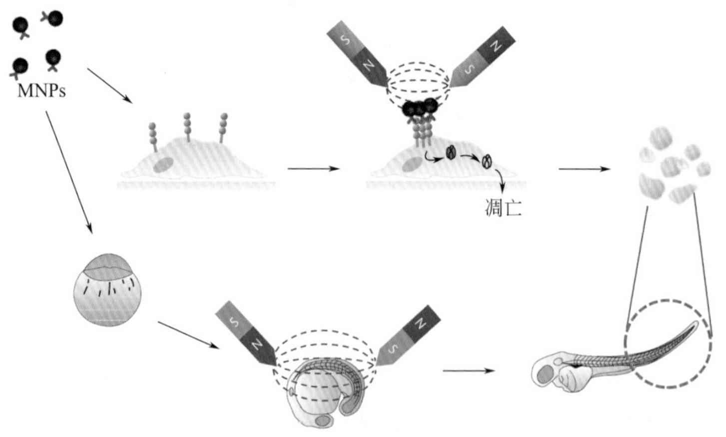

图4.25　磁性开关用于体外细胞以及斑马鱼的凋亡信号通路调控机理示意图[108]

备了控制凋亡信号通路的磁性开关，并验证了其在体内用于受体聚集过程的可行性。死亡受体DR4在肿瘤组织中过表达，而斑马鱼的卵巢TNF受体（OTR）基因与DR4基因类似[109,110]，因此以OTR为模型研究细胞凋亡。将磁性纳米粒子偶联斑马鱼OTR抗体后，可以靶向OTR，施加磁场后，可以观察到与凋亡相关的一些特征，如胚胎形态改变、半胱天冬酶-3激活等，成功证明了磁性开关可以用于体内凋亡信号通路的调控。

4.3
硅基纳米生物材料

硅基纳米材料由于具有优异的电学与力学性能、高的比表面积、易于修饰的表面和良好的生物相容性等特点，因此在电子学和生物学领域具有很好的应用前景[111,112]。硅基纳米材料的种类繁多，如量子点、纳米线、纳米带和纳米棒等，其中最受关注的是硅量子点和硅纳米线。硅量子点具有生物相容性，因而可以用于体内或体外成像。硅纳米线是一种优异的半导体材料，直径一般为几纳米至几十纳米，结构为硅的单晶，表面会形成无定形SiO_2层，广泛应用于化学和生物传感器中。

4.3.1
硅基纳米材料的制备

目前，随着硅基纳米材料的应用日益增长，研究工作者发展了多种制备硅基纳米材料的方法。在本节中，我们主要对硅量子点以及硅纳米线的制备方法进行介绍。

4.3.1.1
硅量子点的制备方法

制备硅量子点的方法多种多样，如溶液相还原法、微乳液法、多金属氧酸盐辅助电化学刻蚀法、等离子体辅助气溶胶沉淀法、超声化学合成法、机械球磨法、

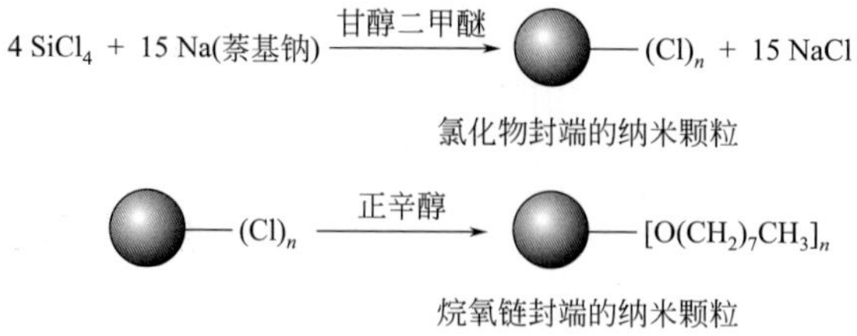

$$4\,SiCl_4 + 15\,Na(萘基钠) \xrightarrow{甘醇二甲醚} \bullet\!-\!(Cl)_n + 15\,NaCl$$

氯化物封端的纳米颗粒

$$\bullet\!-\!(Cl)_n \xrightarrow{正辛醇} \bullet\!-\![O(CH_2)_7CH_3]_n$$

烷氧链封端的纳米颗粒

图4.26　萘基钠还原$SiCl_4$制备硅量子点[120]

激光烧灼法等[113～119]。我们将重点介绍以下三种化学制备方法。

（1）溶液相还原法

美国加利福尼亚大学Kauzlarich课题组[120]发展了溶液相还原法，他们通过在有机溶液中还原卤化硅（如$SiCl_4$）制备了硅量子点。如图4.26所示，在甘醇二甲醚溶液中，$SiCl_4$与萘基钠反应得到氯化物封端的硅纳米粒子，并通过Si—Cl键与正辛醇反应最终得到烷氧链封端的硅量子点。该方法是制备硅量子点的常用方法之一，反应条件温和。此外，该方法可以对硅量子点修饰不同的化学基团，为研究硅量子点光学性能与表面效应之间的关系提供研究方法，更重要的是在应用过程中可以根据不同的需求对硅量子点进行功能化。

（2）微乳液法

微乳液法制备硅量子点必须在严格无水的条件下进行以防止硅的氧化。因此制备过程通常在充满氩气的手套箱中进行，氧含量低于10μL/L。选用的表面活性剂也需要能溶解在有机溶液中，典型的表面活性剂-溶剂组合有四辛基溴化铵（TOAB）-甲苯以及五乙二醇十二烷基醚（C12E5）-己烷。Tilley等[121]以甲苯为溶剂，TOAB为表面活性剂，与$SiCl_4$充分混合形成微乳液，利用金属氢化物如$LiAlH_4$还原$SiCl_4$制备出氢封端的硅量子点，然后在铂催化剂作用下，Si—H键可以与端基为C═C双键的有机分子如庚烯或丙烯胺反应从而对硅量子点进行修饰，使硅量子点分别获得疏水性或亲水性。

（3）多金属氧酸盐辅助电化学刻蚀法

苏州大学的李述汤院士[122]发展了多金属氧酸盐辅助电化学刻蚀法，该方法采用石墨为阳极，硅晶片为阴极，多金属氧酸盐$H_3PMo_{12}O_{40}$（POMs）为催化剂，然后对溶液进行电解，通过电化学刻蚀硅晶片制备硅量子点。如图4.27所示，利用该方法制备的硅量子点尺寸均一，无须进一步分离纯化。此外，通过调控电流密度容易实现对硅量子点尺寸的调控。高电流密度产生的量子点尺寸较小，而较低电流密度产生的量子点尺寸较大。获得的硅量子点呈现450～700nm波长范围

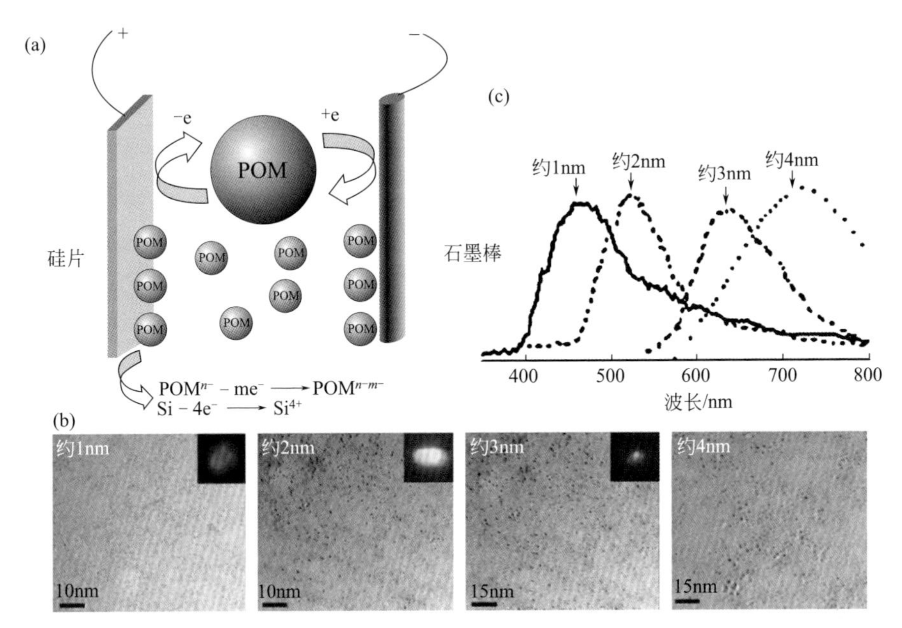

图4.27 （a）多金属氧酸盐辅助电化学刻蚀法制备硅量子点示意图；（b）不同尺寸的硅量子点TEM照片以及紫外灯照射下的发光照片；（c）不同尺寸硅量子点的发光光谱[122]

内的发射光。粒径为1nm、2nm、3nm和4nm的硅量子点分别发射450nm的蓝光、520nm的绿光、640nm的红光以及740nm的红外光。

4.3.1.2 硅纳米线的制备方法

近年来，硅纳米线成为广为人知的一维纳米材料，其具有库仑阻塞效应、量子限域效应以及优异的电学性质。硅纳米线的制备方法有金属催化气-液-固法（VLS）[123]、氧化物辅助生长法（OAG）[124]以及金属辅助化学蚀刻法[125]等。其中，VLS法与OAG法是合成硅纳米线的两种经典方法。

（1）金属催化气-液-固法（VLS）

顾名思义，VLS法涉及物质在三态之间的转变。美国哈佛大学Lieber课题组[126]利用激光烧蚀辅助VLS法制备了直径为6～20nm、长度为1～30μm的单晶硅纳米线。该方法制备的硅纳米线生长机理如图4.28所示，选用直径为纳米级别的金属或金属化合物如Fe、Au等作为催化剂，可以有效限定硅纳米线的直径。以氩气作为保护气体，首先对含有少量Fe催化剂的$Si_{0.9}Fe_{0.1}$靶材进行激光烧灼产生Si与Fe蒸气，蒸气快速凝结形成富含Si的液态纳米簇。随着液相中Si逐渐增

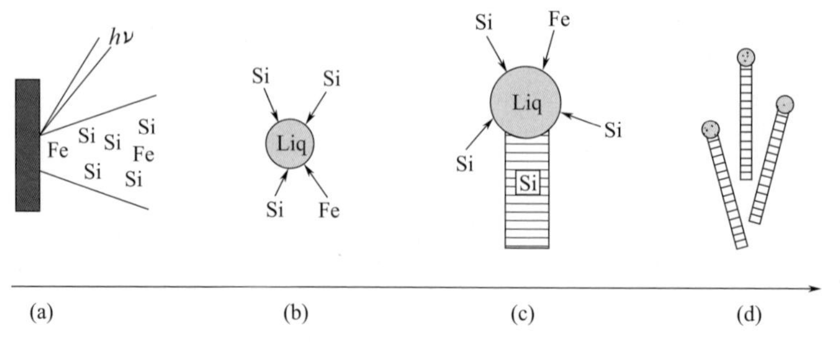

图4.28　硅纳米线生长机理

（a）激光烧灼$Si_{1-x}Fe_x$靶材产生Si与Fe蒸气；（b）蒸气凝结形成液态纳米簇；（c）Si纳米线生长；（d）Si纳米线终止生长[126]

多，过饱和后Si析出以单晶形式生长形成纳米线。当气流将纳米线带出熔炉的热区时，纳米线终止生长。

（2）氧化物辅助生长法（OAG）

在氧化物辅助生长法中，不需要金属催化剂，而是选用硅氧化物等作为硅源，在激光烧灼或热蒸发作用下形成由晶体硅核和无定形氧化硅壳层构成的硅纳米线。因此，利用该方法制备的硅纳米线无金属杂质。苏州大学的李述汤院士[127]分析了氧化物辅助生长法的反应机理如下：

$$Si_xO \longrightarrow Si_{x-1}+SiO(x>1)$$

$$2SiO \longrightarrow Si+SiO_2$$

在此生长过程中，硅氧化物Si_xO（$x>1$）首先在高温下蒸发气化，然后在相对低的温度930℃条件下，氧化硅分解在基底上形成沉淀即晶体硅核，此时晶核顶端的Si_xO成为催化剂，晶核顶端的缺陷如堆垛层错促进硅纳米的一维生长，而SiO分解生成的SiO_2壳层阻碍纳米线的横向生长，从而制备硅纳米线。该制备方法的优势在于通过简单的气化和凝结一氧化硅或硅和二氧化硅粉末的混合物可以实现硅纳米线的大规模制备。该方法可以用于制备不同结构形态的硅纳米材料，如棒、链和带等，还可以用于制备超小直径硅纳米线。

（3）金属辅助化学刻蚀法

Peng等[128]发展了金属辅助化学刻蚀法制备硅纳米线。整个制备过程不受高温、真空、模板、复杂的设备以及有害硅前体等因素的限制，制备条件温和、快捷。如图4.29所示，在硅片表面同时发生硅刻蚀和银沉积，沉积的银原子形成纳米簇作为阴极，围绕这些纳米簇的区域作为阳极，因此在硅片的表面上自组装形成了无数的纳米电化学电池。在沉积银的过程中，银枝晶会同时生长，枝晶的生长会消耗大量多余沉积的银原子阻止银纳米簇聚集，银纳米簇将保持原有形貌。随着阳极区域的不断被刻蚀，阳极银纳米簇封端的硅纳米线也随之形成。

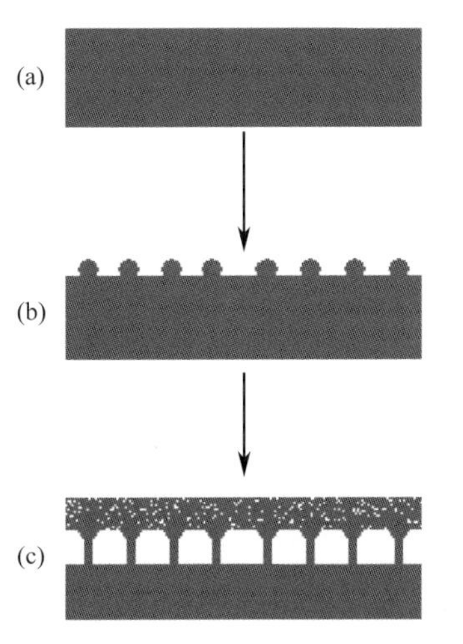

图4.29　硅纳米线在硅基底上的生长机理示意图

（a）硅片；（b）通过电化学沉积银在硅片表面形成银纳米簇；（c）硅片的选择性刻蚀导致在硅片上生长硅纳米线，纳米线顶端的薄膜是银枝晶薄膜[128]

4.3.2
硅基纳米材料的生物应用

硅量子点和硅纳米线是重要的低维硅纳米材料，可以用于生物学领域，尤其是荧光生物成像和超灵敏的生物传感领域。我们将从细胞成像以及生物大分子的检测介绍硅基纳米材料的生物应用。

4.3.2.1
硅量子点用于细胞成像

苏州大学的李述汤院士课题组在硅基材料生物成像方面进行了较系统的研究[129～131]。研究者制备了一种新型的硅纳米球（O-SiNSs）（见图4.30）[129]。该O-SiNSs相对于硅纳米球有部分被氧化，具有优良的水分散性以及良好的生物相容性，其光致发光量子产量高达25%，并且在强烈的紫外光照射下或很宽的pH范围（pH=2 ～ 12）内均表现出很好的光稳定性。将O-SiNSs与抗体偶联得到的材料可以用于免疫细胞成像。结果表明，高发光强度、优异光稳定性的O-SiNSs/抗体复合物可以作为新型荧光探针用于生物领域，尤其是长时间和实时细胞标记成像。

此外，他们还以理论计算为指导制备了形貌可控的荧光硅纳米球[130]。首先利用电化学方法制备出硅量子点，随后在搅拌条件下，向硅量子点的乙醇溶液中加入丙烯酸单体得到混合物。用蓝光照射该混合物促进硅量子点通过Si—O键与丙烯酸反应。紫外光照射引发硅氰化反应以及丙烯酸的加成反应最终形成硅纳米球。

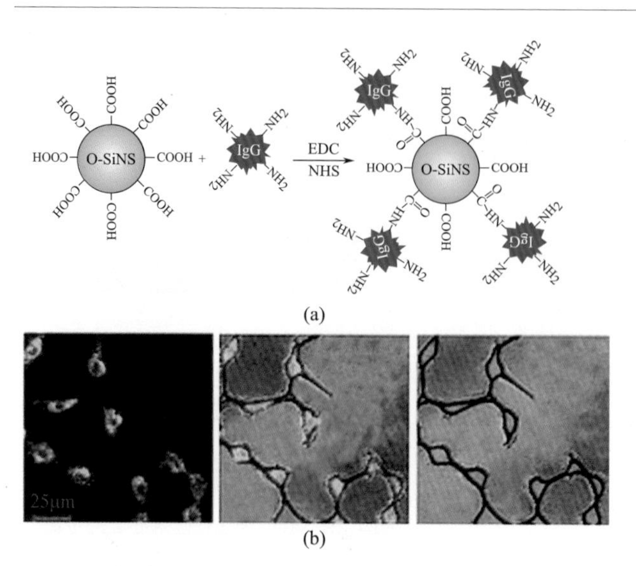

图4.30 （a）O-SiNSs偶联羊抗鼠抗体IgG示意图；（b）O-SiNSs/抗体复合物荧光标记HEK293细胞后的暗场像、暗场与明场叠加像以及明场像[129]

该方法制备的硅纳米球无毒并且具有很好的分散性、很高的光强度以及优异的光稳定性。细胞实验证明该纳米球可以有效用于细胞的长期成像和实时成像。这种超稳定、高荧光的硅纳米球在细胞成像中具有显著优势。

4.3.2.2
硅纳米线场效应晶体管用于生物传感器

硅材料是重要的半导体材料，可以作为场效应晶体管（field-effect transistor，FET）中的半导体沟道材料。如图4.31所示，重掺杂硅片基底上覆有二氧化硅绝缘层，将硅纳米线置于该基底后在硅纳米线两端覆盖金属源极与漏极，随后在硅片上接栅电极，即可构建硅纳米线场效应晶体管[132]。硅纳米线FET工作机理是当栅压V_G为0时，硅纳米线中载流子密度低，电阻大，源、漏极间无电流，FET处于关闭状态；当施加一定栅压后，硅纳米线接近绝缘层的界面处载流子密度升高，施加电压V_D后源极与漏极导通，FET处于开启状态。综上，FET器件的开启与关闭受栅压影响。因此，对FET器件中硅纳米线表面修饰探针分子，目标分子被识别后结合在硅纳米线表面，会使硅纳米线表面与修饰层的界面间发生电荷转移，改变有效栅压，从而改变器件电流（或电导）大小，实现对目标分子的检测[133]。

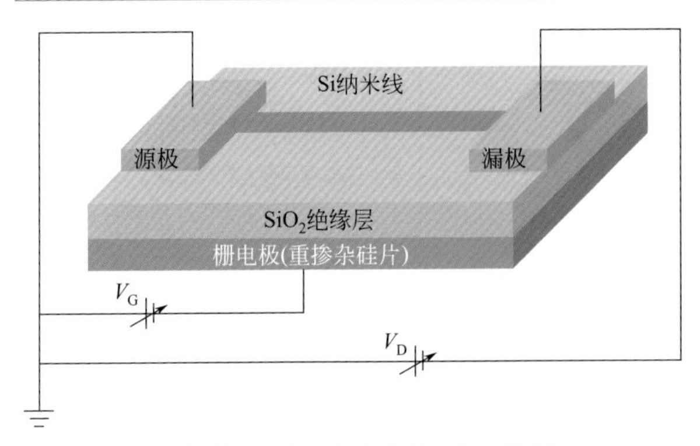

图4.31 硅纳米线场效应晶体管器件结构示意图

在实际应用中，硅纳米线FET传感器的灵敏度受多种因素影响，如硅纳米线宽度[134]、检测缓冲液的离子强度[135]、目标分子电荷层与硅纳米线表面间的距离[136]、硅纳米线修饰的探针浓度[137]以及栅压大小[138]等。因此，优化以上实验条件有利于提高此类传感器的灵敏度。

（1）DNA检测

美国哈佛大学Lieber课题组[139]将硅纳米线FET用于区分囊性纤维化跨膜通道调节因子的野生型基因与ΔF508突变型基因片段。首先将肽核酸PNA修饰于p型硅纳米线表面，然后将硅纳米线组装在传感器件上。如图4.32所示，在检测过程中，被检测DNA溶液流过硅纳米线表面，互补DNA会与表面的PNA杂交结合从而连接在硅纳米线上，由于DNA分子具有负电性，因此增加了p型硅纳米线导电沟道内的空穴载流子，导致器件的电导值增加。通过观测电导值的改变实现目标DNA的检测，该传感器检测DNA的检测限低至10×10^{-15}mol/L，并且电导值的增加与PNA/DNA杂交过程一致，具有时间依赖性。利用该器件可以有效区分野生型和突变位点的基因片段，推进了无标记DNA的直接检测，检测具有极高的灵敏度和良好的选择性，并且为遗传筛查提供了一种高通量、多样本同时检测的途径。

中国科学院上海应用物理研究所樊春海课题组[140]将DNA探针分子连接至表面硅烷化的硅纳米线上制备FET传感器，利用目标DNA与探针DNA的杂交作用，实现了无标记DNA的实时检测分析，检测具有超灵敏性和特异性，检测限低至1×10^{-15}mol/L，同样实现了单碱基错配序列的检测。此外，他们利用该硅纳米线FET实现了对H1N1型和H5N1型高致病禽流感病毒DNA序列的同时检测。

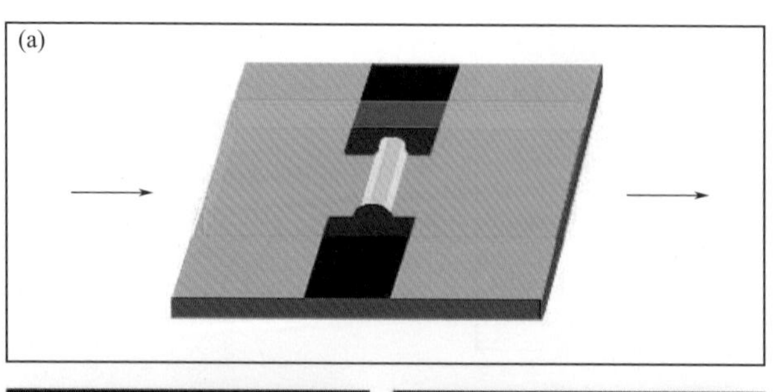

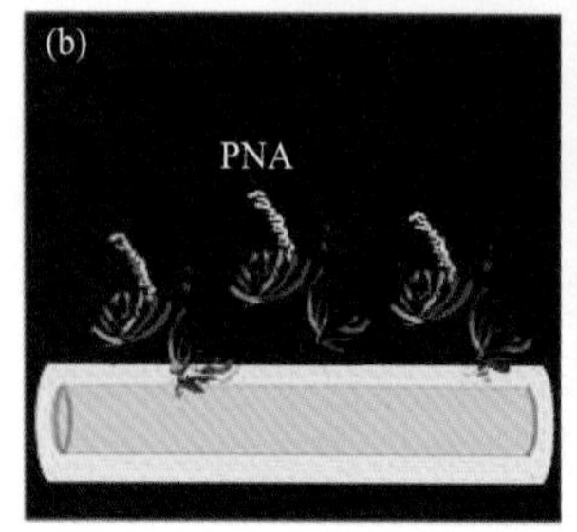

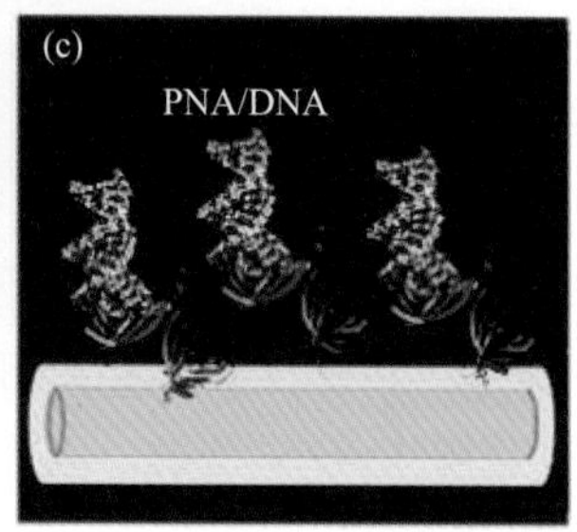

图4.32 （a）硅纳米线FET器件实时检测DNA分子示意图；（b）硅纳米线表面修饰PNA；（c）形成PNA/DNA双螺旋结构[139]

（2）蛋白检测

基于抗体-抗原相互作用实现抗原的特异性识别将可以更好地对疾病进行早期干预和治疗。Lieber课题组[141]将硅纳米线FET与微流道技术相结合实现无标记肿瘤标志物的高灵敏检测。如图4.33所示，在硅纳米线表面依次修饰与前列腺抗原PSA、癌胚抗原CEA和黏蛋白mucin-1对应的抗体，当①0.9ng/mL PSA、②1.4pg/mL PSA、③0.2ng/mL CEA、④2pg/mL CEA、⑤0.5ng/mL mucin-1、⑥5pg/mL mucin-1的溶液依次通过硅纳米线时，电导-时间测量曲线表明，PSA、CEA和mucin-1三种特异性的肿瘤标志物依次被检测出来，并且信号与被检测物浓度相关，该硅纳米线FET对肿瘤标志物的检测限可以低至0.9pg/mL，检测灵敏度高，并且该体系利用了多肿瘤标志物联合检测的优势，肿瘤诊断的准确度得到提高。

李立东和郭雪峰等[142,143]运用微纳加工技术在p型硅纳米线侧壁制备了纳米级的窗口，将与窗口大小匹配的单个H1N1型流感病毒抗体定点修饰在硅纳米线侧壁。结合微流道技术，使检测样本通过硅纳米线表面，由于H1N1病毒抗原与抗体之间存在特异性识别作用从而使器件的电导值增加，通过观测电导值变化

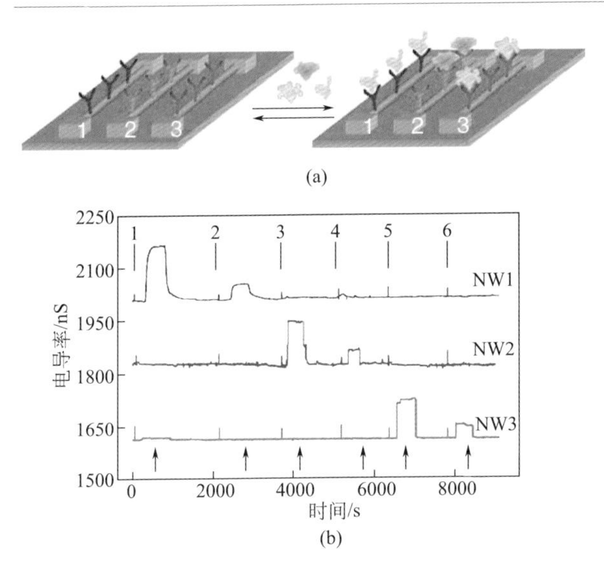

图4.33 （a）硅纳米线器件阵列用于多重蛋白检测示意图；（b）同时检测PSA、CEA和mucin-1的电导-时间测量曲线[141]

实现了对H1N1型流感病毒抗原的实时在线检测。该检测方法快速、直接，并且可逆。

（3）病毒检测

Lieber课题组[144]报道了利用硅纳米线FET实时、无标记地检测单个甲型流感病毒的研究（见图4.34）。首先在硅纳米线表面修饰甲型流感病毒抗体，电导-时间测量曲线中不连续的电导率变化表明甲型流感病毒的接触与分离，副黏病毒或腺病毒则不会出现该现象证明了病毒的特异性检测。进一步的pH依赖性研究表明该纳米线器件可以用于快速确定等电点以及研究不同条件下受体与病毒结合动力学。在pH<7的条件下，病毒与p型硅纳米线上抗体接触，硅纳米线的电导率降低，当病毒与抗体分离时p型硅纳米线电导率升高。而在pH>7条件下，病毒与p型硅纳米线上抗体接触，导致硅纳米线的电导率升高，当病毒与抗体分离时p型硅纳米线电导率将会降低。因此通过该器件可以观察到抗体与单个病毒间的瞬态相互作用过程，实现硅纳米线FET在单分子动力学研究中的应用。

基于硅纳米线场效应晶体管的电学传感器是对传统的光学分析手段的重要补充，该类体系无须荧光标记，因此没有猝灭现象。结合现有半导体工业技术制备基于FET的生物芯片有望降低生物检测的费用。更为重要的是，这种电学传感器

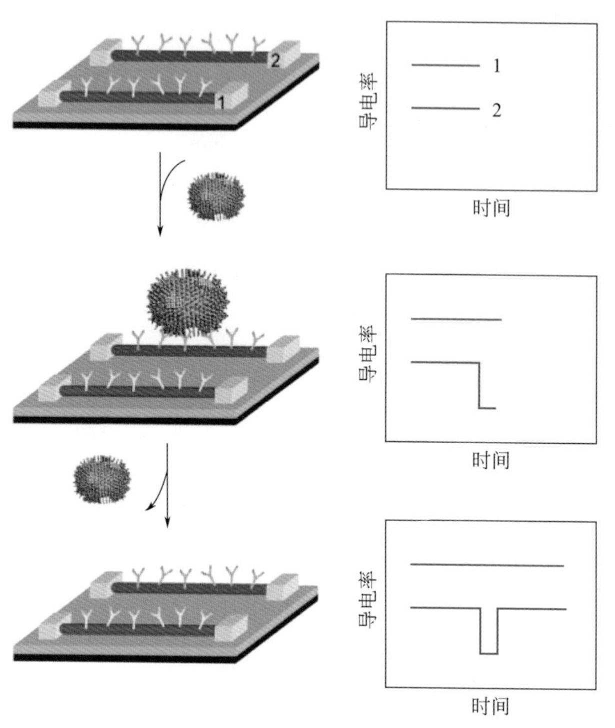

图4.34 基于硅纳米线FET的单个流感病毒检测示意图[144]

为研究生物分子间动态相互作用提供了一个广阔的平台，可以实现实时在线生物检测。

4.4 陶瓷纳米生物材料

如今，新型陶瓷材料不断被开发出来，陶瓷纳米材料如二氧化硅（SiO_2）、二氧化钛（TiO_2）、羟基磷灰石（hydroxyapatite，HA）、氧化铝（Al_2O_3）和氧化锆（ZrO_2）等作为生物医用材料，由于具有低毒性、良好的生物相容性、耐腐蚀等优点备受人们的青睐[145～147]。在本节中，我们将重点介绍二氧化硅、二氧化钛、羟基磷灰石三种陶瓷纳米生物材料的制备与应用。

4.4.1
陶瓷纳米材料的制备

制备粒径分布均匀、纯度高、性能好以及毒副作用小的陶瓷纳米材料对其在生物领域的应用至关重要。陶瓷纳米材料的制备同样可以分为物理制备方法、化学制备方法以及生物制备方法。

4.4.1.1
物理制备方法

常用的物理方法包括机械粉碎法[148]和气相沉积法[149]等，制备原理详见4.1.1节以及4.2.1节。物理方法通常对仪器设备要求高，对工艺参数要求严格，因而生产成本高。

4.4.1.2
化学制备方法

采用化学手段，不需要复杂的仪器设备，仅通过液相反应即可获得组分均匀、纯度高的陶瓷纳米材料，并且易于对材料进行修饰来改善陶瓷纳米材料的物理化学性质，减少它在生物系统的细胞毒性。目前，化学制备方法多采用溶胶-凝胶法、微乳液法、化学沉淀法等。

（1）溶胶-凝胶法

溶胶-凝胶法是指利用前驱体的水解以及缩合反应得到稳定的溶胶或胶状悬浮液的方法。

以SiO_2纳米粒子制备为例，溶胶-凝胶法的反应机理如下。

水解反应：

$$Si(OR)_n+xH_2O \longrightarrow Si(OH)_x(OR)_{n-x}+xROH$$

缩合反应：

$$—Si—OH+HO—Si \longrightarrow Si—O—Si+H_2O$$

$$—Si—OR+HO—Si \longrightarrow Si—O—Si+ROH$$

水解和缩合反应是同时进行的，Stöber等[150]加入氨水作为催化剂加快硅酸酯的水解，并通过前驱体和溶剂的种类选取以及反应物浓度、氨水浓度以及水解温度的调整等优化该反应的条件，最终得到了单分散的球形纳米粒子，粒径范围为0.05 ～ 2μm。

Chemseddine等[151]利用溶胶-凝胶法制备了不同形貌、不同尺寸的TiO_2纳米粒子。他们以钛醇盐为前驱体，在四甲基氢氧化铵催化下进行水解和缩聚反应，制备出TiO_2纳米粒子。在该反应中，四甲基氢氧化铵不仅催化反应而且提供有机阳离子来稳定带负电的锐钛矿型晶核，使晶核聚集形成TiO_2纳米粒子，得到的晶型均为锐钛矿型（见图4.35）。研究者通过调控钛醇盐与四甲基氢氧化铵的相对浓度实现TiO_2纳米粒子的尺寸和形貌改变。

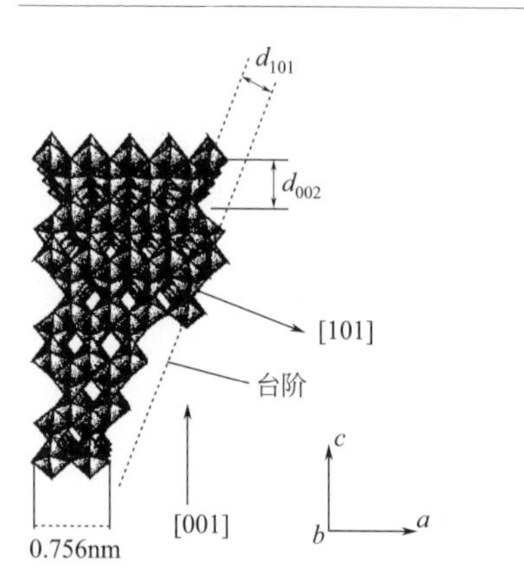

图4.35 锐钛矿型TiO_2多面体结构示意图[151]

（2）微乳液法

微乳液通常是两种不互溶的溶液（如油相和水相）在表面活性剂的作用下形成的热力学稳定的体系。这一体系可以视为多个微型反应器，粒子在该反应器中生长到一定尺寸后，被表面活性剂分子包覆，从而停止生长，达到稳定，该方法有利于制备超细微粒子。常用的表面活性剂有2-乙基己基磺基琥珀酸钠（ATO）、十二烷基硫酸钠（SDS）、十六烷基三甲基溴化铵（CTAB）、聚氧乙烯醚类Triton X以及壬基酚聚氧乙烯醚类NP。

新加坡国立大学Lim课题组[152]选用石油醚为油相，经过处理的十二醇（Empilan KB6ZA）为表面活性剂，$CaCl_2$溶液为水相，将三者混合形成微乳液（见图4.36）。Ca^{2+}与表面活性剂的亲水端作用被固定形成反应位点。逐渐加入$(NH_4)_2HPO_4$水溶液，羟基磷灰石纳米粒子就会在液滴表面生长，形成的晶粒呈针状并且具有很好的分散性。

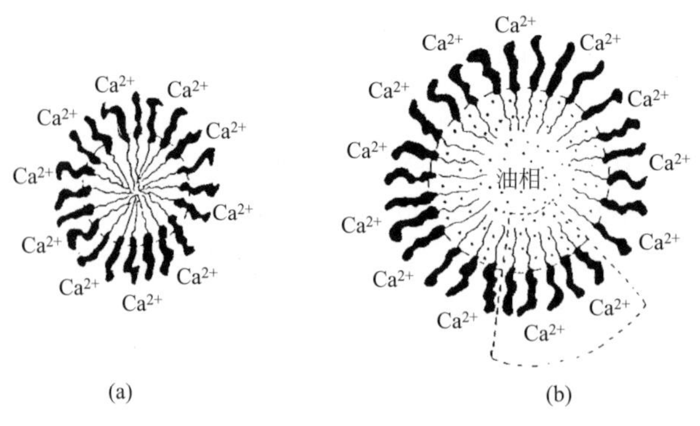

图4.36 胶束（a）与微乳液液滴（b）在氯化钙水溶液中的结构示意图[152]

Romano等[153]将水和ATO溶解在异辛醇中形成反相微胶束，在剧烈搅拌的条件下，将钛酸丁酯加入微乳液中，通过钛酸丁酯水解和缩合形成了TiO_2纳米粒子。

（3）均匀沉淀法

均匀沉淀法制备陶瓷纳米粒子是指利用一定的沉淀剂与金属盐溶液反应，生成沉淀分离干燥得到纳米粒子的方法。以羟基磷灰石（HA）为例，沉淀法制备纳米粒子的反应机理如下：

$$10Ca(OH)_2+6H_3PO_4 \longrightarrow Ca_{10}(PO_4)_6(OH)_2+18H_2O$$

Bouyer等[154]发现HA的形貌、尺寸及比表面积与反应物加入速率和反应温度密切相关。反应物的加入速率决定所合成的HA的纯度，并且与合成结束时体系的pH值和该悬浮液的稳定性密切相关。反应温度则决定了晶型为单晶或多晶。在低温度（T<60℃）下合成的HA纳米颗粒为单晶。转变温度（T= 60℃）可以被定义为单晶的HA纳米晶体合成的一个限度，超过这个临界温度纳米晶体成为多晶。

Wang等[155]以工业钛液为原料，尿素为沉淀剂，将两者与表面活性剂混合，采用均匀沉淀法制备得到TiO_2纳米材料。在该工作中，研究者研究了不同表面活性剂对钛液表面张力的影响，以及表面活性剂用量对制得的TiO_2纳米粒子粒径、形貌的影响。选择多种表面活性剂并且优化用量有利于获得TiO_2纳米粒子。

4.4.1.3
生物制备方法

Bansal等[156]利用微生物合成了二氧化硅纳米粒子。稻壳中富含大量无定形的二氧化硅，并呈网络状分布[157]。研究者发现真菌尖孢镰刀菌可以将稻壳中的无定形二氧化硅快速转化为二氧化硅晶体，并且在室温下将该晶体以粒径约2 ～ 6nm的类球形粒子排出细胞外释放至溶液中，这种高结晶度的二氧化硅被蛋白质所包覆。煅烧该纳米粒子可使蛋白包覆层丧失，并形成立方体纳米粒子，得到的产物具有明显的多孔结构。

4.4.2
陶瓷纳米材料的生物应用

4.4.2.1
二氧化硅纳米粒子的生物应用

二氧化硅纳米粒子尤其是介孔二氧化硅纳米粒子由于具有比表面积高、纳米

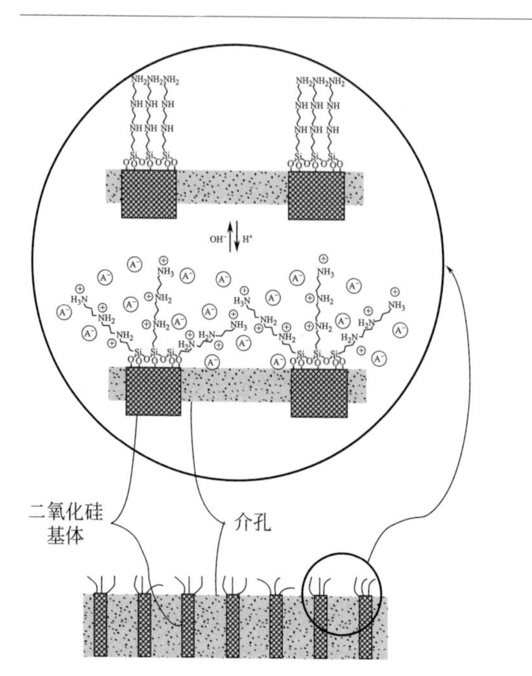

图4.37 离子控制纳米尺度分子门的结构示意图[159]

孔径尺寸可调、稳定性好等优势，在药物传输与释放以及生物传感等领域展现了广阔的应用前景。

（1）药物传输与释放

Vallet-Regi等[158]提出介孔二氧化硅可以作为药物载体用于药物的可控释放。Casasús等[159]报道了一种基于pH响应高分子封堵介孔二氧化硅的分子门用于控制药物的释放。如图4.37所示，首先将pH敏感的高分子修饰在刚性的介孔二氧化硅材料表面，在低pH条件下，该高分子的氨基发生质子化，介孔打开；而在高pH条件下，氨基去质子化，介孔被封堵。通过这种效应达到药物分子在二氧化硅介孔内的装载与释放，构建出离子控制纳米尺度的分子门，实现了pH调控的药物释放。

相对于介孔二氧化硅，中空介孔二氧化硅壳材料具有更大的负载能力。东北师范大学苏忠民课题组[160]报道了一种新型的中空介孔二氧化硅纳米材料，释放药物进行化学治疗的同时还可以进行光动力治疗。研究者以硫化铅（PbS）立方体为核，包覆连接有荧光剂FITC的介孔二氧化硅壳层，随后再包覆一层含有光敏剂血卟啉（hematoporphyrin，HP）的介孔二氧化硅层；蚀刻除去PbS核后，得到含有HP的中空介孔二氧化硅壳材料，然后装载药物阿霉素DOX进行细胞实验。负载的荧光染料FITC可以用于细胞成像，HP在紫外照射下产生活性氧可以用于光动力治疗，装载并缓释的DOX可以用于化学治疗。因此，这种新型、高生物相容性的纳米材料具备多种功能，在生物医学领域具有很好的应用潜力。

（2）生物传感

Kim等[161]制备了双功能二氧化硅纳米粒子用于蛋白的分离纯化与荧光标记。如图4.38所示，二氧化硅纳米粒子修饰次氮基三乙酸（nitrilotriacetic acid，NTA）后螯合镍离子可以特异性结合组氨酸标记（His-tagged）蛋白质，用于特定蛋白的分离纯化，同时二氧化硅纳米粒子嵌有四甲基罗丹明分子，复合物具有很高的

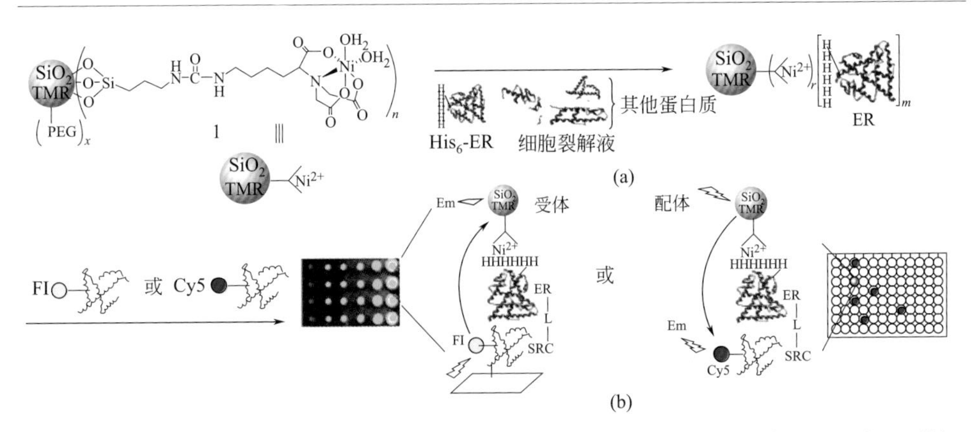

图4.38 （a）双功能二氧化硅纳米粒子用于His-tagged蛋白质的分离；（b）基于受体-配体相互作用将该复合物应用于微阵列上的FRET测定[161]

量子产率，可以对蛋白进行荧光标记。细菌裂解液中含有少量的雌激素相关受体α（ERα）。将该纳米粒子与细菌裂解液接触后，可以特异性地连接His-tagged蛋白质ERα，只需一步即可实现蛋白纯化。加入荧光标记的类固醇受体辅激活因子SRC，通过ER与RSC之间的配体-受体结合作用可以进一步进行蛋白微阵列荧光分析和荧光共振能量转移（FRET）分析测定。

Descalzo等[162]将氨甲基蒽偶联至介孔二氧化硅纳米粒子上，利用三磷酸腺苷（ATP）、二磷酸腺苷（ADP）和一磷酸腺苷（AMP）与氨甲基蒽不同程度的相互作用，实现对ATP的高灵敏检测。氨甲基蒽在pH值为2.8条件下质子化，当没有ATP存在时，由于氨基的静电排斥作用，无法形成蒽的激基缔合物。当有ATP存在时，静电排斥作用降低使蒽基团靠近形成激基缔合物。因此，ATP的加入降低了蒽的发射，增加了激基缔合物的发射峰。通过观测激基缔合物的发射峰可实现ATP的灵敏检测。

4.4.2.2
二氧化钛纳米粒子的生物应用

二氧化钛为典型的n型半导体材料，而TiO_2纳米粒子比表面积大，表面能高，量子尺寸效应使其禁带增宽，氧化还原能力升高，从而具有优异的光催化活性，可以产生活性氧用于光动力治疗，具体原理如下[163]。

TiO_2纳米粒子的能带由充满电子的低能价带（valence band，VB）和空的高能导带（conduction band，CB）构成，价带和导带之间的区域为禁带，TiO_2的禁带宽度为3.2eV。合适的光激发该材料后，价带上的电子（e^-）就会被激发至导带，从而在价带上形成了空穴（h^+）。光生空穴具有很强的氧化性，电子则具有很强的还原性，发生以下反应，产生活性氧。

$$TiO_2 \xrightarrow{光} e^- + h^+$$

$$H_2O + h^+ \longrightarrow OH\cdot + H^+$$

$$O_2 + 2e^- + 2H^+ \longrightarrow H_2O_2$$

Hou等[164]设计了新型复合TiO_2纳米粒子并将其用于癌症的光动力治疗。如图4.39所示，研究者在近红外光上转换材料$NaYF_4:Yb^{3+},Tm^{3+}@NaGdF_4:Yb^{3+}$核壳结构外包覆$TiO_2$壳制备UCNPs@$TiO_2$纳米晶，选用的$NaYF_4:Yb^{3+},Tm^{3+}@NaGdF_4:Yb^{3+}$上转换纳米粒子可以将近红外光转换为紫外光，而该紫外光的发射波长与TiO_2的吸收相匹配。因此，癌细胞吞噬该复合纳米晶后，近红外光照射引发TiO_2的光催化效应，产生细胞内活性氧，从而降低线粒体膜电位释放cytochrome c进入细胞质，激活caspase 3诱导癌细胞凋亡。近红外光相比于紫外光具有更好的穿透能力，可以引发UCNPs@TiO_2纳米晶在荷瘤小鼠体内的光动力治疗，有效抑制肿瘤的生长。

Song等[165]对TiO_2纳米粒子在抑制细胞多药耐药性中的应用进行了研究。在pH=7.2的水溶液中TiO_2纳米粒子呈负电性，而柔红霉素带有正电，通过静电作用

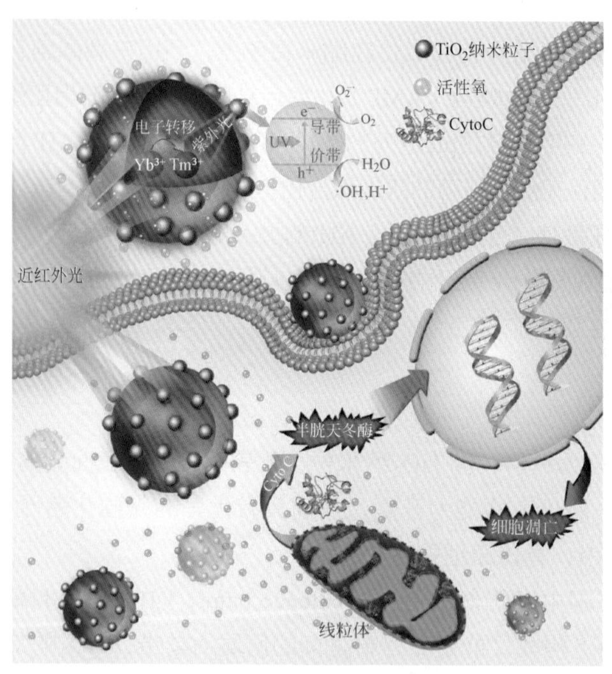

图4.39 基于UCNPs@TiO_2纳米粒子的近红外光介导光动力治疗诱导细胞凋亡示意图[164]

柔红霉素可以吸附于TiO_2纳米粒子表面，带有药物的TiO_2纳米粒子可以附着在耐药性白血病细胞（K562）表面，纳米形式的离子对以及药物在细胞表面释放，并且可以不经P-糖蛋白识别穿过细胞膜进入细胞。紫外光照射后，TiO_2纳米粒子产生活性氧，使细胞膜具有渗透性，促使更多的药物进入细胞。因此，在紫外光照射下，二氧化钛纳米粒子不仅能增加药物在癌细胞的积累，促进药物的吸收，同时也抑制P-糖蛋白介导的多药耐药性，可以作为有效的抗多药耐药性制剂。

4.4.2.3
羟基磷灰石纳米粒子的生物应用

羟基磷灰石$Ca_{10}(PO_4)_6(OH)_2$是磷酸钙最稳定的形式之一，是哺乳动物的骨头和牙齿中的主要无机成分[166]。人工合成的HA纳米晶体性能与人骨相似，具有良好的化学稳定性、生物相容性和生物活性，在体内能与骨紧密结合，可以广泛用于骨科修复和治疗。

Nukavarapu等[167]首先合成了一种生物可降解的聚磷腈将其与100nm的羟基磷灰石纳米粒子复合形成微球，然后将复合微球烧结成三维（3D）的多孔支架。该复合微球支架在平均孔径为86～145μm的范围内呈现46～81MPa的压缩模量，具有很好的力学性能。研究发现大鼠原代成骨细胞可以在该3D支架上黏附、增殖以及进行碱性磷酸酶表达，证明该复合微球支架可以用于骨组织修复工程。

Lin等[168]制备了具有不同纳米结构形貌的羟基磷灰石生物陶瓷，如纳米片、纳米棒以及微纳米杂化表面结构（见图4.40）。与具有平滑、致密的表面的传统试

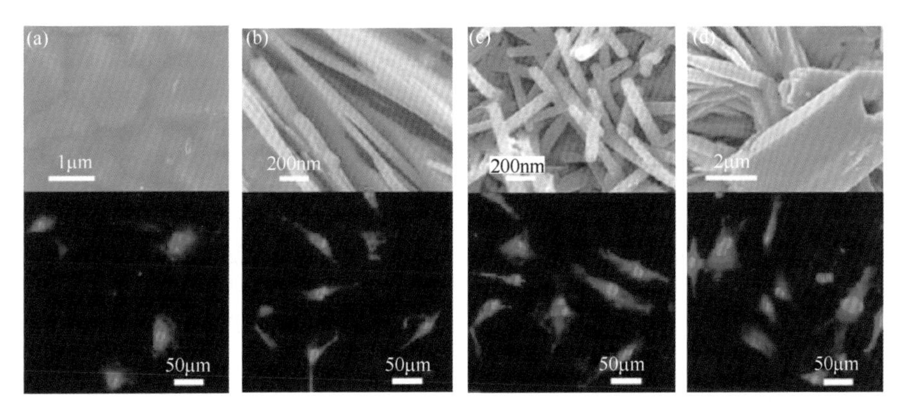

图4.40　羟基磷灰石平滑表面（a）、羟基磷灰石纳米片（b）、羟基磷灰石纳米棒（c）和羟基磷灰石微纳杂化表面（d）的FESEM照片以及MC3T3-E1细胞在不同基底上附着的共聚焦荧光显微镜照片[168]

样相比，研究者所制备的具有分层三维微纳米纹理表面的羟基磷灰石生物陶瓷的表面积更大，这种结构表面可以选择性地增强特定蛋白质的吸附，如血浆中的纤连蛋白 F_N 与玻连蛋白 V_n，并刺激成骨细胞的黏附、生长和成骨分化。其中，微纳米杂化表面的仿生特征使其同时具有增强蛋白质吸附、成骨细胞增殖和分化的最佳能力。结果表明，羟基磷灰石生物陶瓷微纳米杂化的表面形貌可能是功能骨移植设计中需要考虑的关键因素之一。

参考文献

[1] Jain P K, Huang X, El-Sayed I H, et al. Noble metals on the nanoscale：optical and photothermal properties and some applications in imaging, sensing, biology, and medicine. Acc Chem Res, 2008, 41：1578.Chem Rev, 1586.

[2] Yang X, Yang M, Pang B, et al. Gold nanomaterials at work in biomedicine. Chem Rev, 2015, 115：10410-10488.

[3] Lusic H, Grinstaff M W. X-ray-computed tomography contrast agents. Chem Rev, 2012, 113：1641-1666.

[4] Abramczyk H, Brozek-Pluska B. Raman imaging in biochemical and biomedical applications. Diagnosis and treatment of breast cancer. Chem Rev, 2013, 113：5766-5781.

[5] Mei L, Lu Z, Zhang X, et al. Polymer-Ag nanocomposites with enhanced antimicrobial activity against bacterial infection. ACS Appl Mater Interfaces, 2014, 6：15813-15821.

[6] Cui Q, He F, Li L, et al. Controllable metal-enhanced fluorescence in organized films and colloidal system. Adv Colloid Interface Sci, 2014, 207：164-177.

[7] Wang X, He F, Zhu X, et al. Hybrid silver nanoparticle/conjugated polyelectrolyte nanocomposites exhibiting controllable metal-enhanced fluorescence. Sci Rep, 2014, 4：4406.

[8] Grabar K C, Freeman R G, Hommer M B, et al. Preparation and characterization of Au colloid monolayers. Anal Chem, 1995, 67：735-743.

[9] Sau T K, Murphy C J. Room temperature, high-yield synthesis of multiple shapes of gold nanoparticles in aqueous solution. J Am Chem Soc, 2004, 126：8648-8649.

[10] Frens G. Controlled nucleation for the regulation of the particle size in monodisperse gold suspensions. Nat Phys Sci, 1973, 241：20-22.

[11] Jana N R；Gearheart L, Murphy C J. Seeding growth for size control of 5～40 nm diameter gold nanoparticles. Langmuir, 2001, 17：6782-6786.

[12] Murphy C J, Gole A M, Stone J W, et al. Gold nanoparticles in biology：beyond toxicity to cellular imaging. Acc Chem Res, 2008, 41：1721-1730.

[13] Dong X, Ji X, Wu H, et al. Shape control of silver nanoparticles by stepwise citrate reduction. J Phys Chem C, 2009, 113：6573-6576.

[14] Jones M R, Osberg K D, Macfarlane R J, et al. Templated techniques for the synthesis and assembly of plasmonic nanostructures. Chem Rev, 2011, 111：3736-3827.

[15] Chang S, Combs Z A, Gupta M K, et al. In situ growth of silver nanoparticles in porous membranes for surface-enhanced Raman scattering. ACS Appl Mater Interfaces, 2010, 2：3333-3339.

[16] Wei G, Zhou H, Liu Z, et al. One-step synthesis of silver nanoparticles, nanorods, and nanowires on the surface of DNA network. J Phys Chem B,

2005, 109 : 8738-8743.
[17] Feng J J, Li A Q, Lei Z, et al. Low-potential synthesis of "clean" Au nanodendrites and their high performance toward ethanol oxidation. ACS Appl Mater Interfaces, 2012, 4 : 2570-2576.
[18] Yin B, Ma H, Wang S, et al. Electrochemical synthesis of silver nanoparticles under protection of poly (N-vinylpyrrolidone). J Phys Chem B, 2003, 107 : 8898-8904.
[19] Kou J, Bennett-Stamper C, Varma R S. Green synthesis of noble nanometals (Au, Pt, Pd) using glycerol under microwave irradiation conditions. ACS Sustainable Chem Eng, 2013, 1 : 810-816.
[20] Peng Z, Spliethoff B, Tesche B, et al. Laser-assisted synthesis of Au-Ag alloy nanoparticles in solution. J Phys Chem B, 2006, 110 : 2549-2554.
[21] Xu J, Yin J, Ma E. Nanocrystalline Ag formed by low-temperature high-energy mechanical attrition. Nanostruct Mater, 1997 8 : 91-100.
[22] Cross C E, Hemminger J C, Penner R M. Physical vapor deposition of one-dimensional nanoparticle arrays on graphite : seeding the electrodeposition of gold nanowires. Langmuir, 2007, 23 : 10372-10379.
[23] Fitz-Gerald J, Pennycook S, Gao H, et al. Synthesis and properties of nanofunctionalized particulate materials. Nanostruct Mater, 1999, 12 : 1167-1171.
[24] Gohil S, Chandra R, Chalke B, et al. Sputter deposition of self-organized nanoclusters through porous anodic alumina templates. J Nanosci Nanotechno, 2007, 7 : 641-646.
[25] Bali R, Harris A T. Biogenic synthesis of Au nanoparticles using vascular plants. Ind Eng Chem Res, 2010, 49 : 12762-12772.
[26] Gardea-Torresdey J L, Parsons J G, Gomez E, et al. Formation and growth of Au nanoparticles inside live alfalfa plants. Nano Lett, 2002, 2 : 397-401.
[27] Reddy V, Torati R S, Oh S, et al. Biosynthesis of gold nanoparticles assisted by Sapindus mukorossi Gaertn. Fruit pericarp and their catalytic application for the reduction of p-nitroaniline. Ind Eng Chem Res, 2012, 52 : 556-564.
[28] Eby D M, Schaeublin N M, Farrington K E, et al. Lysozyme catalyzes the formation of antimicrobial silver nanoparticles. ACS Nano, 2009, 3 : 984-994.
[29] Mohammed Fayaz A, Balaji K, Girilal M, et al. Mycobased synthesis of silver nanoparticles and their incorporation into sodium alginate films for vegetable and fruit preservation. J Agric Food Chem, 2009, 57 : 6246-6252.
[30] Mukherjee P, Ahmad A, Mandal D, et al. Fungus-mediated synthesis of silver nanoparticles and their immobilization in the mycelial matrix : a novel biological approach to nanoparticle synthesis. Nano Lett, 2001, 1 : 515-519.
[31] Link S, Burda C, Mohamed M B, et al. Laser photothermal melting and fragmentation of gold nanorods : energy and laser pulse-width dependence. J Phys Chem A, 1999, 103 : 1165-1170.
[32] von Maltzahn G, Park J H, Agrawal A, et al. Computationally guided photothermal tumor therapy using long-circulating gold nanorod antennas. Cancer Res, 2009, 69 : 3892-3900.
[33] Huang X, El-Sayed I H, Qian W, et al. Cancer cell imaging and photothermal therapy in the near-infrared region by using gold nanorods. J Am Chem Soc, 2006, 128 : 2115-2120.
[34] Huff T B, Tong L, Zhao Y, et al. Hyperthermic effects of gold nanorods on tumor cells. Nanomedicine, 2007, 2 : 125-132.
[35] Rodríguez-Oliveros R, Sánchez-Gil J A. Gold nanostars as thermoplasmonic nanoparticles for optical heating. Opt Express, 2012, 20 : 621-626.
[36] Wang H, Huff T B, Zweifel D A, et al. In vitro and in vivo two-photon luminescence imaging of single gold nanorods. Proc Natl Acad Sci USA, 2005, 102 : 15752-15756.
[37] Au L, Zhang Q, Cobley C M, et al. Quantifying the cellular uptake of antibody-conjugated Au nanocages by two-photon microscopy and inductively coupled plasma mass spectrometry. ACS Nano, 2009, 4 : 35-42.
[38] Lee S, Kim S, Choo J, et al. Biological imaging

of HEK293 cells expressing PLCγ1 using surface-enhanced Raman microscopy. Anal Chem, 2007, 79 : 916-922.

[39] Ando J, Fujita K, Smith N I, et al. Dynamic SERS imaging of cellular transport pathways with endocytosed gold nanoparticles. Nano Lett, 2011, 11 : 5344-5348.

[40] Tang F, He F, Cheng H, et al. Self-assembly of conjugated polymer-Ag@SiO_2 hybrid fluorescent nanoparticles for application to cellular imaging. Langmuir, 2010, 26 : 11774-11778.

[41] Xia B, Wang X, He F, et al. Self-assembly of conjugated polymer on hybrid nanospheres for cellular imaging applications. ACS Appl Mater Interfaces, 2012, 4 : 6332-6337.

[42] Cui Q, He F, Wang X, et al. Gold nanoflower@ gelatin core-shell nanoparticles loaded with conjugated polymer applied for cellular imaging. ACS Appl Mater Interfaces, 2012, 5 : 213-219.

[43] Li K, Qin W, Li F, et al. Nanoplasmonic imaging of latent fingerprints and identification of cocaine. Angew Chem Int Ed, 2013, 125 : 11756-11759.

[44] Ai K, Liu Y, Lu L. Hydrogen-bonding recognition-induced color change of gold nanoparticles for visual detection of melamine in raw milk and infant formula. J Am Chem Soc, 2009, 131 : 9496-9497.

[45] Mirkin C A, Letsinger R L, Mucic R C, et al. A DNA-based method for rationally assembling nanoparticles into macroscopic materials. Nature, 1996, 382 : 607-609.

[46] Elghanian R, Storhoff J J, Mucic R C, et al. Selective colorimetric detection of polynucleotides based on the distance-dependent optical properties of gold nanoparticles. Science, 1997, 277 : 1078-1081.

[47] Taton T A, Mirkin C A, Letsinger R L. Scanometric DNA array detection with nanoparticle probes. Science, 2000, 289 : 1757-1760.

[48] Ray K, Lakowicz J R. Metal-enhanced fluorescence lifetime imaging and spectroscopy on a modified SERS substrate. J Phys Chem C, 2013, 117 : 15790-15797.

[49] Wang X, Li S, Zhang P, et al. An optical nanoruler based on a conjugated polymer-silver nanoprism pair for label-free protein detection. Adv Mater, 2015, 27 : 6040-6045.

[50] Jiang C, Zhao T, Li S, et al. Highly sensitive two-photon sensing of thrombin in serum using aptamers and silver nanoparticles. ACS Appl Mater Interfaces, 2013, 5 : 10853-10857.

[51] Shao F, Lu Z, Liu C, et al. Hierarchical nanogaps within bioscaffold arrays as a high-performance SERS substrate for animal virus biosensing. ACS Appl Mater Interfaces, 2014, 6 : 6281-6289.

[52] Kim J S, Kuk E, Yu K N, et al. Antimicrobial effects of silver nanoparticles. Nanomedicine, 2007, 3 : 95-101.

[53] Gao Y, Dong Q, Lan S, et al. Decorating CdTe QD-embedded mesoporous silica nanospheres with Ag NPs to prevent bacteria invasion for enhanced anticounterfeit applications. ACS Appl Mater Interfaces, 2015, 7 : 10022-10033.

[54] Lee H, Shin T H, Cheon J, et al. Recent developments in magnetic diagnostic systems. Chem Rev, 2015, 115 : 10690-10724.

[55] Reddy L H, Arias J L, Nicolas J, et al. Magnetic nanoparticles : design and characterization, toxicity and biocompatibility, pharmaceutical and biomedical applications. Chem Rev, 2012, 112 : 5818-5878.

[56] Pan Y, Du X, Zhao F, et al. Magnetic nanoparticles for the manipulation of proteins and cells. Chem Soc Rev, 2012, 41 : 2912-2942.

[57] López-López M T, Durán J D G, Delgado A V, et al. Stability and magnetic characterization of oleate-covered magnetite ferrofluids in different nonpolar carriers. J Colloid Interface Sci, 2005, 291 : 144-151.

[58] Wang X, He F, Tang F, et al. Preparation of hybrid fluorescent-magnetic nanoparticles for application to cellular imaging by self-assembly. Colloids Surf A : Physicochem Eng Aspects, 2011, 392 : 103-109.

[59] Li Z, Wei L, Gao M, et al. One-pot reaction to synthesize biocompatible magnetite nanoparticles. Adv Mater, 2005, 17 : 1001-1005.

[60] Deng H, Li X, Peng Q, et al. Monodisperse

magnetic single-crystal ferrite microspheres. Angew Chem, 2005, 117 : 2842-2845.

[61] Pillai V, Kumar P, Hou M J, et al. Preparation of nanoparticles of silver halides, superconductors and magnetic materials using water-in-oil microemulsions as nano-reactors. Adv Colloid Interface Sci, 1995, 55 : 241-269.

[62] Ennas G, Musinu A, Piccaluga G, et al. Characterization of iron oxide nanoparticles in an Fe_2O_3-SiO_2 composite prepared by a sol-gel method. Chem Mater, 1998, 10 : 495-502.

[63] Cabrera L, Gutierrez S, Menendez N, et al. Magnetite nanoparticles : electrochemical synthesis and characterization. Electrochim Acta, 2008, 53 : 3436-3441.

[64] Massart R. Preparation of aqueous magnetic liquids in alkaline and acidic media. IEEE Trans Magn, 1981, 17 : 1247-1248.

[65] Viota J L, Durán J D G, González-Caballero F, et al. Magnetic properties of extremely bimodal magnetite suspensions. J Magn Magn Mater, 2007, 314 : 80-86.

[66] Sun S, Zeng H, Robinson D B, et al. Monodisperse MFe_2O_4 (M= Fe, Co, Mn) nanoparticles. J Am Chem Soc. 2004, 126 : 273-279.

[67] Wang X, Zhuang J, Peng Q, et al. A general strategy for nanocrystal synthesis. Nature, 2005, 437 : 121-124.

[68] Flint E B, Suslick K S. The temperature of cavitation. Science, 1991, 253 : 1397-1399.

[69] Meldrum F C, Heywood B R, Mann S. Magnetoferritin : in vitro synthesis of a novel magnetic protein. Science, 1992, 257 : 522-523.

[70] Matsunaga T, Okamura Y, Tanaka T. Biotechnological application of nano-scale engineered bacterial magnetic particles. J Mater Chem, 2004, 14 : 2099-2105.

[71] Faivre D, Schuler D. Magnetotactic bacteria and magnetosomes. Chem Rev, 2008, 108 : 4875-4898.

[72] Qiao R, Yang C, Gao M. Superparamagnetic iron oxide nanoparticles : from preparations to in vivo MRI applications. J Mater Chem, 2009, 19 : 6274-6293.

[73] Rausch M, Sauter A, Fröhlich J, et al. Dynamic patterns of USPIO enhancement can be observed in macrophages after ischemic brain damage. Magn Reson Med, 2001, 46 : 1018-1022.

[74] Yang J, Wadghiri Y Z, Hoang D M, et al. Detection of amyloid plaques targeted by USPIO-Aβ1-42 in Alzheimer's disease transgenic mice using magnetic resonance microimaging. Neuro Image, 2011, 55 : 1600-1609.

[75] Xu C, Xu K, Gu H, et al. Nitrilotriacetic acid-modified magnetic nanoparticles as a general agent to bind histidine-tagged proteins. J Am Chem Soc, 2004, 126 : 3392-3393.

[76] Shin S J, Wu C W, Steinberg H, et al. Identification of novel virulence determinants in Mycobacterium paratuberculosis by screening a library of insertional mutants. Infect Immun, 2006, 74 : 3825-3833.

[77] Naser S A, Ghobrial G, Romero C, et al. Culture of Mycobacterium avium subspecies paratuberculosis from the blood of patients with Crohn's disease. Lancet, 2004, 364 : 1039-1044.

[78] Kaittanis C, Naser S A, Perez J M. One-step, nanoparticle-mediated bacterial detection with magnetic relaxation. Nano Lett, 2007, 7 : 380-383.

[79] Shukoor M I, Natalio F, Tahir M N, et al. Superparamagnetic γ-Fe_2O_3 nanoparticles with tailored functionality for protein separation. Chem Commun, 2007, 44 : 4677-4679.

[80] Mykhaylyk O, Antequera Y S, Vlaskou D, et al. Generation of magnetic nonviral gene transfer agents and magnetofection in vitro. Nat Protoc, 2007, 2 : 2391-2411.

[81] Huang R Y, Chiang P H, Hsiao W C, et al. Redox-sensitive polymer/SPIO nanocomplexes for efficient and MR imaging of human cancer cells. Langmuir, 2015, 31 : 6523−6531.

[82] Scherer F, Anton M, Schillinger U, et al. Magnetofection : enhancing and targeting gene delivery by magnetic force in vitro and in vivo. Gene Therapy, 2002, 9 : 102−109.

[83] Kingsley J D, Dou H, Morehead J, et al. Nanotechnology : A focus on nanoparticles as a drug delivery system. J Neuroimmune

Pharmacol, 2006, 1 : 340–350.

[84] Kohler N, Sun C, Wang J, et al. Methotrexate-modified superparamagnetic nanoparticles and their intracellular uptake into human cancer cells. Langmuir, 2005, 21 : 8858–8864.

[85] Tovey S, Brown S, Doughty J, et al. Poor survival outcomes in HER2-positive breast cancer patients with low-grade, node-negative tumours. Br J Cancer, 2009, 100 : 680–683.

[86] Yang J, Lee C H, Ko H J, et al. Multifunctional magneto-polymeric nanohybrids for targeted detection and synergistic therapeutic effects on breast cancer. Angew Chem Int Ed, 2007, 46 : 8836-8839.

[87] Yu M K, Jeong Y Y, Park J, et al. Drug-loaded superparamagnetic iron oxide nanoparticles for combined cancer imaging and therapy in vivo. Angew Chem Int Ed, 2008, 47 : 5362-5365.

[88] Obaidat I M, Issa B, Haik Y. Magnetic properties of magnetic nanoparticles for efficient hyperthermia. Nanomaterials, 2015, 5 : 63-89.

[89] Jordan A, Scholz R, Wust P, et al. Magnetic fluid hyperthermia (MFH) : Cancer treatment with AC magnetic field induced excitation of biocompatible superparamagnetic nanoparticles. J Magn Magn Mater, 1999, 201 : 413-419.

[90] Shinohara K. Thermal ablation of prostate diseases : advantages and limitations. Int J Hyperthermia, 2004, 20 : 679-697.

[91] Koda M, Tokunaga S, Matono T, et al. Comparison between different thickness umbrella-shaped expandable radiofrequency electrodes (super slim and co access) : Experimental and clinical study. Exp Ther Med, 2011, 2 : 1215-1220.

[92] Lee J H, Jang J t Choi J s, et al. Exchange-coupled magnetic nanoparticles for efficient heat induction. Nature Nanotech, 2011, 6 : 418-422.

[93] Lee N, Yoo D, Ling D, et al. Iron oxide based nanoparticles for multimodal imaging and magnetoresponsive therapy. Chem Rev, 2015, 115 : 10637-10689.

[94] Hayashi K, Nakamura M, Sakamoto W, et al. Superparamagnetic nanoparticle clusters for cancer theranostics combining magnetic resonance imaging and hyperthermia treatment. Theranostics, 2013, 3 : 366-376.

[95] Rodbell M. The role of hormone receptors and GTP-regulatory proteins in membrane transduction. Nature, 1980, 284 : 17-22.

[96] Lee J H, Kim E S, Cho M H, et al. Artificial control of cell signaling and growth by magnetic nanoparticles. Angew Chem Int Ed, 2010, 49 : 5698-5702.

[97] Coultas L, Chawengsaksophak K, Rossant J. Endothelial cells and VEGF in vascular development. Nature, 2005, 438 : 937-945.

[98] Carmeliet P. Angiogenesis in life, disease and medicine. Nature, 2005, 438 : 932-936.

[99] Yancopoulos G D, Davis S, Gale N W, et al. Vascular-specific growth factors and blood vessel formation. Nature, 2000, 407 : 242-248.

[100] Maisonpierre P C, Suri C, Jones P F, et al. Angiopoietin-2, a natural antagonist for Tie2 that disrupts in vivo angiogenesis. Science, 1997, 277 : 55-60.

[101] Eklund L, Olsen B R. Tie receptors and their angiopoietin ligands are contextdependent regulators of vascular remodeling. Exp Cell Res, 2006, 312 : 630-641.

[102] Barton W A, Tzvetkova-Robev D, Miranda E P, et al. Crystal structures of the Tie2 receptor ectodomain and the angiopoietin-2-Tie2 complex. Nat Struct Mol Biol, 2006, 13 : 524-532.

[103] Danial N N, Korsmeyer S J. Cell death : Critical control points. Cell, 2004, 116 : 205-219.

[104] Williams G T. Programmed cell death : Apoptosis and oncogenesis. Cell, 1991, 65 : 1097-1098.

[105] Storey S. Targeting apoptosis : Selected anticancer strategies. Nat Rev Drug Discov, 2008, 7 : 971-972.

[106] Mahalingam D, Szegezdi E, Keane M, et al. TRAIL receptor signalling and modulation : Are we on the right TRAIL ? Cancer Treat Rev, 2009, 35 : 280-288.

[107] Blanářová O V, Jelínková I, Szöőr Á, et

al. Cisplatin and a potent platinum (Ⅳ) complex-mediated enhancement of TRAIL-induced cancer cells killing is associated with modulation of upstream events in the extrinsic apoptotic pathway. Carcinogenesis, 2011, 32 : 42-51.
[108] Cho M H, Lee E J, Son M, et al. A magnetic switch for the control of cell death signalling in in vitro and in vivo systems. Nature Mater, 2012, 11 : 1038-1043.
[109] Eimon P M, Kratz E, Varfolomeev E, et al. Delineation of the cell-extrinsic apoptosis pathway in the zebrafish. Cell Death Differ, 2006, 13 : 1619-1630.
[110] Bobe J, Goetz F W. Molecular cloning and expression of a TNF receptor and two TNF ligands in the fish ovary. Comp Biochem Physiol B Biochem Mol Biol, 2001, 129 : 475-481.
[111] Xia Y, Yang P, Sun Y, et al. One-dimensional nanostructures : synthesis, characterization, and applications. Adv Mater, 2003, 15 : 353-389.
[112] Erogbogbo F, Yong K T, Roy I, et al. In vivo targeted cancer imaging, sentinel lymph node mapping and multi-channel imaging with biocompatible silicon nanocrystals. ACS Nano, 2010, 5 : 413-423.
[113] Yang C S, Bley R A, Kauzlarich S M, et al. Synthesis of alkyl-terminated silicon nanoclusters by a solution route. J Am Chem Soc, 1999, 121 : 5191-5195.
[114] Rosso-Vasic M, Spruijt E, Popović Z, et al. Amine-terminated silicon nanoparticles : synthesis, optical properties and their use in bioimaging. J Mater Chem, 2009, 19 : 5926-5933.
[115] Kang Z, Tsang C H A, Zhang Z, et al. A polyoxometalate-assisted electrochemical method for silicon nanostructures preparation : from quantum dots to nanowires. J Am Chem Soc, 2007, 129 : 5326-5327.
[116] Jurbergs D, Rogojina E, Mangolini L, et al. Silicon nanocrystals with ensemble quantum yields exceeding 60%. Appl Phys Lett, 2006, 88 : 233116.
[117] Dhas A N, Raj C P, Gedanken A. Preparation of luminescent silicon nanoparticles : A novel sonochemical approach. Chem Mater, 1998, 10 : 3278-3281.
[118] Heintz A S, Fink M J, Mitchell B S. Mechanochemical synthesis of blue luminescent alkyl/alkenyl-passivated silicon nanoparticles. Adv Mater, 2007, 19 : 3984-3988.
[119] Riabinina D, Durand C, Chaker M, et al. Photoluminescent silicon nanocrystals synthesized by reactive laser ablation. Appl Phys Lett, 2006, 88 : 073105.
[120] Baldwin R K, Pettigrew K A, Ratai E, et al. Solution reduction synthesis of surface stabilized silicon nanoparticles. Chem Commun, 2002 : 1822-1823.
[121] Tilley R D, Yamamoto K. The microemulsion synthesis of hydrophobic and hydrophilic silicon nanocrystals. Adv Mater, 2006, 18 : 2053-2056.
[122] He Y, Fan C, Lee S T. Silicon nanostructures for bioapplications. Nano Today, 2010 : 5282-5295.
[123] Wagner R S, Ellis W C. Vapor-liquid-solid mechanism of single crystal growth. Appl Phys Lett, 1964, 4 : 89-90.
[124] Ma D D D, Lee C S, Au F C K, et al. Small-diameter silicon nanowire surfaces. Science, 2003, 299 : 1874-1877.
[125] Peng K, Lu A, Zhang R, et al. Motility of metal nanoparticles in silicon and induced anisotropic silicon etching. Adv Funct Mater, 2008, 18 : 3026-3035.
[126] Morales A M, Lieber C M. A laser ablation method for the synthesis of crystalline semiconductor nanowires. Science, 1998, 279 : 208-211.
[127] Wang N, Tang Y H, Zhang Y F, et al. Si nanowires grown from silicon oxide. Chem Phys Lett, 1999, 299 : 237-242.
[128] Peng K Q, Yan Y J, Gao S P, et al. Synthesis of large-area silicon nanowire arrays via self-assembling nanoelectrochemistry. Adv Mater, 2002, 14 : 1164-1166.

[129] He Y, Su Y, Yang X, et al. Photo and pH stable, highly-luminescent silicon nanospheres and their bioconjugates for immunofluorescent cell imaging. J Am Chem Soc, 2009, 131 : 4434-4438.

[130] He Y, Kang Z H, Li Q S, et al. Ultrastable, highly fluorescent, and water-dispersed silicon-based nanospheres as cellular probes. Angew Chem Int Ed, 2009, 121 : 134-138.

[131] Zhong Y, Peng F, Bao F, et al. Large-scale aqueous synthesis of fluorescent and biocompatible silicon nanoparticles and their use as highly photostable biological probes. J Am Chem Soc, 2013, 135 : 8350-8356.

[132] Zheng G, Lu W, Jin S, et al. Synthesis and fabrication of high-performance n-type silicon nanowire transistors. Adv Mater, 2004, 16 : 1890-1893.

[133] Cui Y, Wei Q, Park H, et al. Nanowire nanosensors for highly sensitive and selective detection of biological and chemical species. Science, 2001, 293 : 1289-1292.

[134] Elfström N, Juhasz R, Sychugov I, et al. Surface charge sensitivity of silicon nanowires : Size dependence. Nano Lett, 2007, 7 : 2608-2612.

[135] Stern E, Wagner R, Sigworth F J, et al. Importance of the Debye screening length on nanowire field effect transistor sensors. Nano Lett, 2007, 7 : 3405-3409.

[136] Zhang G J, Zhang G, Chua J H, et al. DNA sensing by silicon nanowire : Charge layer distance dependence. Nano Lett, 2008, 8 : 1066-1070.

[137] Gao A, Lu N, Wang Y, et al. Enhanced sensing of nucleic acids with silicon nanowire field effect transistor biosensors. Nano Lett, 2012, 12 : 5262-5268.

[138] Gao X P A, Zheng G, Lieber C M. Subthreshold regime has the optimal sensitivity for nanowire FET biosensors. Nano Lett, 2009, 10 : 547-552.

[139] Hahm J I, Lieber C M. Direct ultrasensitive electrical detection of DNA and DNA sequence variations using nanowire nanosensors. Nano Lett, 2004, 4 : 51-54.

[140] Gao A, Lu N, Dai P, et al. Silicon-nanowire-based CMOS-compatible field-effect transistor nanosensors for ultrasensitive electrical detection of nucleic acids. Nano Lett, 2011, 11 : 3974-3978.

[141] Zheng G, Patolsky F, Cui Y, et al. Multiplexed electrical detection of cancer markers with nanowire sensor arrays. Nat Biotechnol, 2005, 23 : 1294-1301.

[142] Wang J, Shen F, Wang Z, et al. Point decoration of silicon nanowires : An approach toward single-molecule electrical detection. Angew Chem Int Ed, 2014, 53 : 5038-5043.

[143] Wang J, Wang Z, Li Q, et al. Revealing interface-assisted charge-transfer mechanisms by using silicon nanowires as local probes. Angew Chem Int Ed, 2013, 125 : 3453-3457.

[144] Patolsky F, Zheng G, Hayden O, et al. Electrical detection of single viruses. Proc Natl Acad Sci USA, 2004, 101 : 14017-14022.

[145] Lohse S E, Murphy C J. Applications of colloidal inorganic nanoparticles : From medicine to energy. J Am Chem Soc, 2012, 134 : 15607-15620.

[146] Rehman F, Zhao C, Jiang H, et al. Biomedical applications of nano-titania in theranostics and photodynamic therapy. Biomater Sci, 2016, 4 : 40-54.

[147] Moreno-Vega A I, Gómez-Quintero T, Nuñez-Anita R E, et al. Polymeric and ceramic nanoparticles in biomedical applications. J Nanotechnol, 2012, 2012 : 936041.

[148] Gajović A, Furić K, Tomašić N, et al. Mechanochemical preparation of nanocrystalline TiO_2 powders and their behavior at high temperatures. J Alloys Compd, 2005, 398 : 188-199.

[149] Kitano M, Funatsu K, Matsuoka M, et al. Preparation of nitrogen-substituted TiO_2 thin film photocatalysts by the radio frequency magnetron sputtering deposition method and their photocatalytic reactivity under visible light irradiation. J Phys Chem B, 2006, 110 : 25266-25272.

[150] Stöber W, Fink A, Bohn E. Controlled growth of monodisperse silica spheres in the micron size range. J Colloid Interface Sci, 1968, 26 :

62-69.

[151] Chemseddine A, Moritz T. Nanostructuring titania : control over nanocrystal structure, size, shape, and organization. Eur J Inorg Chem, 1999, 1999 : 235-245.

[152] Lim G K, Wang J, Ng S C, et al. Formation of nanocrystalline hydroxyapatite in nonionic surfactant emulsions. Langmuir, 1999, 15 : 7472-7477.

[153] Romano S, Kurlat D H. Rheological measurements in titania gels synthesized from reverse micelles. Chem Phys Lett, 2000, 323 : 93-97.

[154] Bouyer E, Gitzhofer F, Boulos M I. Morphological study of hydroxyapatite nanocrystal suspension. J Mater Sci : Mater Med, 2000, 11 : 523-531.

[155] Wang H, Liu P, Cheng X, et al. Effect of surfactants on synthesis of TiO_2 nano-particles by homogeneous precipitation method. Powder Technology, 2008, 188 : 52-54.

[156] Bansal V, Ahmad A, Sastry M. Fungus-mediated biotransformation of amorphous silica in rice husk to nanocrystalline silica. J Am Chem Soc, 2006, 128 : 14059-14066.

[157] Sterling C. Crystalline silica in plants. Am J Bot, 1967, 54 : 840-844.

[158] Vallet-Regi M, Rámila A, del Real R P, et al. A new property of MCM-41 : drug delivery system. Chem Mater, 2001, 13 : 308-311.

[159] Casasús R, Marcos M D, Martínez-Máñez R, et al. Toward the development of ionically controlled nanoscopic molecular gates. J Am Chem Soc, 2004, 126 : 8612-8613.

[160] Wang T, Zhang L, Su Z M, et al. Multifunctional hollow mesoporous silica nanocages for cancer cell detection and the combined chemotherapy and photodynamic therapy. ACS Appl Mater, 2011, 3 : 2479-2486.

[161] Kim S H, Jeyakumar M, Katzenellenbogen J A. Dual-mode fluorophore-doped nickel nitrilotriacetic acid-modified silica nanoparticles combine histidine-tagged protein purification with site-specific fluorophore labeling. J Am Chem Soc, 2007, 129 : 13254-13264.

[162] Descalzo A B, Marcos M D, Martínez-Máñez R, et al. Anthrylmethylamine functionalised mesoporous silica-based materials as hybrid fluorescent chemosensors for ATP. J Mater Chem, 2005, 15 : 2721-2731.

[163] Cai R, Kubota Y, Shuin T, et al. Induction of cytotoxicity by photoexcited TiO_2 particles. Cancer Res, 1992, 52 : 2346-2348.

[164] Hou Z, Zhang Y, Deng K, et al. UV-emitting upconversion-based TiO_2 photosensitizing nanoplatform : Near-infrared light mediated in vivo photodynamic therapy via mitochondria-involved apoptosis pathway. ACS Nano, 2015, 9 : 2584-2599.

[165] Song M, Zhang R, Dai Y, et al. The in vitro inhibition of multidrug resistance by combined nanoparticulate titanium dioxide and UV irradition. Biomaterials, 2006, 27 : 4230-4238.

[166] Burg K J L, Porter S, Kellam J F. Biomaterial developments for bone tissue engineering. Biomaterials, 2000, 21 : 2347-2359.

[167] Nukavarapu S P, Kumbar S G, Brown J L, et al. Polyphosphazene/nano-hydroxyapatite composite microsphere scaffolds for bone tissue engineering. Biomacromolecules, 2008, 9 : 1818-1825.

[168] Lin K, Xia L, Gan J, et al. Tailoring the nanostructured surfaces of hydroxyapatite bioceramics to promote protein adsorption, osteoblast growth, and osteogenic differentiation. ACS Appl Mater Interfaces, 2013, 5 : 8008-8017.

NANOMATERIALS

纳米生物材料

Chapter 5

第5章
有机纳米生物材料及其生物应用

有机纳米生物材料因其结构可控和可降解等特性，在生物医学领域得到了广泛的研究与关注。相比于无机纳米生物材料的结构不明确性和不可降解性，可以通过各种合成方法制备结构明确、分子大小可控以及有序组装的新型有机纳米生物材料。随着几十年来生物材料的不断发展，有机纳米生物材料因为其本身的独特优势，大有替代无机纳米生物材料的趋势。因此，有机纳米生物材料在生物医学领域具有广阔的应用前景。事物往往是机遇与挑战并存，有机纳米生物材料仍然还有许多需要进一步发展的地方，比如更多性能优越的有机纳米生物材料仍然需要科学家们不断探索与发现。本章主要集中分析各种结构、功能各异的有机类纳米生物材料的特性，并围绕有机纳米生物材料在生物医学领域的应用进行综述。在此基础上进一步展望它们未来在生物医学领域应用的机遇与挑战。

5.1 聚合物纳米生物材料

随着科学技术的进步和经济的发展，高强度、高韧性、耐高温、耐极端条件等高性能的高分子材料发展十分迅速，为电子、宇航工业等提供了必需的新材料。目前，高分子材料正向功能化、智能化、精细化方向发展，由结构材料向具有光、电、声、磁、生物医学、仿生、催化、物质分离及能量转换等效应的功能材料方向扩展，如分离材料、导电材料、智能材料、储能材料、换能材料、纳米材料、光导材料、生物活性材料、电子信息材料等的发展都表明了这种发展趋势。聚合物的种类众多，功能各异，呈现出缤纷多彩的性能与应用前景。按照其本身的共轭程度，可以分为非共轭聚合物和共轭聚合物。非共轭聚合物已经得到了广泛的研究和发展，且在众多的专业或科普性书籍中得到了详细介绍，在这里就不再累述。本节主要围绕共轭聚合物这一新型聚合物纳米材料的性质、制备方法以及生物医学应用进行详细阐述。

共轭聚合物是一类含有饱和键与非饱和键的发光单元共轭构建形成的具有良好的光电子特质的聚合物材料。共轭聚合物本身具有大的π电子离域和电子耦合，最早是作为新兴光电材料广泛运用于发光二极管、光伏太阳能电池以及场效应晶体管等领域。另一方面，共轭聚合物的分子线效应使其具有良好的光捕获和光信号放大能力，作为光功能材料在生物材料领域展示的独特性能受到了科学家们的广泛关注[1~3]。特别是水溶性共轭聚合物的合成和发展，极大地推动了共轭聚合物在生物医学领域的应用。

5.1.1 共轭聚合物设计合成

共轭聚合物因单体不同而呈现不同的光物理特性。设计合成功能各异的共轭聚合物就可以获得光学活性不同的共轭聚合物纳米生物材料。共轭聚合物根据其骨架，可以分为聚亚苯基乙烯（PPV）、聚亚苯基乙炔（PPE）、聚芴类（PF）以及聚噻吩（PT）。上述共轭聚合物主要通过Heck、Suzuki、Stille等钯催化偶联聚合和$FeCl_3$氧化聚合反应进行合成。表5.1综述了各种类型共轭聚合物材料的典型结构与合成路线方法。共轭聚合物的侧链可以根据需求不同进行选择性修饰。因此，改变共轭聚合物主链单元和共轭程度便可以得到覆盖可见光至近红外光的荧光共轭聚合物，同时在侧链修饰特殊功能基团便可以获得多功能共轭聚合物。更为重要的是，利用共轭聚合物单元之间或共轭聚合物与其他受体分子（包括共轭聚合物、荧光小分子及荧光无机纳米颗粒）之间可以实现荧光共振能量转移（FRET）的特性，能够获得具有更多光电功能的共轭聚合物材料。

5.1.2 共轭聚合物纳米材料的制备与功能化

共轭聚合物纳米材料的制备方法主要有三种，即自组装法、纳米沉淀法以及微乳液法（见图5.1）。可以根据具体荧光共轭聚合物的性质选择合适的制备方法，也可以通过精细调控制备方法制备不同尺寸和表面功能的荧光共轭聚合物纳米材料。

自组装法制备荧光共轭聚合物纳米材料是利用共轭聚合物的亲疏水性和表面电荷自组装而成。一种是利用荧光共轭聚合物本身的两亲性（主链骨架的疏水性和侧链亲水性修饰）在水中自组装成一定形貌尺寸的纳米颗粒，该方法只需要简单的搅拌便可获得荧光共轭聚合物纳米材料；另外一种是将带相反电荷的水溶性

表5.1 共轭聚合物的典型类型及合成方式

类型	聚合方式	化学结构和反应举例
聚芴（PF） 及其衍生物	Suzuki 偶合	Br Br Br Br + $B(OH)_2$ $B(OH)_2$ $\xrightarrow[K_2CO_3]{Pd(PPh_3)_4}$ n Br Br
聚亚苯基乙烯 （PPV）及其衍生物	Heck 偶合	Br Br + $\xrightarrow[P(o\text{-tolyl})_3]{Pd(OAc)_2}$ n R R; R= —N(H)—C(=$\overset{\oplus}{N}H_2$)—NH_2 R R; R= —N(H)—C(=$\overset{+}{N}H_2$)—NH_2
聚亚苯基乙炔 （PPE）及其衍生物	Sonogashira 偶合	O O 3 + I I O O O O NH_2 H_2N $\xrightarrow[CuI]{Pd(PPh_3)_4}$ O O 3 O O O O NH_2 H_2N n
聚噻吩（PT） 及其衍生物	氧化聚合	OH O 4 S + I O 8 S $\xrightarrow{FeCl_3}$ OH O 4 I O 8 S m S n

荧光共轭聚合物分散在水溶液中，通过机械力搅拌便可以通过静电相互作用自组装成水溶液分散的荧光共轭聚合物纳米颗粒。上述自组装法简单易行，可以获得100～800nm尺寸不同的纳米颗粒，但该方法所得的纳米颗粒一般尺寸较大。

相比于自组装法，纳米沉淀法就可以有效调控荧光共轭聚合物纳米结构的尺寸，便于获得尺寸均一、单分散的纳米颗粒。该方法的主要过程是将共轭聚合物

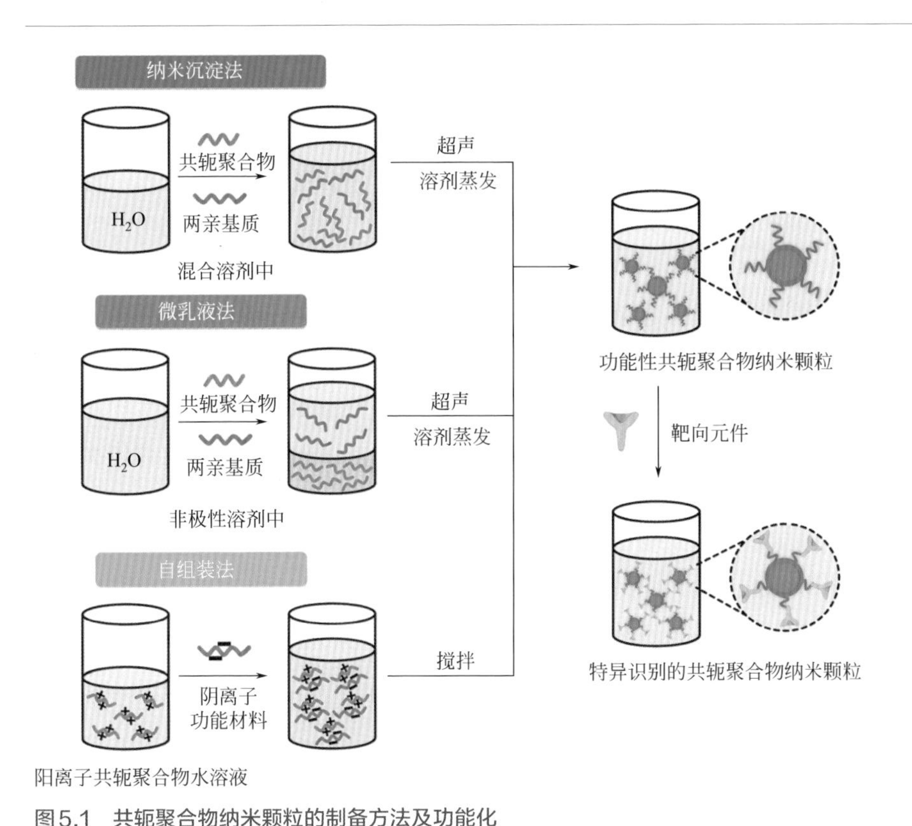

图5.1　共轭聚合物纳米颗粒的制备方法及功能化

溶解在与水互溶的有机溶剂中，而后在超声或是机械搅拌力下注入大体积的水中分散得到澄清的分散溶液，最后去除有机溶剂便得到均一稳定分散的纳米颗粒。该方法可以调控共轭聚合物浓度获得尺寸10～200nm不等的纳米颗粒。该方法简单且可以做到纳米尺寸可调。

第三种荧光共轭聚合物纳米材料制备方法则是微乳液法。微乳液法主要是将疏水性荧光共轭聚合物溶解在与水不互溶的非极性溶剂中，然后在超声作用下将上述所得有机溶液加入到含有表面活性剂的水溶液中，超声乳化后将分散液的有机溶剂去除即得到均匀稳定的纳米颗粒分散溶液。该方法可以制备平均粒径为30～500nm的纳米颗粒。根据微乳法也可以得到改进的其他方法，比如溶剂抽提单分散法、双乳法等。根据共轭聚合物的亲疏水性、纳米颗粒的尺寸需求以及表面功能化，可以按要求选择合适的荧光共轭聚合物纳米材料制备方法。

采用上述荧光共轭聚合物纳米材料制备方法可以获得大小不同、荧光颜色各异的荧光共轭聚合物纳米材料。为了更好地满足荧光共轭聚合物纳米材料在生物医学领域的应用，荧光共轭聚合物纳米材料的生物功能化显得十分重要。如图5.2所示，荧光共轭聚合物纳米材料的表面生物功能化途径主要可以概括为以下三种方式。第一种就是直接在共轭聚合物的单体侧链上修饰功能分子或是预留可以与功能分子偶联的基团以备后续再修饰。然后通过单体进行聚合就可以得到具有一定生物功能的共轭聚合物，再以该共轭聚合物进行纳米结构制备获得具有生物功能的荧光共轭聚合物纳米材料。Wang等就采用该策略实现了荧光共轭聚合物纳米材料表面生物功能化。该课题组首先在噻吩单体上修饰靶向识别分子叶酸和卟啉分子，然后采用这两种单体进行共聚合成具有生物功能的荧光共轭聚合物，将其制备成为具有靶向识别肿瘤细胞和光动力肿瘤杀伤作用的纳米颗粒[4]。相比于第一种生物功能化方法的合成复杂性和高成本，第二种表面生物功能化方法则是利用静电或疏水作用实现的，简便和易商业化。2010年王树课题组就利用静电作用将正电荷共轭聚合物与负电荷的抗肿瘤药物阿霉素进行自组装获得了兼具细胞成像和药物递送双功能的荧光共轭聚合物纳米材料[5]。最后一种也是最常用的一种生物功能化方法就是纳米颗粒表面直接修饰法，该方法主要利用表面包被材料的功能基团进行偶联反应实现

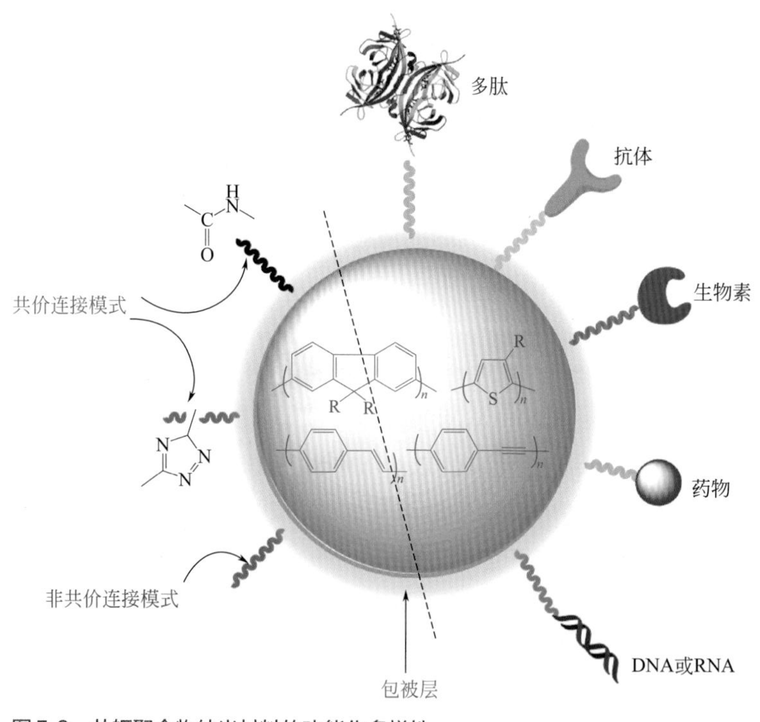

图5.2　共轭聚合物纳米材料的功能化多样性

荧光共轭聚合物纳米材料的表面生物功能化。该方法相比于前两种方法具有更简单的操作性和可行性，被广泛应用于荧光共轭聚合物纳米材料的生物功能化。

5.1.3 共轭聚合物纳米材料的性质

共轭聚合物纳米材料结合了共轭聚合物独特的光物理特性与纳米结构的优点，展现出许多优良的物理化学特性。共轭聚合物纳米材料的特性主要表现在以下几个方面。

① 荧光可调控性。通过采用不同荧光发射能力的共轭聚合物可以制备成覆盖可见光至近红外光区的多色荧光共轭聚合物纳米材料，还可以利用FRET机制制备更为丰富的荧光共轭聚合物纳米材料，甚至可以制备覆盖整个可见光和近红外光区的全光谱纳米材料，具有荧光性能可编程性。

② 良好的溶液和光稳定性。共轭聚合物纳米材料作为纳米材料具有良好的溶液稳定性，可以存放1年仍保持其尺寸均一的单分散状态，且在各种生物溶液环境中具有良好的分散性。与此同时，正是因为共轭聚合物纳米材料使得纳米结构内部的共轭聚合物与外界环境隔离，再加之共轭聚合物本身具有的光稳定性，共轭聚合物纳米材料展示了增强的光稳定性。

③ 高亮度。共轭聚合物本身就具有强的吸光能力和高的量子产率，制备成为共轭聚合物纳米材料后共轭聚合物的局部浓度显著提升，促使共轭聚合物纳米材料具有高亮度特性，单纳米颗粒的荧光强度是量子点的几十倍。

④ 尺寸可调性。采用不同的纳米制备方法可以获得不同大小的共轭聚合物纳米材料，尺寸在10～500nm可控，可以满足不同生物医用的尺寸要求。

⑤ 生物兼容性好。共轭聚合物本身就具有良好的低毒性，在制备成为纳米结构后，更加减少了共轭聚合物与溶液环境的生物大分子相互作用而显著提高了其生物兼容性。

5.1.4 共轭聚合物纳米材料的生物医学应用

共轭聚合物纳米材料具有良好的荧光特性、光功能活性以及自组装能力等，这些特性促使共轭聚合物纳米材料成为当前生物医学领域的研究热点。随着近十几年来的不断发展，共轭聚合物纳米材料在生物医学的各个方向都取得了一系列的研究成果。本节主要围绕共轭聚合物纳米材料在荧光成像、抗微生物和抗肿瘤活性以及药物递送等方面作简要介绍。

5.1.4.1
荧光成像

共轭聚合物纳米材料具有覆盖可见光至近红外光区的荧光发射能力，已经广泛应用于生物成像。特别是近红外的共轭聚合物纳米材料已经实现活体水平的荧光成像。根据荧光成像的作用方式可以分为非特异性成像和靶向成像两种。共轭聚合物纳米材料早期研究主要集中在非特异成像。共轭聚合物纳米材料的非特异性成像主要是通过非共价作用与膜结合实现细胞膜成像，或是内吞进入细胞实现亚细胞器定位成像。中国科学院化学研究所王树课题组早在2011年就设计合成了带烷氧链的噻吩，通过自组装方法制备得到了共轭聚合物纳米颗粒，细胞成像研究发现该共轭聚合物纳米颗粒主要定位于细胞核周围，且展示了良好的光稳定性和低毒性[6]。在此基础上，该课题组基于共轭聚合物纳米材料生物质多色细胞成像和光学编码开发和发展了一种新方法（见图5.3）。首先利用不同荧光颜色的新型共轭聚合物制备成从蓝色到红色的共轭聚合物纳米颗粒，其尺寸在50 ～ 100nm，这些共轭聚合物纳米颗粒不仅可以进入细胞进行细胞成像，而且可以在大肠杆菌的介导下通过FRET实现不同荧光的生物质微球，更为重要的是这些不同颜色编码的生物质微球还可以实现细胞成像，为多色编码和多通道检测提供了新的思路[7]。

随着共轭聚合物纳米材料的发展，非特异性荧光成像已经不能满足科学家们的需要。具有精确靶向识别和定位作用的靶向荧光成像方法应运而生。共轭聚合物纳米材料的靶向荧光成像方法可以准确实现特定组织、细胞以及亚细胞结构的精确定位。共轭聚合物纳米材料的靶向荧光成像主要通过表面生物功能化靶向配体，包括抗体、多肽、靶向小分子以及生物素等。Chiu等在基于生物素和二抗进行共轭聚合物纳米材料靶向成像方面做了大量工作[8～10]。主要设计思路是采用纳米沉淀法制备得到羧基修饰的共轭聚合物纳米颗粒，然后通过酰胺反应偶联上生物素或是二抗，通过生物素或是二抗修饰的共轭聚合物纳米颗粒识别细胞表面的一抗或是亲和素修饰的一抗从而实现间接法靶向成像，该方法实现了肿瘤细胞以及亚细胞结构的靶向成像。相较于抗体的两步间接法，一抗实现的直接法更为简单有效。根据这个设计思路，Feng等首先以芴作为给体与芳香杂环受体共聚合成

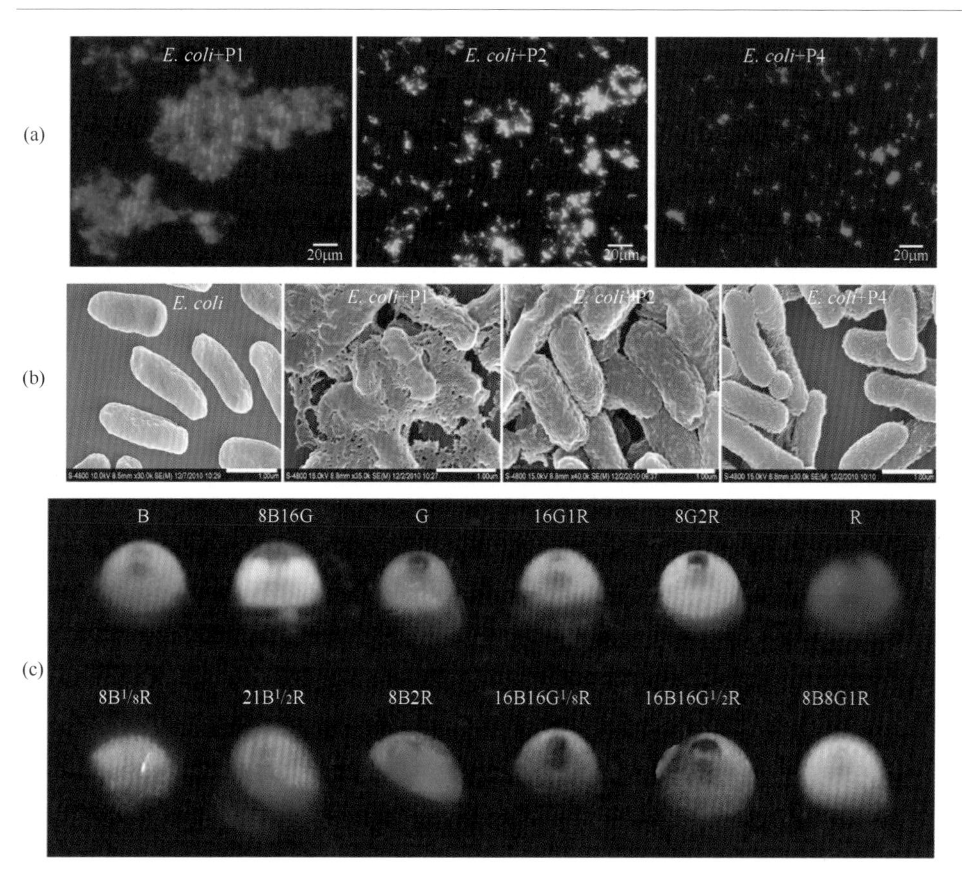

图5.3 多色荧光共轭聚合物的生物质荧光编码与成像

（a）*E. coli*-CPN微球的荧光成像图；（b）*E. coli*和*E. coli*-CPN的扫描电镜图；（c）*E. coli*和CPN编码的不同颜色的微球

四种不同荧光颜色的共轭聚合物，继而采用纳米沉淀法制备得到覆盖可见光发射的荧光共轭聚合物纳米材料，抗体偶联后就可以实现多色靶向肿瘤细胞成像。更有意思的是，通过掺杂不同颜色的共轭聚合物便可以利用FRET机制实现单一激发的多色靶向荧光成像[11]。此外，基于Click生物正交反应的共轭聚合物纳米材料靶向成像新方法也得到了开发应用[12]。

5.1.4.2 光功能活性的抗菌抗肿瘤作用

共轭聚合物在光照下可以敏化周围氧气产生单线态氧和活性氧（ROS），ROS能够损伤细胞膜而达到杀死细菌和肿瘤细胞的作用。这种共轭聚合物直接敏化活性氧的方法产生活性氧的效率低，而通过共轭聚合物将能量传递到光敏分子可以增强活性氧敏化能力。基于这一设计理念，Wang等设计合成了阳离子聚噻吩并将其与卟啉通过静电相互作用形成复合物纳米颗粒。该复合物纳米颗粒本身具有的强吸光和光放大能力增强了ROS的敏化效率。在可见光照射下，该复合物纳米颗粒实现了对革兰氏阴性菌和革兰氏阳性菌的杀伤[13]。在此基础上，该课题组为了研究荧光共轭聚合物纳米材料对肿瘤的治疗效果，将抗肿瘤药物苯丁酸氮芥与上述阳离子聚噻吩静电复合形成50nm的共轭聚合物纳米颗粒。抗肿瘤活性研究发现，这种共轭聚合物复合纳米颗粒通过协同作用显著提高了共轭聚合物和抗肿瘤药物的抗肿瘤活性[14]。虽然静电作用可以形成良好的复合物纳米结构，但是其进一步应用仍然受到了限制。为了解决这一难题，Wang等将卟啉分子共价偶联到共轭聚合物分子上制备得到350nm左右的纳米颗粒。这种共价偶联依然能够发生FRET实现良好的活性氧敏化能力。为了更好地实现靶向治疗作用，在上述卟啉修饰的共轭聚合物上进一步修饰靶向分子叶酸后，在白光照射下可以实现选择性杀伤叶酸受体高表达的KB细胞。该研究为荧光共轭聚合物纳米材料的靶向治疗提供了新思路[4]。利用共轭聚合物敏化活性氧靶向失活蛋白实现抗肿瘤治疗的研究也得到了发展。Wang等在卟啉修饰的聚噻吩聚合物上进一步修饰雌激素受体他莫昔芬，该新型靶向共轭聚合物纳米材料能够靶向细胞内通路蛋白，在光照下通过骨架到卟啉的能量转移提高ROS敏化能力获得靶向性光失活雌激素受体，进而实现雌激素受体阳性表达细胞的选择性杀伤。该共轭聚合物体系在靶向光动力治疗方面展示了巨大的应用前景[15]。聚噻吩（PTP）与卟啉（TPPN）纳米复合物的抗菌机制和光动力抗菌活性见图5.4。

5.1.4.3 基因及药物递送

细胞内基因和药物递送一直是个困扰医药工作者的难题，开发新型基因和药物载体纳米材料成为当前的研究热点。共聚合物因为其结构可控以及侧链的易修饰性，在药物递送领域具有良好的应用前景。共轭聚合物骨架具有良好的疏水作用和π-π相互作用，这样就便于负载疏水性的抗肿瘤药物；在共轭聚合物的侧链修饰阳离子基团，可以压缩基因药物协助基因的细胞内递送。早在2010年Moon等就采用氨基修饰的聚亚苯基乙炔实现了植物原生体的siRNA递送和基因沉默[17]。相对于小分子的siRNA，大分子的质粒DNA的细胞转染显然更为困难。王树课题组利用设计合成的新型阳离子聚芴衍生物结合质粒DNA进行质粒转染研究。阳离子聚芴衍生物可以与负电荷的质粒DNA自组装形成平均粒径只有125nm的纳米颗

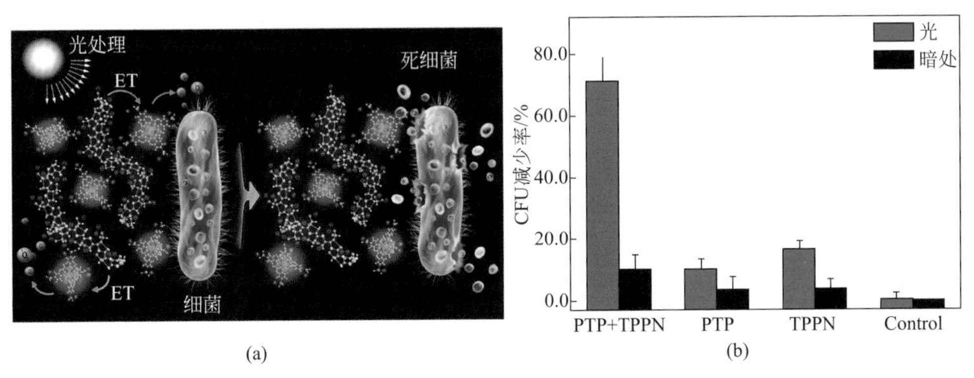

(a) (b)

图5.4 聚噻吩与卟啉纳米复合物的抗菌机制（a）和光动力抗菌活性（b）[16]

粒。利用该阳离子聚芴衍生物的荧光可以示踪质粒DNA的细胞内传递过程。不仅如此，该阳离子聚芴衍生物可以有效保护质粒DNA免受核酸酶的降解，显著地提高了质粒DNA的转染效率。对比发现该阳离子聚芴衍生物具有与脂质体2000和聚乙烯亚胺相当的转染效率。这种具有荧光的高效低毒基因载体具有良好的应用前景[18]。除了在基因转染方面具有应用潜能外，荧光共轭聚合物纳米材料在化学药物递送方面也具有明显的优势。Wang等基于共轭聚合物纳米材料发展了一种既能辅助药物递送，又能实时成像药物释放的新体系。该体系通过阳离子共轭聚合物与聚谷氨酸修饰的抗肿瘤药物阿霉素形成静电复合物纳米颗粒，获得平均尺寸为50nm的颗粒。复合物纳米颗粒形成后阿霉素的荧光被猝灭，当聚谷氨酸水解释放出阿霉素后，阿霉素的荧光就得到恢复，这样荧光的OFF-ON开关效果可以用于药物释放的实时监控。与此同时，释放出来的阿霉素可以进入细胞核发挥靶向抗肿瘤活性。该研究进一步推动了荧光共轭聚合物纳米材料在诊疗一体化精准医学领域的发展[5]。

5.2 基于核酸的纳米生物材料

核酸是一种由核苷酸聚合组成的生物大分子，与蛋白质组成了生物的最基本物质。按照化学组成不同，核酸分为核糖核酸（RNA）和脱氧核糖核酸（DNA），它们是遗传信息的传递载体，是生物体生长、遗传和变异的主要承担者。核酸的构成单元是不同的核苷酸，改变核苷酸序列便可合成千变万化的核酸分子。核酸这一生物源的天然纳米生物材料，具有良好的生物兼容性。而且随着核酸合成技术的发展，核酸作为纳米生物材料可以自组装成形貌和尺寸各异的纳米结构，在生物医学领域得到了极大的发展。

5.2.1
基于DNA的纳米生物材料

DNA是由腺嘌呤（A）、胸腺嘧啶（T）、鸟嘌呤（G）以及胞嘧啶（C）以Watson-Crick互补配对成的直径为2nm的双螺旋结构。DNA是一种理想的纳米生物材料，用于构建各种纳米结构。1982年美国科学家Ned Seeman首次采用DNA碱基互补编码构建二维和三维纳米结构，开创了DNA纳米技术的先河[19]。此后DNA纳米技术得到了迅猛发展。DNA纳米结构主要以三种自组装方法构筑DNA的二维和三维纳米结构，包括基于拼块（tile）结构的自组装、基于折纸（origami）的自组装和基于单链砖块（single-strand brick）的自组装方法。如图5.5所示，DNA自组装技术不断发展并获得了一系列结构和性能各异的DNA纳米组装体。DNA本身以及自组装纳米结构的物理化学特性，使得DNA纳米材料成为当前纳米生物材料领域的研究热点，经过近几十年的迅速发展，已经分别在生物仿生、单分子成像、疾病治疗与诊断以及基因分析等多个方向取得了重要的研究进展。下面主要围绕DNA纳米生物材料在生物医学领域的应用进行简要综述。

5.2.1.1
基因分析

DNA自组装纳米生物材料在基因检测与分析方面具有独特的优势。基于DNA自组装技术的基因分析始于2008年Ke等利用DNA折纸构建DNA纳米芯片并将其应用于RNA分子检测方面[21]。在此基础上，樊春海课题组以不对称DNA折纸组装成中国地图样式的纳米结构，实现了一种可以精确定位的DNA芯片技术[22]。为了减少位阻效应，研究人员用简单的线形探针取代了V形探针，通过构建三明治结构实现杂交长片段靶DNA，该方法有望成为DNA检测分析的有效工具[23]。该

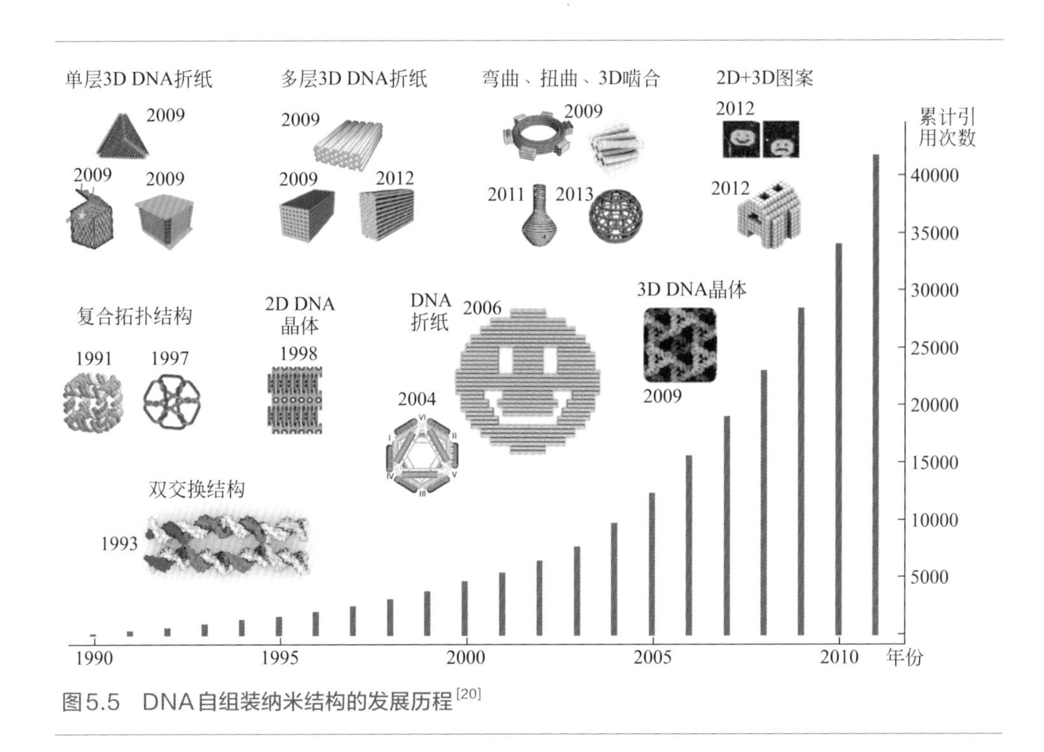

图5.5　DNA自组装纳米结构的发展历程[20]

课题组将该体系稍作修改，进一步以链置换反应实现了针对单碱基多态性（SNP）基因的分型分析。相似的基于DNA折纸纳米技术的SNP可视化检测研究也被Seeman等发展[24]。其主要原理是完全互补的目标DNA可以发生链置换反应使荧光信号恢复，而单碱基错配的DNA则无法实现荧光信号恢复，进一步利用AFM及图像分析方法，可以实现单个SNP位点和二倍体杂合子SNP位点的可视化检测。为了更为精确地确定单个碱基的多态性，Zhang等发展了双链toehold交换原理，实现了以一种荧光DNA探针就可以区分目标DNA序列的单碱基多态性[25]。他们设计了一种在一端修饰一对荧光猝灭分子的双链荧光探针，更为重要的是在另一端延伸出一段toehold区域，该toehold区域的设计可以在完全互补的目标DNA出现时引发双链链置换反应，这种双链链置换反应的双边能量是一致的，吉布斯自由能几乎接近零而保持反应平衡，置换下来的荧光探针则发出荧光信号；如果是单碱基错配的DNA序列则形成序列“空洞”而使反应不能发生，从而不会出现荧光信号。利用这一设计原理实现了对目标序列不同位置的碱基改变和增减等多态性检测分析。该方法成功应用于大肠杆菌rpoB序列的两个SNP位点的特异性区分。

5.2.1.2
超分辨生物成像

普通荧光显微镜已经不能满足当前的单分子研究需求。超分辨成像通过克服经典光学衍射的限制使得单分子成像成为可能。伴随着超分辨成像技术获得2014年诺贝尔奖，超分辨成像技术（包括STED、STORM、PALM以及PAINT技术）得到了迅速的发展。其中，随机超分辨成像技术PAINT利用样品瞬时作用扩散荧光分子实现成像，该技术因对成像装置的要求低而得到了大力发展。但PAINT技术局限于样品与荧光分子是静电或是疏水作用而无法实现特定目标分子成像。

DNA自组装纳米技术可以实现有序组装而达到特异性超分辨成像。基于DNA自组装技术的DNA-PAINT技术最早由Jungmann等合作发展而成[26]。通过荧光分子标记的寡核苷酸与DNA纳米结构互补链之间重复、瞬时性的结合、解离实现随机荧光开关，进行荧光发射信号的超分辨成像。该DNA-PAINT技术通过DNA杂交的程序化和特异性优化了PAINT技术，与此同时，链结合的强度和浓度可以调控荧光开关状态。目前该技术已经发展了DNA纳米结构的多色超分辨成像，并实现了25nm的空间分辨率[27,28]。该课题组继续发展了结合抗体的DNA-PAINT技术，将其应用于细胞蛋白的二维和三维超分辨成像，利用一种荧光分子的DNA编程实现连续多重成像和固定细胞的靶向蛋白四色成像和三维三色成像。同时研究者采用多色标记进行分类分析，并在此基础上引入条形码技术概念进行多色超分辨成像的多维成像分析（见图5.6）。三维DNA-PAINT技术被进一步应用于空心多面体DNA纳米结构的超分辨成像，取得了溶液DNA纳米结构的最小损伤单分子三维成像。该技术提供了一种与冷冻电镜（cryo-EM）技术相互补的无标记的高分辨成像新技术[29]。DNA-PAINT技术在动态结构变化的多色成像方面仍具有良好的应用潜能。

5.2.1.3
疾病诊断与治疗

DNA纳米结构的可编程性使其成为简单而又方便的药物递送载体。DNA纳米结构可以通过调控纳米尺寸和形貌增强细胞内吞、组织渗透以及滞留效果，也可以设计合成各种响应性开关以便于控制药物释放。根据DNA纳米结构的特性，Li等将具有免疫刺激作用的CpG寡核苷酸偶联到DNA四面体纳米结构上，实现了免疫细胞摄取及免疫刺激释放因子，该研究充分展示了DNA纳米结构的可降解性和无免疫原性等优点，开拓了DNA纳米结构在生物医学领域的应用[30]。进一步

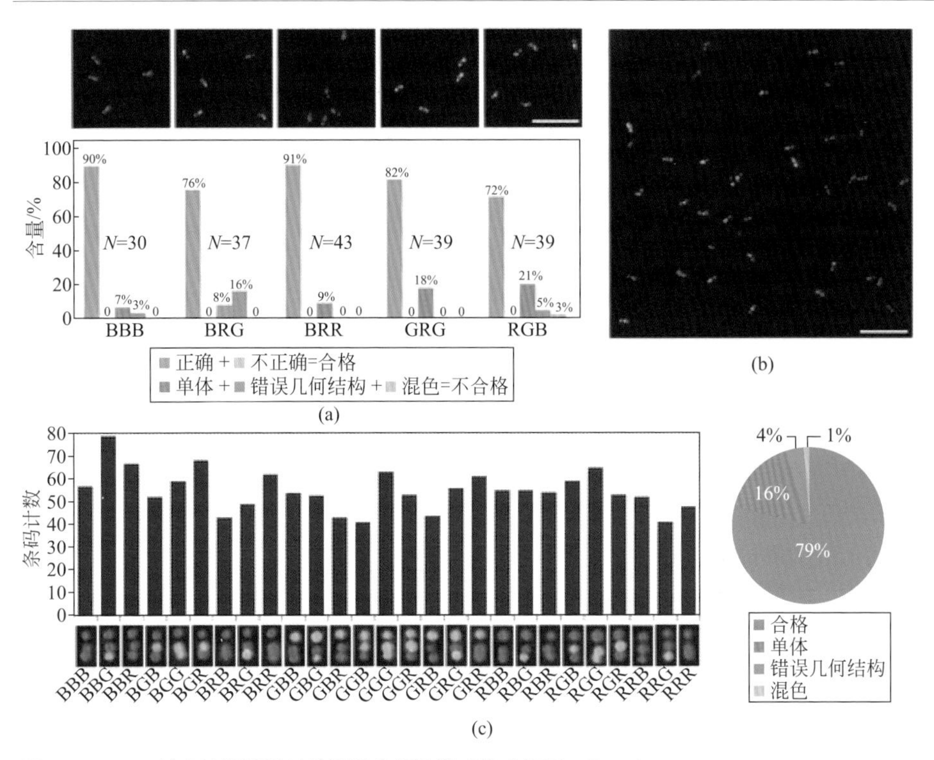

图5.6 DNA纳米棒设计以及单标记的超分辨成像（标尺：5μm）

地，基于DNA纳米结构的抗体的细胞递送研究也得到了大力发展。Church课题组设计了一种新的DNA六棱桶状纳米结构应用于逻辑门开关可控释放抗体。研究人员在DNA纳米结构上面设计了两个具有响应细胞膜不同受体的核酸适配体，只有在两个目标受体同时存在的情况下才能开启DNA纳米结构，使其释放抗体发挥作用。这种采用“AND”逻辑门控制的DNA纳米结构被打开后，DNA纳米结构负载的抗体与细胞表面受体结合而达到阻止细胞生长的治疗目的[31]。严浩等也构建了一个DNA纳米机器人应用于逻辑释放分子进入细胞发挥生物功能的新方法[32]。基因治疗这一新型的治疗方式因为缺乏安全有效的基因载体而未能发展起来。为解决这个难题，Tan等首先构建了核酸适配体的Y型DNA结构，然后通过X型DNA结构共组装形成DNA纳米组装体。该纳米组装体具有良好的生物兼容性和稳定性，实现了选择性识别和基因转导，在白血病细胞杀伤和肿瘤耐药性的逆转方面都展示了巨大的潜力[33]。

DNA纳米结构除了在生物大分子细胞递送方面具有独特的优势外，在化学小分子药物递送方面也取得了一系列的研究进展。丁宝全课题组利用DNA折纸纳米

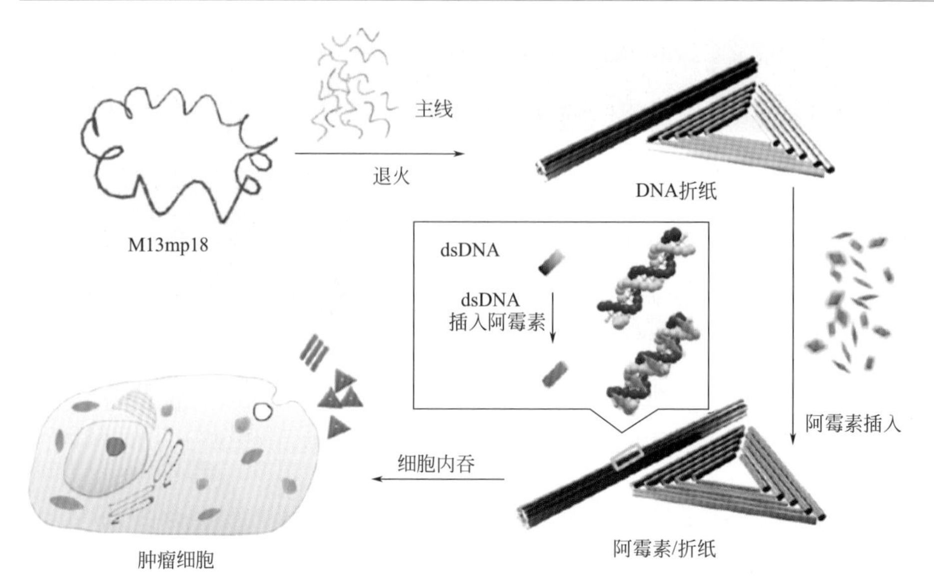

图5.7　DNA折纸负载阿霉素逆转肿瘤耐药性

结构发展了一种新的抗肿瘤药物递送载体系统。如图5.7所示，抗肿瘤药物阿霉素首先采用非共价作用插入DNA折纸纳米结构内部，获得了高载药量。抗肿瘤活性实验表明该DNA折纸纳米结构的阿霉素载体系统具有良好的活性，更为重要的是可以显著逆转阿霉素耐药的乳腺癌细胞MCF-7的肿瘤耐药性。这种逆转肿瘤耐药性的潜能主要是DNA折纸纳米结构显著地增加了阿霉素的细胞摄入量。该研究为抗肿瘤治疗研究和肿瘤耐药性难题的解决提供了一种十分有力的药物载体工具[34]。该课题组继续研究上述载体系统的活体动物治疗效果和毒副作用，进一步确认了该DNA纳米结构载体系统是一种高效低毒的活体肿瘤治疗手段[35]。

美国加州大学圣塔芭芭拉分校的Gu等人利用滚环扩增技术扩增出一条DNA长链，组装成DNA纳米线团结构，抗肿瘤药物通过非共价作用嵌入DNA纳米结构内部，同时负电荷的脱氧核糖核酸酶负载在正电荷的酸降解聚合物凝胶里面被带入DNA纳米线团结构内。当该DNA复合载体进入细胞溶酶体内时，酸降解聚合物降解释放出脱氧核糖核酸酶，释放出来的脱氧核糖核酸酶可进一步降解DNA纳米线团释放出来抗肿瘤药物阿霉素，进而发挥抗肿瘤活性。这种基于DNA纳米结构的酸敏感药物释放系统显著增强了阿霉素的抗肿瘤活性[36]。

湖南大学谭蔚泓院士发展了基于DNA纳米结构的诊疗一体化纳米材料。该团队利用核酸适配体作为起点自组装形成纳米火车结构，该纳米火车负载上药物分子后可以实现肿瘤靶向成像和治疗，为发展DNA纳米材料的诊疗一体化提供了新思路[37]。另外，DNA纳米结构也可以负载光疗分子和纳米颗粒进行肿瘤的光学治疗。例如Jiang等利用自组装DNA折纸纳米结构成功负载金纳米棒发展了结合光双子成像和光热治疗的诊疗一体化纳米材料[38]。

5.2.1.4
生物仿生

生物仿生可以帮助我们理解复杂的生物系统，有利于发展新的材料或技术进一步解决生物问题。DNA在生物仿生领域的主要落脚点是细胞膜的磷脂双分子层的生理功能，主要是离子和生物分子交换。Keyeser等首次成功设计DNA折纸固态复合纳米孔通道[39]。首先将DNA三维纳米结构通过电压驱动固定在氮化硅纳米孔上，这些DNA折纸纳米通道可以稳定存在，且其孔径尺寸可调控，具有可逆开关。目前这些生物仿生DNA折纸纳米孔通道已经成功应用于包括DNA和蛋白质等生物大分子的检测（见图5.8）[40]。进一步地，Simmel等在磷脂双分子层构建了DNA纳米结构的跨膜通道用以模拟细胞膜通道蛋白α-hemolysin。该DNA纳米结构的跨膜通道主要由胆固醇分子作为膜固定器以及横跨磷脂双分子层的主干组成部分。电生理实验证实了该DNA仿生纳米通道具有与天然离子通道相似的结构性质。该DNA仿生纳米结构还可以用于单分子DNA区别研究[41]。

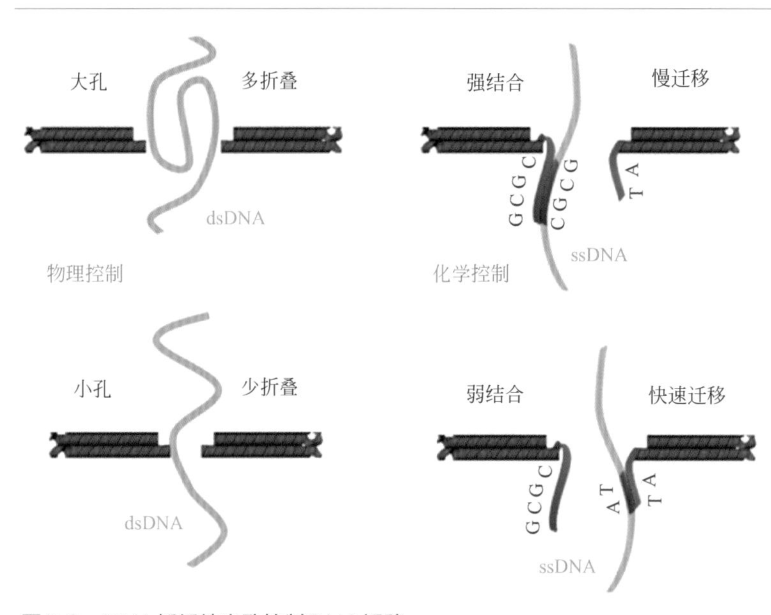

图5.8 DNA折纸纳米孔控制DNA迁移

5.2.2
基于RNA的纳米生物材料

相比于DNA纳米材料，RNA纳米材料的不稳定和易降解性极大地抑制了科学家们在这一领域的研究热情。随着RNA纳米技术的发展，利用RNA的可模块化组装和功能编程特性已经发展出了许多形貌各异、功能不同的RNA纳米材料[42～44]。这些RNA纳米材料能够自定义纳米组装结构，而且在RNA自组装纳米结构内具有模块单元，可以编码不同功能单元并整合到RNA纳米组装体，实现RNA纳米材料的多功能性能（见图5.9）。更为重要的是，RNA纳米材料具有良好的热力学稳定性，可保证其在活体体液中以低浓度稳定存在，还具有抗酶降解的化学稳定性。目前，利用RNA纳米组装技术制备得到了多种RNA功能纳米结构，同时

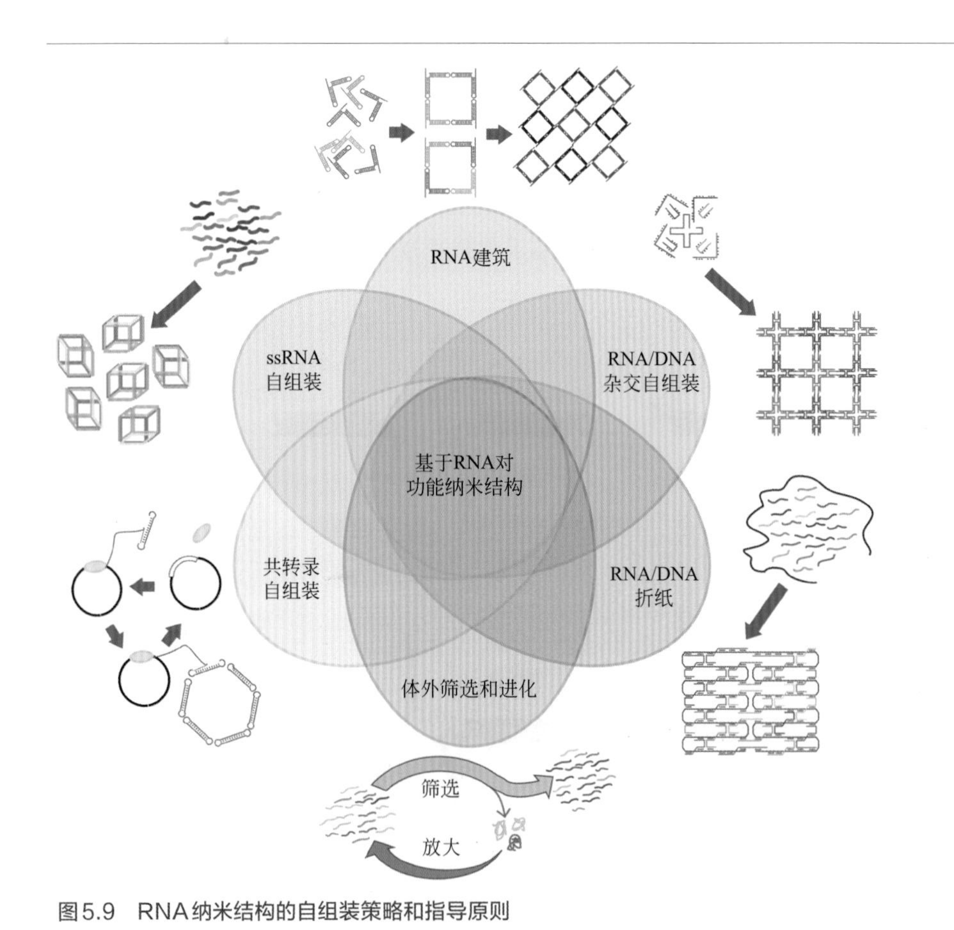

图5.9 RNA纳米结构的自组装策略和指导原则

RNA材料的超稳定性极大地提升了RNA纳米材料在生化检测与基因药物治疗方面的应用潜力[45,46]。

5.2.2.1 生化检测与分析

RNA纳米技术可以使RNA纳米材料具有多功能模块，可以在其组装体上实现特定的组装单元功能，在生化检测上具有独特的优越性。美国肯塔基大学的华人科学家郭培宣早在1987年就利用噬菌体phi29组装成RNA纳米马达，该研究成果发表于*Science*并引起了科学界巨大的反响[47]。在此基础上，该课题组进一步改进并丰富了RNA纳米马达的组装方法和组装体的功能。比如，利用噬菌体phi29可以构建一种纳米级别的纳米通道，该纳米通道或是纳米孔只有3.6～6nm的宽度，允许单分子的DNA和RNA自由穿梭[48]。利用该RNA纳米孔可以实现高灵敏度的单化学分子检测。如图5.10所示，上述课题组设计合成了包含12个蛋白亚基的RNA纳米通道，蛋白亚基上的赖氨酸突变为携带巯基的半胱氨酸，利用单分子化合物与巯基的相互作用可以检测单分子通过的电流信号，该体系具有极大的潜力实现高度稳定、精准和灵敏的单通道电导测

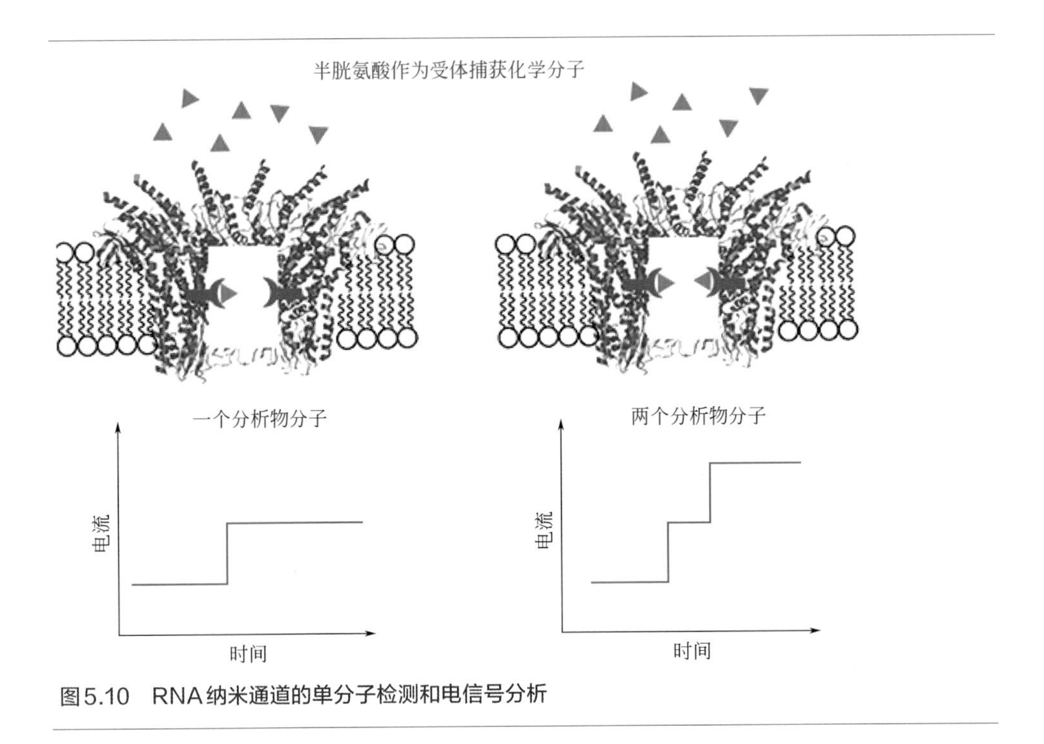

图5.10 RNA纳米通道的单分子检测和电信号分析

试[49]。更进一步，Zhang等利用RNA纳米材料的热稳定特性发展了一种细胞内的实时荧光成像方法检测RNA的折叠和翻转[50]。该RNA纳米马达构建的纳米孔还可以实现单结肠癌细胞的特异性抗原的实时监测[51]。

5.2.2.2
基因药物递送

基于RNA的基因治疗自从siRNA发现后便吸引了众多的研究兴趣，该治疗手段能够下调靶向基因的表达而发挥疾病治疗作用。RNA基因治疗的形式主要包括siRNA、反义RNA、RNA核酸酶以及RNA核酸适配体等。然而，由于RNA很难进入细胞，RNA基因治疗在临床的应用被极大地限制。发展一种新的能够高效携带RNA进入细胞，同时还能有效降低RNA被核酸酶降解的新型载体系统成为当前的重中之重。

Guo等早在2005年就利用RNA纳米技术，整合治疗性RNA分子和靶向性核酸适配体到RNA纳米马达内，构建了一种多功能的RNA纳米材料。该多功能RNA纳米马达能够通过核酸适配体靶向识别肿瘤细胞并介导复合物进入细胞内，进入细胞内后治疗性RNA组分发挥诱导凋亡的治疗作用。该20 ～ 40nm的RNA纳米马达在长时程肿瘤治疗方面具有极大的应用前景[52]。为了更好地研究上述靶向治疗性RNA纳米马达在活体水平的治疗潜能，该课题组进一步评估了其在活体动物中的药物代谢水平和靶向能力。经研究证实，该RNA纳米马达在活体水平作为纳米药物递送系统具有独特优势[53]。随后，一系列基于RNA纳米生物材料的基因治疗研究如雨后春笋般出现，包括递送siRNA用于小鼠胶质瘤治疗[54]，递送Anti-miRNA用于三阴性乳腺癌治疗[55]，等等。另外一种热力学稳定的RNA三脚架结构组成的RNA纳米颗粒也被发展并整合治疗和靶向单元进行活体水平的成像与治疗研究。他们发现该复合的三脚架RNA组装而成的纳米颗粒具有良好的热稳定性。通过系统比较和筛选发现基于噬菌体phi29的三脚架RNA纳米颗粒具有独特的体外和体内递送潜能[56]。

相对于DNA，虽然RNA纳米材料技术刚刚起步，但在生物医学领域的应用方兴未艾。如何设计合成性能更优越、结构更丰富的RNA纳米生物材料成为当前研究的瓶颈。虽然RNA纳米生物材料具有诸多问题，但是这丝毫不能掩盖RNA纳米生物材料在生物医学领域的独特魅力和优势。RNA纳米生物材料的进一步发展需要材料科学家、生物学家以及药学家们的共同努力，开创RNA纳米生物材料新的篇章。

5.3 基于蛋白质与多肽的纳米生物材料

随着纳米生物材料的发展，发展可降解且对生物体无毒副作用的纳米生物材料成为当前纳米生物材料发展的重中之重。蛋白质和多肽，作为生命的物质基础和生命活动的主要承担者，其本身就是一类十分重要的生物质纳米生物材料。正是由于蛋白质和多肽本身的独特优势，其作为生物材料得到了长足的发展。基于蛋白质与多肽的纳米生物材料，已经应用于生物材料的多个领域，包括药物递送载体、修复组织支架以及临床诊断等多个方向。特别是蛋白质和多肽纳米生物材料本身的可塑性和可修饰性，可在纳米生物材料领域占据重要的一席之地。

5.3.1 蛋白质

蛋白质是由氨基酸有机基团和肽键结合而成的一类有机生物大分子，是组成生命的物质基础和主要承担者。蛋白质可以通过分子内和分子间的相互作用力继而构建二级、三级以及四级结构。蛋白质因其氨基酸种类、数目、顺序以及空间结构的不同可以构成性质各异、功能不同的蛋白质。蛋白质作为一种生物质纳米生物材料，在生物医学领域的各个方向都得到了极大的发展。下面主要介绍几种具有代表性的蛋白质纳米生物材料的性能和生物医学应用。

5.3.1.1 白蛋白

白蛋白，英文名为Albumin，为球蛋白的一种。白蛋白广泛分布于各级生物体中，按来源主要可分为人血清白蛋白和牛血白蛋白，通常指人血清白蛋白。人血清白蛋白是由585个氨基酸组成的单链蛋白质，分子量约为66.5kDa，由34个半胱氨酸组成17个二硫键并折叠成3个α螺旋结构域以及多个亚结构域，再以高度不对称的方式装配成蛋白质分子。该蛋白质具有多个口袋结构域和结合位点，口袋结构域

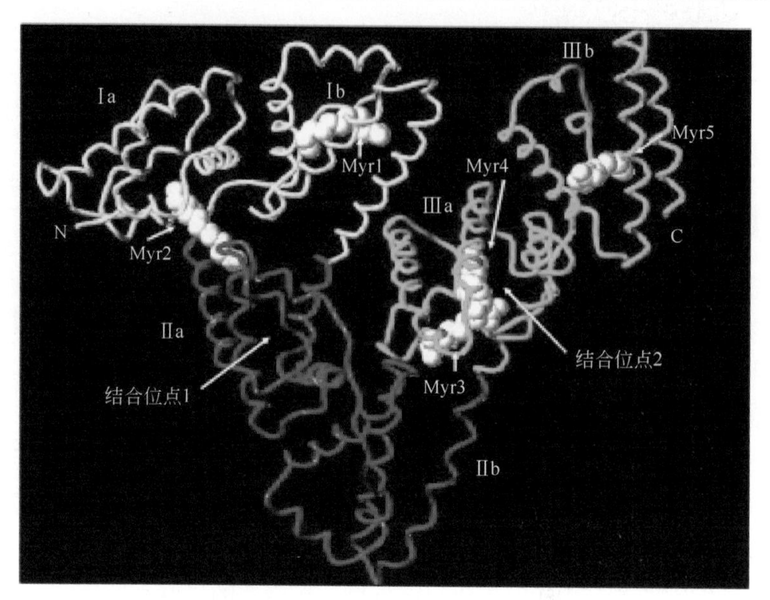

图5.11 人血清白蛋白的X射线衍射蛋白结构[57]

和结合位点可以结合多种药物和探针分子（见图5.11）。同时白蛋白表面具有丰富的可修饰性的氨基和羧基结构，为其在生物医学的药物治疗和临床诊断提供了良好的基础。特别需要提出的是，白蛋白已经被美国FDA收录作为可以用于人体的一类生物材料。所以，基于白蛋白的生物医学应用研究引起了科学家们的极大研究兴趣。

白蛋白由于其本身的生物兼容性和结构特性，在药物递送载体方面受到了极大的重视。白蛋白可以通过非共价和共价作用实现药物负载。白蛋白通过非共价作用实现药物负载和递送最重要的案例是2005年美国Abraxis BioScience公司研发并上市的白蛋白紫杉醇，商品名为Abraxane®，该药物于2009年在中国上市并迅速成为临床肿瘤治疗的一线药物。白蛋白通过疏水结合位点负载紫杉醇形成130nm的纳米颗粒。由于白蛋白易溶于水，且在肿瘤部位具有高的增强滞留和渗透效应（enhanced permeability and retention effect，EPR），可显著提高紫杉醇的水溶性和肿瘤被动靶向能力。因此，经白蛋白包载的紫杉醇纳米药物不仅提高了紫杉醇的疗效，同时也减少了药物的不良反应[58]。

白蛋白-药物复合物在心脏病、风湿膝关节炎以及病毒感染等方面的载体技术都在临床实验中。白蛋白不仅可以非共价键包载药物分子，还可以包载一些光学探针和光疗分子。苏州大学刘庄等人将白蛋白包载一种近红外染料（IR825）形成白蛋白-染料复合物纳米颗粒，该白蛋白-染料复合物不仅可以有效地杀死肿瘤，还可以采用光热治疗抑制肿瘤转移。该研究为白蛋白在生物医学领域的应用提供了一种简单且生物相容性好的诊疗探针[59]。进一步地，该课题组同时包载抗肿瘤药物分子紫杉醇（PTX）和光敏剂吲哚菁绿（ICG），在细胞水平和活体动物实验水平都实现了化学药物治疗联合光热治疗杀死肿瘤细胞，并抑制了乳腺癌肿瘤转移，为化疗-光热联合治疗提供了一种新思路（见图5.12）[60]。

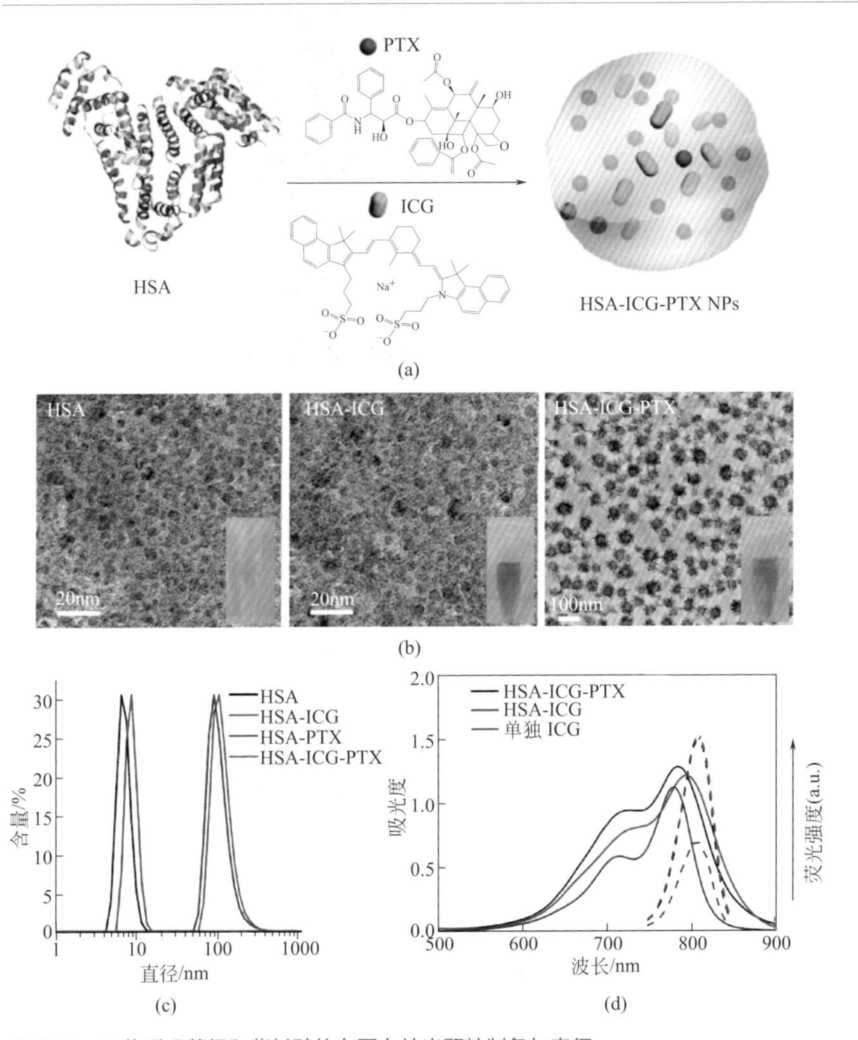

图5.12 双载吲哚菁绿和紫杉醇的白蛋白纳米颗粒制备与表征

(a) 负载吲哚菁绿和紫杉醇的白蛋白纳米颗粒自组装示意图；(b) 空白蛋白（HSA）纳米颗粒、吲哚菁绿白蛋白（HSA-ICG）纳米颗粒以及吲哚菁绿和紫杉醇双载白蛋白（HSA-ICG-PTX）纳米颗粒的透射电子显微图像；(c) 动态光散射测定的空白蛋白纳米颗粒、吲哚菁绿白蛋白纳米颗粒、紫杉醇白蛋白（HSA-PTX）纳米颗粒以及吲哚菁绿和紫杉醇双载白蛋白纳米颗粒的水合半径；(d) 单独吲哚菁绿、吲哚菁绿白蛋白纳米颗粒以及吲哚菁绿和紫杉醇双载白蛋白纳米颗粒的紫外-可见光-近红外吸收光谱（实线）和荧光光谱（虚线）

除了通过非共价作用包载药物之外，白蛋白表面含有丰富的可功能化基团，一方面可以共价偶联化学药物小分子构建前药进行药物递送；另一方面，白蛋白表面也可以偶联多肽和蛋白质，实现多肽和蛋白质的细胞和活体的药物递送，可以构建多肽或蛋白质靶向配体，实现主动靶向的药物传递。Xu等构建了PEG化白蛋白自组装纳米胶束并在其表面修饰靶向$\alpha_v\beta_3$整合素的靶向多肽环状RGD，该RGD靶向的白蛋白胶束可以包载抗肿瘤药物小分子阿霉素，细胞内吞实验证实了该白蛋白纳米胶束明显增强了细胞内吞和细胞内滞留能力[61]。通过共价和非共价作用实现药物的双载体系也得到了发展。Song等发展了白蛋白包载具有光热转换效应的聚吡咯并在其表面修饰光动力光敏剂Ce6的光动力和光热联合治疗新体系，更为重要的是，Ce6分子具有螯合钆离子的能力，螯合上钆离子后可以实现核磁共振成像。因此，该白蛋白纳米体系通过共价和非共价的双重作用实现了影像介导的光动力-光热联合治疗策略，为发展基于白蛋白的多功能纳米体系提供了新思路[62]。

目前，白蛋白作为纳米生物材料已经在生物医学领域取得了一定程度的成果。但是，如何更精确地控制白蛋白的组装体，有效调控白蛋白的纳米尺寸以及生物学效应仍然是当前的研究难点。接下来的工作应该更为深入地研究白蛋白的相关化学以及生物性能，更好地为生物医学的发展提供动力。

5.3.1.2
铁蛋白

铁蛋白最早是被捷克科学家从马的脾脏中分离得到的，后来科学家陆续发现在其他哺乳动物、植物、微生物等生物体内均存在此类蛋白。铁蛋白由24个亚基组成，每个亚基约含163个氨基酸残基，每个分子最多可结合4500个铁原子，分子量约为450kDa。典型的铁蛋白是由亚基组装形成的空心球状结构，其外径约12 ～ 14nm，空腔径长约8nm，分别含有8条亲水性的离子通道和6条疏水性的离子通道（见图5.13）。如果内部空心含有铁离子称为铁蛋白，如果不含铁则是去铁铁蛋白。铁蛋白具有独特的物理化学性质，特别是铁蛋白在生理条件下保持其球形空心结构，在pH=2的酸性条件下就会发生解组装作用；当pH恢复到生理条件下时，铁蛋白又可以重新自组装成为一个完整的空心球形铁蛋白纳米结构。该特质促使铁蛋白成为一种可操作性的生物源纳米模板结构，可以组装成为功能各异的生物纳米材料，应用于生物医学的纳米催化、药物递送、成像诊断等方面。

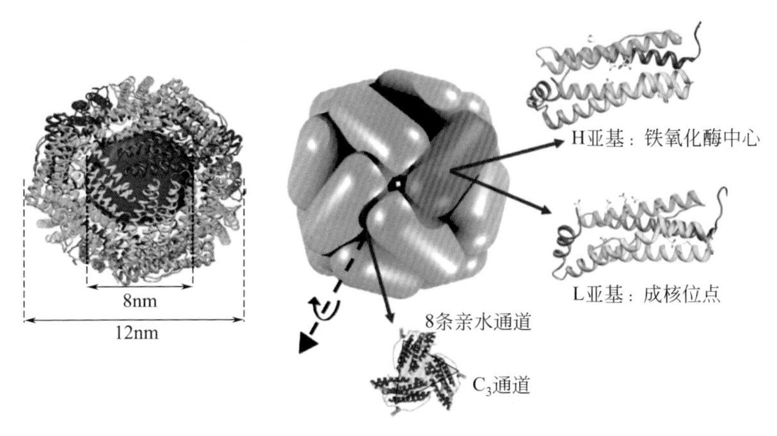

图5.13　铁蛋白纳米结构[63]

铁蛋白的纳米空腔可以为金属纳米合成提供良好的生物环境。Stephen Mann等首次利用铁蛋白的空腔合成了尺寸均一的Fe_3O_4纳米颗粒，开辟了以铁蛋白为生物模板的纳米颗粒合成方向。随后，其他一些无机金属纳米颗粒都在铁蛋白的纳米空腔内制备成功。然而该方法仍然存在一些问题，比如难以得到高活性以及完整性的铁蛋白壳。随着基因工程技术的发展，基因工程重组表达出的人H亚基铁蛋白壳，极大地推进了铁蛋白纳米生物材料的发展。美国科学家Trevor Douglas成功利用基因工程重组表达出的人H亚基铁蛋白壳为模板合成了氧化铁纳米颗粒，该铁蛋白氧化铁纳米颗粒的蛋白壳保持完整，活性高，且铁蛋白空腔内几乎没有铁原子。这种仿生氧化铁纳米颗粒随后被命名为磁性铁蛋白纳米颗粒（magnetoferritin nanoparticles）。该磁性铁蛋白纳米颗粒在多模态成像、肿瘤显色、药物递送、生物催化等多个方面具有广泛的应用。

磁性铁蛋白纳米颗粒本身就内含有磁性纳米颗粒，具有核磁共振成像能力，在其上构建特异性靶向识别配体和其他信号分子（荧光分子、放射性元素等），可以使铁蛋白纳米生物材料具有靶向性和多模态成像潜能。Douglas等采用基因工程技术构建H亚基铁蛋白融合表达具有肿瘤识别能力的RGD多肽，再以此RGD融合的铁蛋白为模板合成RGD-磁性铁蛋白纳米颗粒。随后的实验证实了该RGD修饰的磁性铁蛋白可以靶向识别多种肿瘤细胞表面过表达整合素$\alpha_V\beta_3$的肿瘤细胞[64]。在上述研究的基础上，多种具有肿瘤标志物靶向的配体和多肽利用基因工程技术融合表达重组铁蛋白及磁性铁蛋白纳米颗粒成功，比如表皮生长因子（EGF）、多肽以及促黑激素（MSH）等。除了利用核磁共振成像技术外，陈小元课题组以铁蛋白为基础成功地将靶向多肽RGD、荧光信号分子Cy5.5以及放射性铜整合进入铁蛋白纳米颗粒，成功地发展了活体肿瘤的正电子发射断层扫描和近红外荧光双模成像方法[65]。该课题组进一步通过以基质金属蛋白酶（MMP）作为桥链偶联荧光信号分子Cy5.5和猝灭分子BHQ到铁蛋白表面，制备了肿瘤微环境激活的铁蛋白荧光成像探针[66]。除了在铁蛋白空腔内构建磁性纳米颗粒外，以铁蛋白为生物源材料合成的其他金属纳米颗粒也得到了相应发展。如图5.14所示，

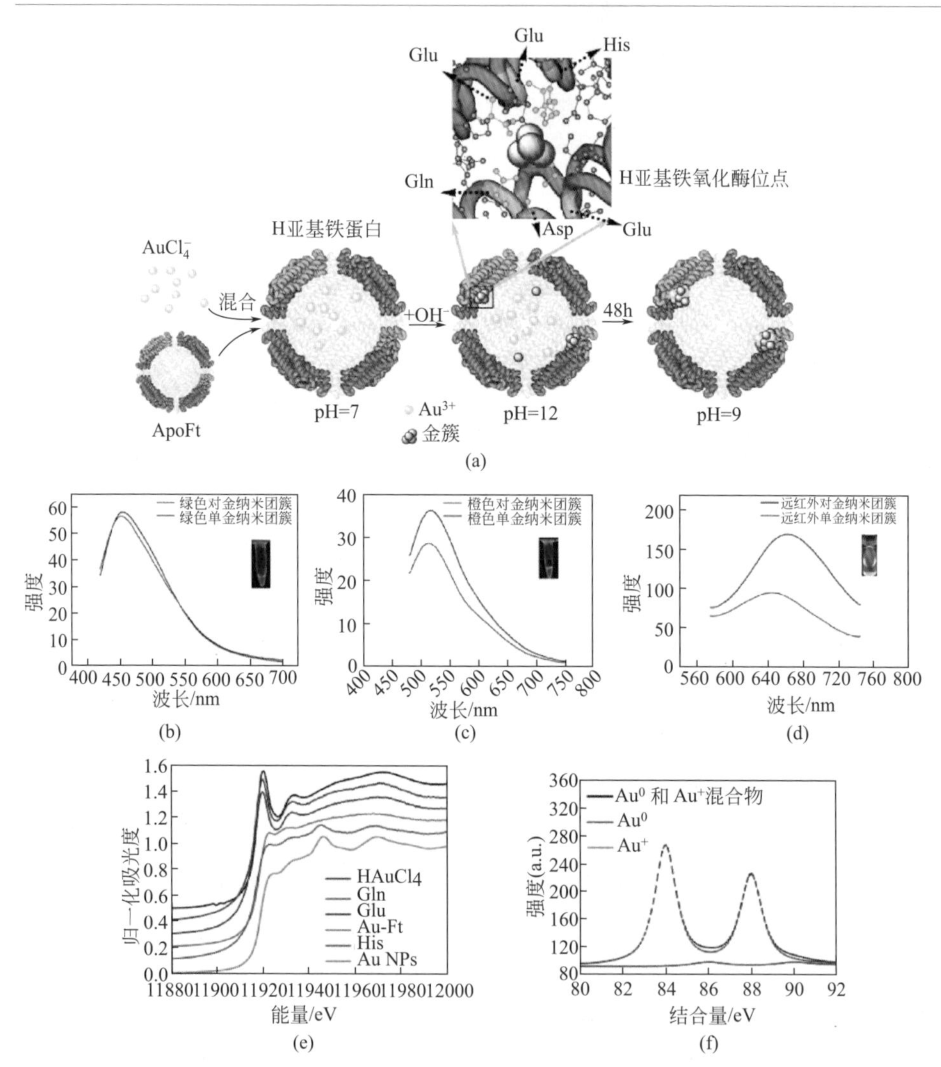

图5.14　荧光铁蛋白金纳米团簇的合成路径示意图以及光学性质

（a）荧光铁蛋白金纳米团簇的合成路径示意图；（b）～（d）绿色铁蛋白金纳米团簇（b）、橙色铁蛋白金纳米团簇（c）和远红外铁蛋白金纳米团簇（d）的荧光发射光谱，插入图是紫外灯下的荧光照片；（e）X射线吸收近边结构光谱；（f）X射线光电子能谱

聂广军研究员课题组发展了以铁蛋白为模板成功合成金纳米团簇，该铁蛋白金纳米团簇具有良好的荧光特性，包括荧光强度强、斯托克顿位移大以及荧光发射光谱可调等。铁蛋白金纳米团簇的半径只有1.2nm，且十分均匀。细胞及活体动物实验均证实了该荧光铁蛋白金纳米团簇具有靶向成像能力，丰富了铁蛋白纳米的种类和应用潜能[67]。

铁蛋白纳米颗粒除了可以发展成为成像探针外，还具有其他独特的物理化学性能，比如磁性铁蛋白的氧化铁纳米材料本身的过氧化物酶活性就是一种十分有意思的性质。2012年，中国科学院生物物理研究所阎锡蕴课题组就报道了磁性铁蛋白纳米颗粒在过氧化氢存在的情况下能够催化氧化过氧化物酶底物TMB及DAB发生显色反应，展示出强的过氧化物酶活性（见图5.15）。利用H亚基铁蛋白的肿瘤靶向能力以及过氧化物酶活性，该课题组以DAB显色反应对肿瘤组织进行染色分析，结果发现该肿瘤组织特异性染色与抗体免疫组织化学染色保持一致，证实了H亚基铁蛋白纳米颗粒具有肿瘤靶向以及肿瘤显色的双功能。在此基础上，

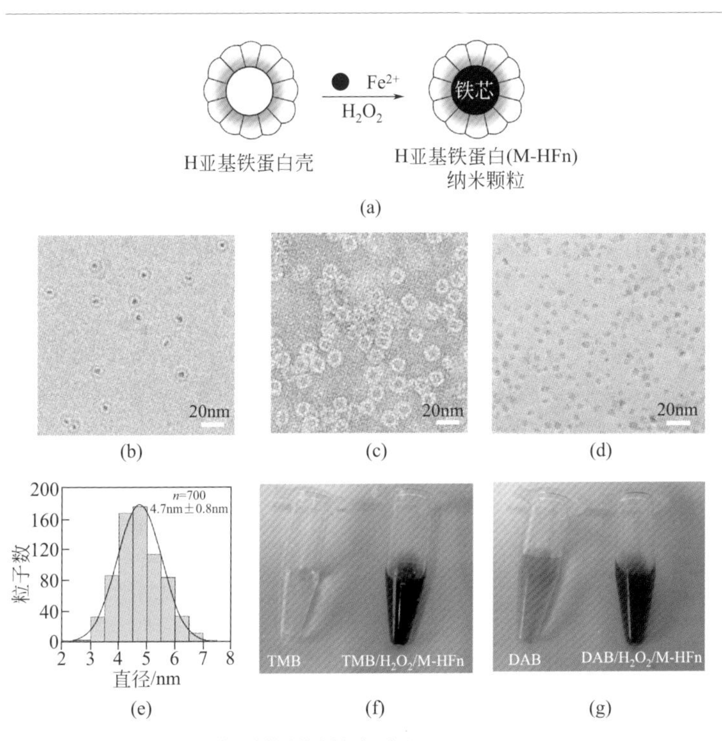

图5.15　磁性铁蛋白纳米材料的制备与表征

（a）磁性铁蛋白纳米材料制备过程示意图；（b）磁性铁蛋白纳米颗粒的冷冻电镜图像；（c）磁性铁蛋白纳米核壳结构的透射电镜图像；（d）单独磁性纳米材料的透射电镜图像；（e）磁性铁纳米材料的水合半径；（f）磁性铁蛋白的超氧化物酶活性催化氧化底物TMB(3, 3′, 5, 5′-四甲基联苯胺)；（g）磁性铁蛋白催化氧化底物DAB（二氨基联苯胺）

科学家们进一步对9种474例临床肿瘤标本进行了染色筛查，筛查结果发现H亚基铁蛋白纳米颗粒不仅可以从正常组织中染色识别出肿瘤细胞，而且对肿瘤组织的染色诊断灵敏度高达98%，特异性为95%，高于临床的基于抗体的免疫组织化学方法。特别值得提出的是，该H亚基铁蛋白纳米颗粒还可以对不同等级和分化程度的肿瘤细胞进行分级分型，展示了新型铁蛋白纳米颗粒潜在的肿瘤诊断潜能，可发展成为一种简单、快速和低成本的广谱性的肿瘤诊断新方法[68,69]。

铁蛋白纳米颗粒具有良好的生物兼容性，而且其直径只有12nm，具有良好的增强滞留和渗透效应（EPR效应），更为重要的是，铁蛋白在生理条件下十分稳定，在pH=2时该蛋白解聚成为单体，且过程可逆，这种特性就便于通过调控pH负载各种药物分子，对提高治疗药物的生物利用率和药物代谢能力具有重要的作用。除此之外，铁蛋白可以通过基因工程技术改造成为具有靶向配体融合表达的新载体系统。通过控制pH值进行可逆的解组装-自组装过程可将抗肿瘤药物阿霉素包封进入铁蛋白内[70]；另外一种一线抗肿瘤药物顺铂也以同样的方法包载成功，并被运载进入胃癌细胞引发肿瘤细胞的凋亡[71]。

阎锡蕴等采用脲变性复性法成功利用H亚基铁蛋白高效包载抗肿瘤药物阿霉素（见图5.16）。原理是利用铁蛋白在解聚-组装过程中将正电荷的阿霉素吸附到负电荷明显的铁蛋白空腔内，待铁蛋白复性后，就可以形成包载阿霉素的铁蛋白纳米颗粒。共聚焦显微镜成像研究发现，H亚基铁蛋白可以与肿瘤细胞表面的TfR1受体结合，进入细胞溶酶体，在溶酶体酸性刺激下铁蛋白解聚释放出来阿霉素进入细胞核发挥抗肿瘤活性。活体代谢成像证实了铁蛋白包载的阿霉素具有良好的血液循环滞留和肿瘤部位富集作用，且肿瘤模型裸鼠实验表明该阿霉素铁蛋白纳米颗粒明显降低了阿霉素本身的毒副作用。该研究利用H亚基铁蛋白的独特特性成功发展了一种新型的肿瘤靶向药物载体系统[72]。

除了化学药物小分子之外，其他生物药物，包括多肽、抗体片段、毒素等，也被成功递送进行靶向治疗。比如人类表皮生长因子受体2（human epidermal growth factor receptor-2，HER2）通过基因融合表达技术实现在铁蛋白上的融合表达，同时实现了乳腺癌细胞的靶向识别与治疗，在临床肿瘤治疗方面具有良好的应用潜力[73]。Xie等利用铁蛋白发展了一种新的肿瘤物理治疗方法。首先在铁蛋白表面修饰靶向肿瘤细胞表面过表达的整合素受体的RGD多肽，然后在铁蛋白内装载上光动力治疗分子十六氟酞菁锌（$ZnF_{16}Pc$），该包载光敏剂的铁蛋白纳米颗粒的平均半径为18.6nm，脑胶质瘤皮下肿瘤模型发现该包载光敏剂的铁蛋白纳米颗粒具有高的肿瘤富集能力，并能够显著抑制肿瘤生长且无其他毒副作用。该技

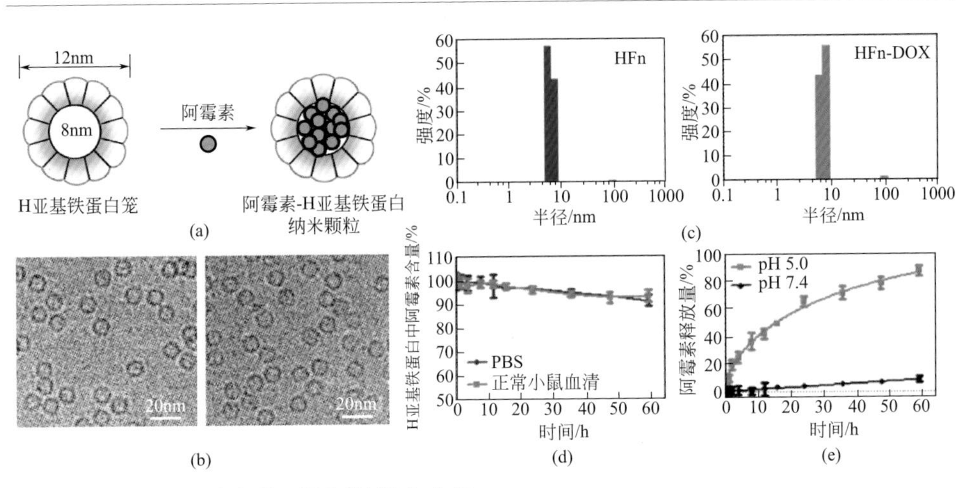

图5.16　H亚基铁蛋白包载阿霉素的制备与表征

（a）阿霉素包载进入H亚基铁蛋白的过程示意图；（b）空H亚基铁蛋白和负载阿霉素的H亚基铁蛋白的冷冻电镜示意图；（c）动态光散射表征水合半径；（d）阿霉素-H亚基铁蛋白在PBS和血清蛋白中的稳定性；（e）阿霉素-H亚基铁蛋白的pH响应的药物释放行为

术极大地推进了光动力治疗向临床的转化[74]。更进一步，Chen等利用铁蛋白包载一种近红外荧光染料IR820开发了一种新的铁蛋白纳米笼。这种新合成的IR820铁蛋白笼在原子力显微镜下展示为平均半径为12nm的形貌。该IR820铁蛋白笼可利用两个波长的激光获得550nm的荧光成像和808nm的光声成像以及光热治疗能力。光热治疗研究发现该铁蛋白包载IR820纳米笼能够完全抑制肿瘤生长，为发展基于铁蛋白的诊疗一体化纳米药物系统提供了新思路[75]。

5.3.1.3
其他蛋白质

其他以天然或重组蛋白作为生物源的纳米生物材料在生物医学领域也有一定程度的应用。例如胶原蛋白在组织工程生物材料方面具有广泛的应用，极大地推动了组织工程，包括组织和细胞移植治疗的临床应用；转铁蛋白（transferrin，Tf）作为一种糖基化的球蛋白，是许多肿瘤细胞表面过表达的转铁蛋白的配体，应用在肿瘤的诊断和靶向治疗方面，基于转铁蛋白构建的多功能纳米生物材料极大地推进了肿瘤靶向治疗；蚕丝蛋白也在组织工程基础材料方面有一定程度的应用。除此之外，还有许多其他的蛋白质在生物医学领域发挥了重要作用，在此就不一一列举。

5.3.2 多肽

多肽是氨基酸通过肽键构筑而成的介于氨基酸和蛋白质之间的中间物质。随着多肽合成技术的发展，设计合成特定序列和功能的多肽成为十分简单的事情。多肽按照其分子结构特征的不同可分为线性多肽、环状多肽、树枝状多肽以及两亲性多肽等。与蛋白质不同的是，多肽的结构可调性和可操作性极强，特别是多肽可具有特定的二级结构，比如α螺旋、β折叠和β发夹等，该类多肽可自组装成具有生物活性和特定结构形态的超分子组装体。特定结构的多肽在特定环境条件下组装成一定的纳米结构，比如纳米颗粒、纳米管、纳米纤维、囊泡、胶束和水凝胶。这类多肽类纳米生物材料在生物模拟、组织工程以及药物载体等生物医学领域得到了广泛的应用。

5.3.2.1 组织工程

应用于组织工程的纳米生物材料必须具备以下几个特点：①具有良好的生物兼容性；②可以作为细胞培养基质；③具有一定的生物活性或功能。基于多肽的纳米生物材料刚好就具备以上几个特点，完全满足作为组织工程材料的条件。

多肽纳米生物材料在组织工程方面得到了广泛研究，包括细胞的增殖、定向分化、活性迁移以及胞外基质特性等方面。Zhang等将原代神经细胞附着在三维凝胶多肽支架上后，神经细胞的神经轴突就可以沿着支架表面发射性生长，而且突触可以连接形成具有活性的突触连接[76]。此外，Stupp等设计合成了一种能自组装成三维结构的两亲性多肽，该两亲性多肽的序列为RGDSKKLLA（K），疏水端为烷基链。紫外灯照射可诱导两亲性多肽自组装成为纳米纤维结构。细胞培养实验发现该两亲性多肽纳米纤维可以为细胞提供RGD的生物信号实现识别性细胞附着。该多肽纳米纤维很好地模拟了细胞外基质的多孔性和整体结构，为三维细胞培养提供了极具潜力的纳米生物材料[77]。Gu等发展了包含香豆素的负电荷的水性凝胶分子，该多肽水性凝胶分子可以自组装成短的纤维，而且超声能加速成胶，形成平均半径30～40nm的均一性纳米纤维结构，该多肽纳米纤维十分适合应用于成纤维细胞NIH-3T3的迁移和增殖研究[78]。响应性的成胶多肽纳米水凝胶也得到了广泛的发展。其中，南开大学杨志谋研究组发展了一种针对谷胱甘肽响应性的多肽水凝胶纳米生物材料，该多肽结构在谷胱甘肽还原下可引发水凝胶成胶，透射电子显微镜和荧光图像均证实了该水凝胶结构。进一步的三维细胞培养表明了该多肽水凝胶支架平台十分适合3D细胞培养和组织工程[79]。

5.3.2.2
生物和化学传感

刺激响应性的多肽纳米生物材料，比如超分子水凝胶，由于其本身的优越性在生物和化学传感方面吸引了极大的注意力。这是因为：①基于各种生物、化学和物理因素（包括生物标志物、酶、离子和气体等）均能设计成成胶因子形成超分子水凝胶结构；②超分子水凝胶结构的成胶可以作为靶向分子的报告因子。举例来说，某个生物酶可以引发形成水凝胶，该水凝胶就可以作为该酶的指示剂。半胱氨酸天冬氨酸蛋白酶3（Caspase-3）是一种十分重要的肿瘤标志物，针对该酶的检测在临床诊断显得举足轻重。Cao等设计了序列为Acetyl-Asp-Glu-Val-Asp-Cys(StBu)-Lys(Biotin)-CBT的多肽衍生物，该多肽分子中包含可被Caspase-3特异性识别切割的多肽序列DEVD序列，切割后该多肽分子可以自组装形成表面生物素化的纳米颗粒，该纳米颗粒可以捕获链霉亲和素标记的染料FITC实现荧光的打开（见图5.17）。这种荧光信号的改变可以用于Caspase-3活性的检测分析[80]。

5.3.2.3
药物递送

基于多肽的纳米生物材料能够自组装成多种纳米结构，比如纳米纤维、纳米颗粒以及水凝胶，这些纳米结构具有多重作用，可以负载一些疏水性或亲水性的药物，而且多肽具有优良的可修饰性，也可以通过共价偶联药物分子进行药物递送。Mao等设计合成了一种新的多肽衍生物，该多肽结构包括疏水性的地塞米松和具有自组装能力的苯丙氨酸三肽，为了增加水溶性，在末端通过二硫键修饰上

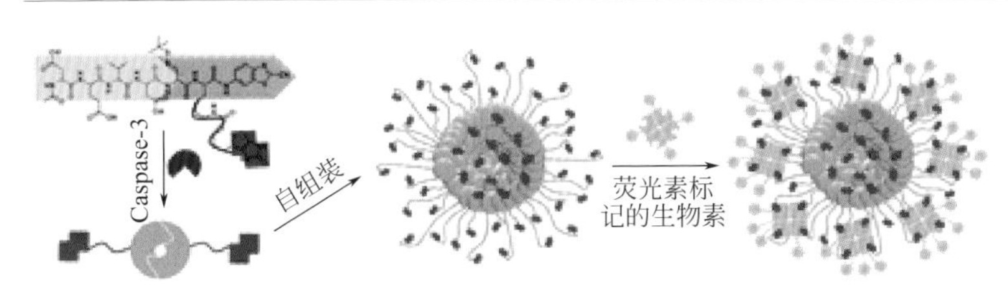

图5.17　基于Caspase-3诱导多肽自组装的荧光开检测Caspase-3活性

2个谷氨酸。该多肽衍生物可同时负载抗肿瘤药物羟基喜树碱和紫杉醇。药物释放实验表明，负载双药的多肽纳米颗粒能够有效地释放羟基喜树碱和紫杉醇。肿瘤细胞毒性也证实了双药多肽纳米载体对人肝癌细胞HepG2具有好的半数致死浓度（IC50）[81]。在此基础上，该课题组利用上述多肽衍生物进行蛋白质的细胞内递送研究。绿色荧光蛋白（GFP）被广泛选用为模型蛋白应用于这项研究中。该多肽衍生物可与GFP共组装形成水凝胶结构，透射电子显微镜研究证实了GFP共组装的纳米纤维结构，且GFP的共组装具有良好的稳定性，提高了GFP蛋白的生物稳定性。进一步的细胞内递送研究发现，该GFP-多肽共组装水凝胶可有效递送GFP进入人宫颈癌细胞HeLa细胞内部，而单独的GFP则不能进入细胞内。该研究为多肽纳米生物材料应用于蛋白质递送提供了一个很好的思路[82]。

南开大学杨志谋等发展了一种新型的基于多肽细胞内自组装增强顺铂的抗肿瘤活性以及逆转肿瘤耐药性体系。该多肽前体分子（L-1和D-1）可以有效地进入细胞且能被细胞内分泌的羧基酯酶水解成能自组装的L-2和D-2。L-2和D-2能够与细胞内的顺铂进行共组装，增强了顺铂对顺铂耐药细胞SKOV3和A2780cis的抗肿瘤活性。该细胞内多肽自组装增强顺铂逆转肿瘤耐药性的活性远大于同时递送顺铂和siRNA的纳米技术。这项研究提供了一种新的增强顺铂逆转耐药性的细胞内酶响应的多肽自组装策略，且该体系具有良好的生物兼容性[83]。国家纳米科学中心蒋兴宇研究员基于上述研究选择了具有极低的最小成胶浓度的多肽衍生物Nap-GFFY-OMe，开发了一系列新的多肽水凝胶，应用于递送DNA疫苗且有效增强免疫响应。如图5.18所示，该多肽水凝胶载体可以有效递送HIV的DNA疫苗，而且无论通过肌内注射、皮肤注射还是皮下注射都显著地增强了免疫响应能力。这种免疫增强效果的可能原因是多肽水凝胶纳米结构可以有效压缩疫苗DNA免受降解，增加了疫苗DNA的细胞进入量。除此之外，生物安全性评价证实了该多肽水凝胶载体具有良好的细胞清除能力。这项研究为HIV感染提供了一个安全有效的DNA疫苗载体，也为多肽水凝胶的疫苗递送应用开辟了新的道路[84]。

前面主要讲述的是基于线性多肽构建纳米生物材料以及纳米结构，树枝状多肽分子在药物递送方面也有比较广泛的应用。四川大学顾忠伟教授利用点击化学方法合成了5代和6代树枝状精氨酸多肽结构。该树枝状精氨酸多肽具有良好的DNA负载能力，且能有效避免DNA被核酸酶降解。原子力显微镜和动态光散射均证实了该树枝状精氨酸多肽与DNA的复合物的尺寸为180 ～ 250nm。体外和体内的基因转染研究证实了该树枝状精氨酸多肽具有良好的基因转染能力，具有比聚乙酰亚胺（PEI）高出几倍的转染效率，且具有良好的抗血清转染能力。在生物兼容性方面，

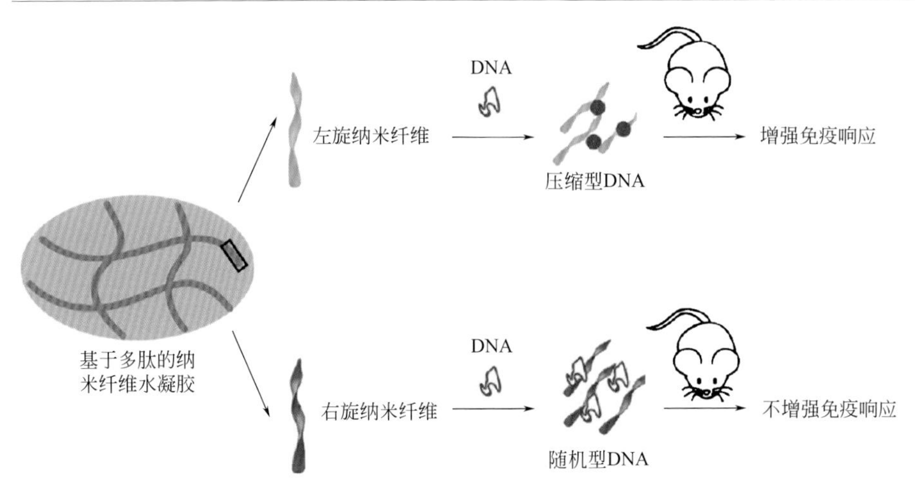

图5.18 多肽水凝胶增强HIV DNA疫苗的免疫效应

随着树枝状精氨酸多肽的代数增强，其毒性也明显增强。综合来说，5代（G5）树枝状精氨酸多肽具有良好生物兼容性和高效转染能力，可发展成为一种具有潜力的基因载体[85]。在此基础上，该课题组进一步在树枝状多肽分子上偶联疏水性药物阿霉素构建了两亲性树枝状多肽分子，这种偶联药物的树枝状多肽可以自组装成为100nm左右的均匀纳米颗粒（见图5.19），组装得到的多肽纳米颗粒可以有效释放阿霉素并能保持阿霉素的抗肿瘤活性。荧光成像研究亦证实了阿霉素良好的细胞进入能力。活体动物实验发现偶联药物的树枝状多肽纳米颗粒具有比单独阿霉素更好的抗肿瘤活性，且生物兼容性良好[86]。树枝状多肽纳米生物材料在生物响应性药物释放和药物递送领域也有很大发展，比如生物酶响应的药物递送[87,88]。

5.3.2.4 生物活性调控

生物活性，特别是细胞活性的调控在生物学中具有重要的作用，如何调控生物活性是当前的研究热点。基于多肽的纳米生物材料能够自组装成一定的纳米结构，在生物活性方面具有极大的潜在应用价值。Xu等利用苯丙氨酸的二肽在极低浓度下自组装得到纳米纤维，而且得到的组装体具有与微管相互作用的能力。进一步研究发现，该多肽纳米生物材料的纳米纤维只对胶质瘤细胞具有毒性，而对正常神经元细胞没有毒性，从而可以应用于胶质瘤的治疗研究[89]。在此基础上，该课题组进一步发展了一种肿瘤分泌酶响应性的多肽超分子水凝胶材料。金属基

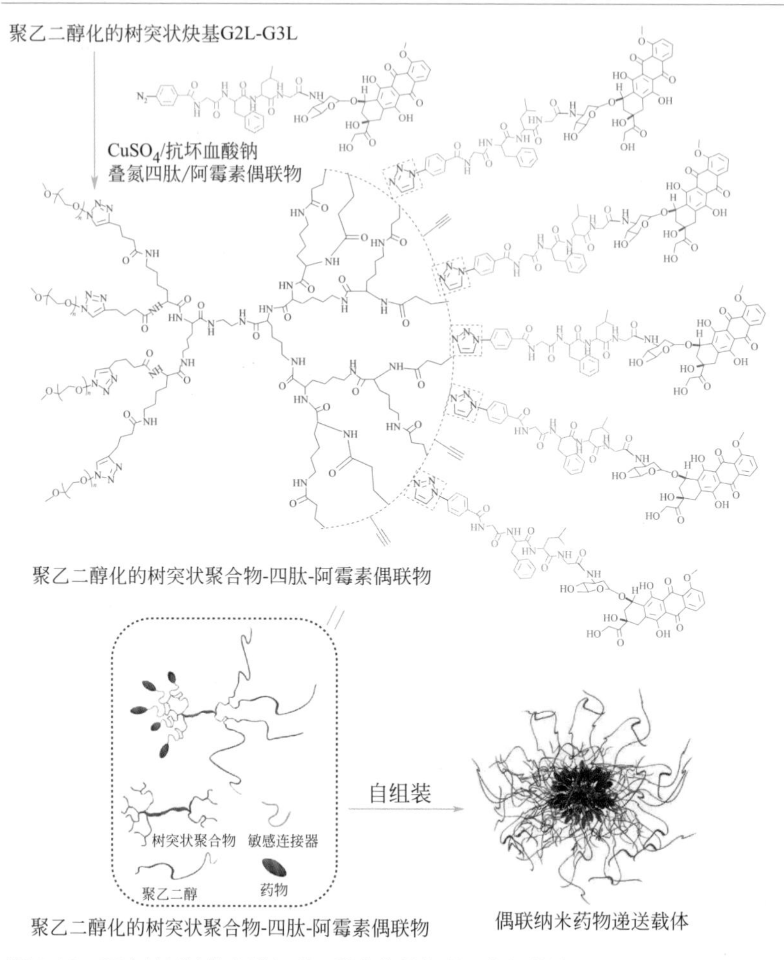

图5.19 两亲性树枝状多肽偶联阿霉素的结构以及自组装过程

质酶7（MMP-7）是肿瘤特异性分泌的一种酶，当肿瘤细胞分泌的这种酶遇到多肽胶凝因子时，可立即切割多肽序列引发多肽亲疏水性的不平衡导致多肽自组装成水凝胶，该水凝胶可封闭在细胞膜外面阻碍细胞的生物学功能导致肿瘤细胞死亡，而正常细胞由于不分泌MMP-7不引发水凝胶的形成。该多肽水凝胶体系显示了极好的肿瘤细胞特异性，为肿瘤细胞治疗提供了一种新的基于多肽分子自组装的药物治疗策略[90]。肿瘤特异性分泌酶是临床肿瘤诊断和治疗的主要生物标志物。针对这些特异性分泌酶的功能，设计一些新型的响应性组装纳米生物材料成为科学家们探索的焦点，碱性磷酸酶就是这样一类肿瘤特异性分泌酶。Kuang等设计合成了一种简单的两亲性苯丙氨酸二肽磷酸修饰的前体，该前体在碱性磷酸酶的去磷酸化作用下脱掉磷酸基团，磷酸基团的脱落导致二肽的亲疏水性平衡打破，导

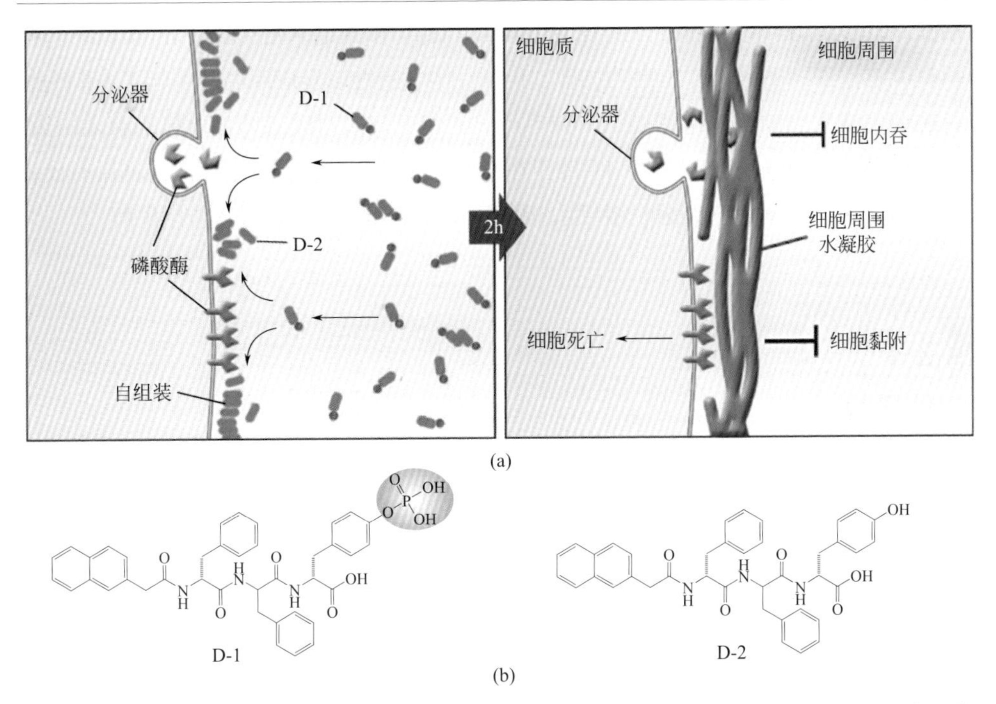

图5.20 （a）酶催化形成细胞表面水凝胶/纳米网络介导细胞死亡；（b）前体分子D-1和水性凝胶因子D-2的分子结构

致二肽在细胞表面形成水凝胶和纳米网络结构，扫描电子显微镜原位证实了该细胞表面的水凝胶和纳米网络结构。该响应性水凝胶和纳米网络结构可有效调控细胞物质交换引发细胞凋亡（见图5.20）。细胞凋亡效应在多药耐药细胞上也得到了实现。另外，这种自组装的水凝胶和纳米网络结构也可以应用于调控细胞分泌物和细胞微环境的研究[91]。

5.4 碳基纳米生物材料

碳元素是自然界中存在的与人类最密切相关，也是最重要的元素之一。碳原子之间可分别以sp^3、sp^2及sp杂化轨道形成稳定的单键、双建以及叁键，从而可以构筑形成多种多样的结构与性质截然不同的功能材料。自从1985年英国人

Kroto和1991年日本人Iijima分别发现富勒烯（C_{60}）和碳纳米管（CNT），碳基纳米材料就以它们独特的结构，丰富的物理、化学、电学特性以及应用潜能引起了人们的研究热情，成为当前材料学领域的研究热点。随着近年来对碳基纳米材料的深入研究，其在化学、生物以及医药领域的潜能正在被不断研究与开发。下面介绍几种具有代表性的碳基纳米生物材料以及结构特性，重点分析其在生物医学领域的应用扩展。

5.4.1
碳纳米管

碳纳米管是一种管状的碳分子，每个碳原子采用sp^2杂化形成碳碳键，六边形的蜂窝状结构构成了碳纳米管的骨架。根据碳纳米管中的石墨烯层数，碳纳米管可以分为单壁碳纳米管（SWNTs）和多壁碳纳米管（MWNTs）两种。碳纳米管独特的一维纳米结构缔造了其优良的理化性质，被广泛应用于生物医学的多个领域。碳纳米管基于其比表面积和π电子结构，成功应用于药物分子，包括小分子药物，质粒DNA、siRNA以及蛋白质等的细胞内和活体水平的药物递送；基于其独特的光学和电学特性，多模态生物成像被广泛发展；碳纳米管由于其力学性能优异也在组织工程修复方面有一定程度的应用前景。

5.4.1.1
药物递送

碳纳米管具有高比表面积和良好的疏水作用，可以通过共价偶联和非共价吸附负载药物分子协助药物递送。Wu等在单壁碳纳米管上通过聚乙二醇桥共价偶联抗肿瘤药物10-羟基喜树碱。相比于临床使用的羟基喜树碱剂型，羟基喜树碱-单壁碳纳米管复合物在体外和体内实验均证实了其超高的抗肿瘤活性[92]。在此基础上，Bhirde等为了实现靶向性药物递送需求，在碳纳米管上同时共价偶联抗肿瘤药物顺铂和靶向配体表皮生长因子（EGF），体内动物实验研究表明这一基于碳纳米管的碳纳米管-顺铂-EGF偶联物明显提高了EGF受体阳性头颈肿瘤的抗肿瘤活性，这种抗肿瘤活性的增强主要来源于EGF靶向介导的药物内吞作用[93]。除了共价偶联药物之外，碳纳米管也可以通过π-π堆积作用负载疏水药物分子，比如阿霉素。Dai等开发了一种PEG修饰的碳纳米管，并通过π-π堆积作用负载抗肿瘤药物阿霉素，实现了高达400%的载药量，这归功于碳纳米管超高的比表面积，进一步的研究证实了其抗肿瘤活性和生物安全性[94,95]。碳纳米管在基因转染载体方面也得到了一定程度的发展，Richard等采用阳离子两亲性聚合物修饰单壁碳纳米管和多壁碳纳米管并将其应用于体外基因转染。研究发现功能化的单壁碳纳米管具有比多壁碳纳米管更高的基因转染效率，且单壁碳纳米管的转染效率比脂质体还高一些[96]。基于碳纳米管的siRNA的递送也相继被报道[97]。生物大分子的细胞内递送一直是个难题，碳纳米管通过非共价作用成功负载并递送多种蛋白质进入细胞，包括牛血清白蛋白、细胞色素C、链霉亲和素等。虽然碳纳米管成功递送蛋白质进入细胞，但是在动物水平的蛋白质递送仍未取得成功，有待进一步研究[98,99]。

5.4.1.2
荧光成像

碳纳米管能够在第一红外窗口（700 ～ 900nm）激发下产生第二红外窗口（900 ～ 1600nm）的近红外荧光。这种大的斯托克顿位移极大地降低了在成像过程中的生物组织自发荧光，显著提高了活体成像的灵敏度。尽管碳纳米管在近红外区的荧光成像得到了发展，但是碳纳米管的低量子产率大大地限制了其在活体成像中的进一步应用。2008年，Dai及其合作者发明了一种新的碳纳米管的表面修饰方法，即采用配体交换法进行PL-PEG修饰，该方法获得了高量子产量的碳纳米管。尾静脉注射该碳纳米管后采用第二红外窗口荧光成像可实现碳纳米管的活体分布以及清晰可见活体皮肤下的肿瘤血管[100]。随后，Welsher等采用高帧频荧光视频观察尾静脉注射碳纳米管的小鼠活体成像，同时通过小鼠解剖研究了碳纳米管的活体分布路径，证实了碳纳米管的第二红外窗口荧光成像潜能，同时也为生物医学诊断提供了一种新的强有力工具（见图5.21）[101]。除了应用在肿瘤成像中外，碳纳米管的近红外成像也被成功应用在血管造影成像方面。不同手性的碳纳米管可以产生不同激发和发射波长的碳纳米管，有潜力发展第二红外窗口的多色成像，进一步扩展碳纳米管在荧光成像领域的新应用[102]。

5.4.1.3
拉曼成像

碳纳米管除了应用于荧光成像外，其本身具有多个拉曼散射峰，包括径向呼吸模式（RBM）和切向模式（G带），碳纳米管的拉曼特征峰都尖锐且有很强的强度，能够容易地与背景区分开来，便于发展成为拉曼成像。Liu等合成了不同同位素（^{12}C、^{13}C以及^{12}C和^{13}C混合）组成的单壁碳纳米管，碳纳米管的G带峰展

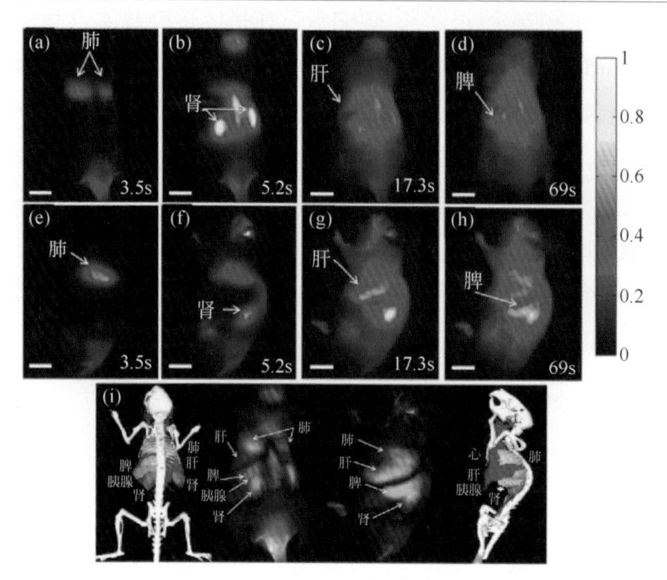

图5.21 碳纳米管的第二红外窗口荧光成像视频（标尺为1cm）以及主成分分析后的荧光图像

现不同程度的位移。表面分别修饰抗-HER2、抗-HER1以及RGD多肽后实现了单一激发光下的细胞多色拉曼成像[103]。在后续的工作中，该课题组进一步调控单壁碳纳米管的^{12}C和^{13}C比例，最多实现了同时5种颜色的多色拉曼成像，大大拓宽了碳纳米管在拉曼成像领域的应用前景[100]。虽然碳纳米管展示了良好的拉曼成像特质，但是仍然被拉曼信号强度弱这个问题深深困扰。引入金属纳米材料至碳纳米管表面可以达到表面增强拉曼散射的效果，是一种拉曼增强的有效策略。基于这一原理，苏州大学刘庄课题组在碳纳米管表面先修饰正电荷电解质再负载上金纳米种子，然后通过种子生长法原位生长纳米金或是纳米银得到了核壳纳米结构，该方法获得的贵金属包被的碳纳米管展示了良好的表面增强拉曼散射效果，增强因子达到了20（见图5.22）。进一步叶酸靶向修饰后进行靶向细胞标记和拉曼成像，结果显示该纳米贵金属包被的碳纳米管极大地缩短了生物样品的绘图时间，为碳纳米管在拉曼成像领域的应用奠定了良好的基础[104]。

5.4.1.4
光声成像以及光热治疗

碳纳米管在近红外区有明显的吸收，脉冲激光照射就会使碳纳米管产生热，进而引发热振动的超声发射，这种超声信号被超声探头检测并转化为二维或是三维图像，即光声成像。如果近红外引发的热足够大，就可以利用光热转换进行光热治疗。Gambhir等开发了一种表面RGD靶向多肽修饰的单壁碳纳米管作为光声成像探针，应用于活体实验肿瘤部位发现了明显的光声信号，因此证实了碳纳米管的光声成像潜能以及活体靶向成像能力[105]。碳纳米管作为光热转换试剂应用于光热治疗的研究也相继被报道。Moon等报道了单壁碳纳米管作为光热转换试剂应用于活体光热治疗。他们在预先构建好的小鼠肿瘤模型的瘤内注射单壁碳纳米管，近红外激光照射后肿瘤全部被杀灭，六个月内无复发且无其他的毒副作用。与此同时，研究发现瘤内注射的单壁碳纳米管可经尿液被清除出体内，证实了碳纳米管的生物兼容性[106]。

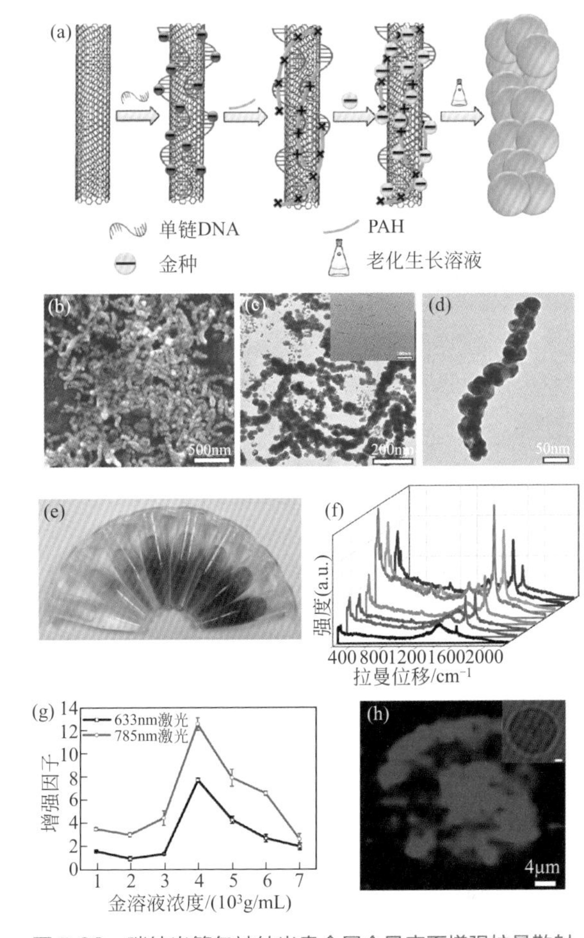

图5.22 碳纳米管包被纳米贵金属介导表面增强拉曼散射

(a) 碳纳米管-金属纳米复合物的合成示意图；(b) 碳纳米管-金属纳米复合物的透射电子显微镜图像；(c)、(d) 碳纳米管-金属纳米复合物的扫描电子显微镜图像；(e) 添加不同浓度种子生长液后的碳纳米管-金属纳米复合物图像；(f) 不同浓度金种子生长液条件下碳纳米管-金纳米复合物的拉曼增强情况；(g) 785nm激发下碳纳米管-金属纳米复合物的拉曼光谱；(h) 高分辨拉曼成像叶酸靶向修饰的碳纳米管-金纳米复合物标记肿瘤细胞情况

诊疗一体化纳米材料，即既有治疗作用又具有诊断能力的纳米材料，受到了临床医生和科研工作人员的极大关注。碳纳米管具有多种成像潜能，而且可以通过光热转化进行光热治疗，成为十分有潜力的诊疗一体化纳米材料。Wang等报道了高度水分散性的单壁碳纳米管应用于光声成像介导近红外光热治疗新模式。采用两亲性聚合物C18PMH-PEG表面修饰的单壁碳纳米管在近红外区具有明显的吸收，具有良好的光热治疗和光声成像能力。通过光声成像发现，该单壁碳纳米管复合物具有长的血液循环时间，同时在注射后24h通过EPR效应具有最大的肿瘤滞留

效果。808nm激光照射介导的光热治疗能成功消除肿瘤且无其他毒副作用。因此，基于碳纳米管的光声成像介导光热治疗平台具有良好的诊疗一体化纳米材料潜质[107]。进一步地，Liu等利用碳纳米管的成像介导光热治疗成功抑制了肿瘤的转移，显著地提高了小鼠的存活率[108]。此外，纳米金修饰的碳纳米管复合材料作为金属纳米增强光热治疗效果的复合纳米材料模式也得到了发展，该复合纳米材料展示出了良好的抗高温形变能力，且具有良好的肿瘤杀伤能力。

5.4.2
石墨烯

石墨烯是一种二维结构的碳纳米材料，由碳原子构成六边形晶格。石墨烯可由多层石墨分离制得。在石墨烯中，碳原子以sp^2杂化，碳原子之间可以形成π轨道，π电子在轨道中的自由移动使得石墨烯具有良好的光物理性质，包括独特的电子性质、热学性质、光学性质、力学性能等，因此石墨烯在众多领域都具有良好的应用前景，被认为是继碳纳米管之后的新兴碳基纳米材料。石墨烯，例如氧化石墨烯等在生物医学领域，包括生物传感器、光学成像、药物递送以及光学治疗等领域都取得了一系列的研究进展。

5.4.2.1
生物传感与化学检测

石墨烯，作为平面二维结构的碳基纳米材料，具有特异的电子结构和电子性能，包括石墨烯的高导电性和双极性，在高灵敏分析领域具有独特的优势，有望成为生物传感的理想材料。研究发现，单链DNA的碱基可以通过π-π堆积与石墨烯结合，从而降低了DNA杂交形成双链DNA的能力。利用这一现象以及石墨烯的荧光猝灭能力，开发了一系列基于DNA的检测手段。樊春海等报道了一种基于石墨烯的DNA多色探针系统，该系统能够快速地对溶液中的特定DNA序列进行高效、选择性的检测[109]。在此基础上，利用石墨烯与核苷酸复合系统输送进入细胞进行活细胞内的原位检测也得到了发展[110]。基于石墨烯超高的比表面积和优良的电子移动性，石墨烯在很多生物分子，包括DNA、蛋白质、葡萄糖等的检测与生物传感系统都有研究[111～113]。虽然石墨烯生物传感系统在生物分子传感与检测方面具有高的灵敏度，但是其本身的稳定性和可重复性都有待加强。

5.4.2.2
光学成像

石墨烯固有的光学特性，使其可以作为一种良好的光学成像工具。斯坦福大学戴宏杰课题组首先发现石墨烯和表面修饰聚乙二醇（PEG）的石墨烯在可见光区到近红外区都有荧光，并将PEG化石墨烯成功应用于细胞成像，发现该光学探针的背景荧光很低[114]。此外，Welsher等也证实了石墨烯和PEG化石墨烯在近红外区具有荧光性质。他们通过在石墨烯表面修饰CD-20抗体进行特异性的标记B细胞成像，在658nm激光激发下，1100 ～ 2200nm荧光范围进行细胞成像[115]。然而荧光成像存在许多缺陷，比如荧光猝灭、光漂白以及光稳定性差，大大限制了荧光成像的进一步使用。石墨烯的拉曼成像应运而生成为了一种新的成像模式。Zhang等基于石墨烯复合金纳米体系发展了一种表面增强拉曼成像新模式，并将其应用于研究石墨烯的细胞内吞行为。研究发现，负载了金纳米颗粒的石墨烯大大增强了石墨烯在细胞内的拉曼信号强度，同时利用这种技术发现了石墨烯的细胞内吞机制是能量依赖的网格蛋白介导内吞，开拓了石墨烯的新型成像模式[116]。

5.4.2.3
药物递送

单层石墨烯具有很大的比表面积，且其表面π电子可以与芳香族药物分子产生相互作用，十分有利于装载药物进行药物递送。戴宏杰等采用PEG修饰的石墨烯通过π-π作用成功装载了疏水性药物喜树碱衍生物SN38，显著提高了SN38的水溶性和抗肿瘤活性，为石墨烯负载药物提供了很好的案例（见图5.23）[117]。随之，其他的疏水性药物分子，包括阿霉素、喜树碱、紫杉醇等都成功被石墨烯负载并递送进入细胞。更为重要的是，采用石墨烯负载显著地提高了这些疏水性药物分子的抗肿瘤能力。随后，基于石墨烯的靶向药物递送也被陆续开展，Dai等通过将抗体CD20修饰到PEG石墨烯表面并装载上抗肿瘤药物阿霉素，实现了选择性杀死B细胞性淋巴癌[114]。与此同时，石墨烯同时负载多药实现肿瘤的协同杀伤也被深入研究。另一方面，科学家们也开发了基于石墨烯的环境响应性药物递送系统。Pan等设计了一种热敏感的新型石墨烯药物递送系统，通过将热敏感高分子聚*N*-异丙基丙烯酰胺（PNIPAM）共价连接到石墨烯表面，在成功装载抗肿瘤药物喜树碱后，该药物载体系统展示了良好的热敏感药物释放行为和抗肿瘤杀伤活性。石墨烯除了能够有效递送化学小分子药物之外，还能构建基因运输的载体系统[118]。Liu等以阳离子PEI静电作用修饰负电石墨烯构建了GO-PEI复合物，该基因载体系统具有良好

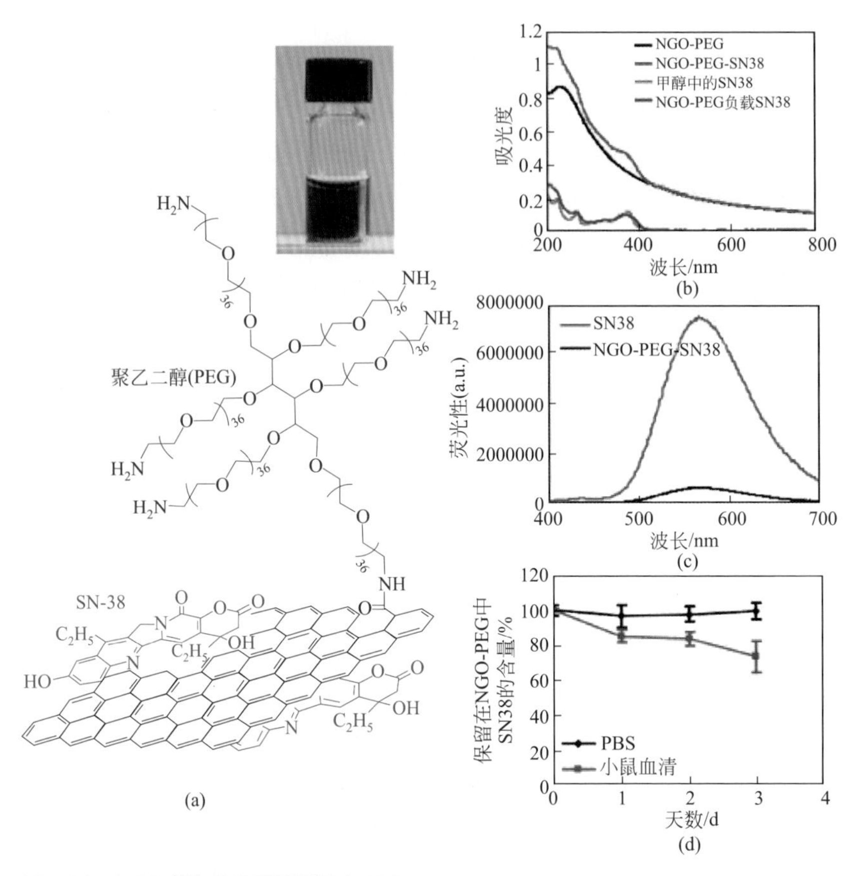

图5.23 PEG修饰的石墨烯递送SN38

（a）PEG修饰的石墨烯负载SN38的示意图，插图为负载SN38的石墨烯溶液照片；（b）石墨烯与SN38单独以及复合物的紫外-可见光吸收光谱；（c）石墨烯负载SN38前后的SN38荧光光谱变化；（d）石墨烯-SN38复合物的稳定性

的负载基因功能，也显著降低了载体的细胞毒性，而且能仍然保持PEI的转染效率[119]。与此同时，Zhang课题组将PEI通过酰胺键共价连接在石墨烯表面，同时负载siRNA和阿霉素，通过基因治疗和化疗联合治疗的模式实现了协同杀伤肿瘤[120]。

5.4.2.4 光学治疗

基于石墨烯独特的光学和化学性质的光学治疗也引起了众多科学家的浓厚兴趣。光学治疗包括光热治疗（PTT）和光动力治疗（PDT），是在特定光照下特异性地杀死肿瘤细胞，显著增强肿瘤疗效的同时降低了毒副作用。苏州大学刘庄课题组报道了GO-PEG作为光热试剂进行肿瘤的光热治疗，尾静脉注射进入小鼠体内后，由于GO-PEG纳米材料本身的EPR效应可使其具有很好的肿瘤被动靶向富集作用，采用808nm的近红外激光照射肿瘤5min就能有效杀灭肿瘤[121]。更进一步地，Dai将GO-PEG还原得到一种超小尺寸的还原性石墨烯，并通过靶向多肽RGD偶联上还原型石墨烯表面，该还原型石墨烯显著提高了石墨烯在近红外区的吸收，而且该复合物具有选择性光热杀死肿瘤细胞的能力[122]。与光热治疗不同，光动力治疗主要是通过在光照条件下敏化氧气产生单线态氧杀死肿瘤细胞。Shi课题组通过π-π堆积和疏水相互作用负载光敏剂锌卟啉，在氙灯照射下可以敏化产生单线态氧进而展示出显著的细胞毒性[123]。

5.4.3 富勒烯

富勒烯是Kroto及其合作者于1985年发现的，他们提出了中空球形模型并将其命名为富勒烯。进一步地，Kratschmer采用石墨电弧放电法成功地实现了富勒烯的大规模制备，迅速开启了富勒烯的研究热潮。经过对富勒烯的结构分析，富勒烯是由12个五元环和20个六元环构成的三十二面体的球形，其外形类似足球，分子具有很高的对称性，分子直径约为0.71nm，内腔直径约0.3nm，可以内嵌各种原子甚至小的分子。这种特殊结构的碳纳米材料构成了大π键共轭体系，同时具有给电子和受电子能力，从而可以发生氧化还原反应、亲核加成、亲电加成和聚合等一系列反应。富勒烯由于其独特的分子结构和理化性质，展现出了多种多样的活性，成为化学、物理以及生物领域的研究热点。

随着对富勒烯的研究不断深入，研究者发现富勒烯为解决一系列生物医学问题提供了良好的材料和化学工具，展示了广阔的应用前景。然而，富勒烯本身具有极强的疏水性，无法与生物靶分子相互作用，大大限制了其在生物医学领域的进一步应用。为解决富勒烯的水溶性难题，科学家们发展了多种改善富勒烯水溶性的方法，包括富勒烯水溶胶、富勒烯水溶性包结物以及表面引入强极性基团开发新的富勒烯衍生物。其中表面引入强极性官能团的方法不仅很好地解决了富勒烯的水溶性难题，而且新的基团赋予了富勒烯新的理化特性。比如富勒醇，不仅增加了水溶性，还保留了富勒烯的特性，大大扩展了该类纳米材料在生物医学方面的应用。与此同时，金属掺杂的富勒烯发展成为了另一种富勒烯改造方向。富勒烯的碳笼结构是一种封闭的中空多面体结构，这一结构特性使得富勒烯可以在内部嵌入金属形成新的金属富勒烯纳米材料。这种新的金属富勒烯形成了许多新的理化性质，分别在超导、功能分子器件以及造影示踪剂等方面扩展了富勒烯的应用潜能。下面主要简略介绍富勒烯及其衍生物在生物医学领域的应用。

5.4.3.1
富勒烯的抗氧化保护作用

自从1996年Dugan等发现富勒烯的清除活性氧物种作用以来，富勒烯的抗氧化细胞保护作用就成为富勒烯在生物医学领域的研究热点[124]。国家纳米科学中心的陈春英研究员发现三种富勒烯衍生物$C_{60}[C(COOH)_2]_2$、$C_{60}(OH)_{22}$以及$Gd@C_{82}C(OH)_{22}$均能清除单线态氧、超氧阴离子、DPPH自由基以及其他多种自由基，能够保护过氧化氢引发的细胞损伤，还能稳定线粒体膜电位，降低细胞内的活性氧物种[125]。众所周知，神经退行性疾病，包括阿尔茨海默病、帕金森病等，主要病理原因是谷氨酸受体被过度激活产生大量的自由基导致一系列的生理性病变。而“自由基清除海绵”富勒烯在神经保护方面具有良好的应用潜能。Dugan等报道了两种富勒醇在凋亡损伤的脑皮层神经细胞的神经保护作用。采用ESR（电子顺磁共振）验证了两种富勒醇均具有良好的抗氧化性质。同时富勒醇可以明显降低原代神经元的凋亡，还可以阻断谷氨酸受体从而降低细胞内的钙离子浓度。富勒烯的神经保护作用相继在多项研究中被报道。特别提出的是，水溶性富勒烯衍生物的神经保护作用已经在模式动物斑马鱼胚胎的中枢神经系统、周围神经系统以及心脏细胞被研究验证，为富勒烯衍生物的神经保护作用进一步应用在临床奠定了良好的理论基础[126]。

5.4.3.2
富勒烯对蛋白酶的抑制作用

人体免疫缺陷病毒酶（HIVP）是艾滋病传播的重要因素，如何控制HIVP的活性成为抗艾滋病治疗的关键。研究发现HIVP的活性位点是周围排列疏水氨基酸的无底圆筒形状。与此同时，水溶性富勒烯的分子直径与HIVP的圆筒形活性位点直径相似，且富勒烯的疏水性导致其可能与HIVP活性位点有较强的疏水相互作用，为抑制HIVP活性提供了理论可行性，可能发展成为新的HIVP抑制剂。1993年Sijbesma等设计合成了水溶性的二氨基二酸二苯基富勒烯衍生物，该衍生物中的羧基可以提供水溶性，而富勒烯母体则呈疏水性，该疏水性与HIVP的疏水活性部位产生疏水相互作用，展示了良好的生物活性，可以有效抑制HIVP的活性，对人体免疫缺陷病毒HIV-1和HIV-2反转录酶具有抑制作用[127]。因此，富勒烯衍生物为合成具有抗病毒碳基纳米材料提供了一种新的方向。众所周知，含肽的蛋白酶抑制剂比非肽抑制剂能更好地抑制蛋白酶活性，甚至浓度在皮摩尔（10^{-12}mol）范围仍然具有活性。Toniolo等合成了富勒烯表面修饰亲水性多肽，抗蛋白酶活性研究发现富勒烯肽衍生物的蛋白酶抑制率高达40%，而HIV-1的蛋白酶抑制剂XM323只有55%，展示出了富勒烯肽的生物活性[128]。富勒烯衍生物在氧化酶活性方面也取得了良好的生物活性。Chiang等首先研究了水溶性富勒醇抑制黄嘌呤氧化酶在超氧阴离子自由基的催化功能[129]。进一步的活体动物实验研究发现，水溶性富勒醇可降低内质网氧化酶的活性，且该抑制作用具有明显的浓度依赖性。上述研究验证了富勒烯衍生物在蛋白酶活性方面的生物潜能[130]。

5.4.3.3
富勒烯的抗菌作用

细菌感染在临床上引发了诸多疾病，抗菌一直以来都是人类重要的医学事业。但是由于细菌的变异，迫使抗菌药物因为耐药性问题而失去药效，开发新型抗生素成为当前迫在眉睫的问题。研究表明富勒烯及其衍生物对细菌，包括革兰氏阳性菌和革兰氏阴性菌都具有抗菌活性。Tsao等发现羧酸富勒烯衍生物能够选择性地抑制革兰氏阳性菌的生长，而不影响革兰氏阴性菌的生长。抑菌机理研究发现，羧基富勒烯主要通过插入细菌细胞壁破坏膜的完整性，从而导致细菌的死亡，对革兰氏阳性菌和革兰氏阴性菌的效能不同，主要是因为两类细胞壁的组成成分不同[131]。此外，富勒烯衍生物还可以使病毒包膜失活，也可以在病毒的各个阶段抑制病毒的复制[132]。

5.4.3.4
富勒烯的光敏化作用

富勒烯具有丰富的光物理特性，在光激发下，三线态富勒烯可以产生丰富的单线态氧($^1O_2$)，富勒烯的光敏化作用在生物医学领域具有良好的应用潜能。富勒烯光敏化作用在DNA切割方面展示了潜能。Takenaka制备的具有阴离子侧链的水溶性富勒烯衍生物可以结合到小牛胸腺DNA分子中，在光照射下，富勒烯衍生物通过产生单线态氧可以导致DNA链断裂。富勒烯光敏化作用在光致抗菌药物开发方面也展示了优良的性能。Yamakoshi等合成了聚吡咯烷酮溶解的富勒烯，在光照条件下，富勒烯-聚吡咯烷酮溶液展示了良好的抗菌活性，而单独的富勒烯和聚吡咯烷酮在没有光照的条件下均未展示抗菌活性[133]。后面陆续开展的大量研究扩展了富勒烯的光敏活性氧抗菌的潜能，且该抗菌活性具有广谱性，为进一步体内伤口抗菌治疗奠定了良好的基础[134]。富勒烯的光敏化作用不仅可以应用在抗菌方面，光致细胞毒性杀伤肿瘤细胞也得到了研究验证。Rancan等设计合成的叶绿酸修饰的富勒烯能够进入人白血病淋巴细胞Jurkat细胞，并展示了良好的光致细胞杀伤活性。但是其低的细胞内吞效果大大限制了光致细胞毒性能力[135]。进一步的光动力细胞毒性机理研究发现，富勒烯衍生物作为一种新的光动力试剂，其光动力细胞杀伤作用主要依赖于光致形成的超氧化物和单线态氧[136]。

5.4.3.5
富勒烯的抗肿瘤作用

2004年，中科院纳米生物效应与安全性重点实验室发现了原本设计成为造影剂的Gd富勒烯具有高效低毒的肿瘤生长抑制功能，从此开辟了金属富勒烯直接作为抗肿瘤的纳米药物新方向。表面修饰后的$Gd@C_{60}(OH)_{22}$几乎没有毒副作用，该金属富勒烯衍生物并不直接杀死肿瘤细胞，而是通过调控肿瘤微环境抑制肿瘤生长。实验室继而从分子生物学机制包括分子免疫、干细胞分化、血管生成等方面对$Gd@C_{60}(OH)_{22}$直接作为抗肿瘤药物进行了细致研究，发现$Gd@C_{60}(OH)_{22}$不仅可以抑制肿瘤生长还能高效抑制肿瘤转移[137]。该研究改变了纳米药物领域原本以纳米颗粒载带现成药物发展新的纳米药物的传统模式，而把纳米材料本身作为抗肿瘤药物也是首次出现。该实验室历时9年系统研究，开展了广泛的肿瘤模型动物实验和肿瘤抑制机制的研究。$Gd@C_{60}(OH)_{22}$中试生产线在2012年建成，临床前的研究工作正在陆续进行。国家纳米科学中心梁兴杰研究员进一步应用$Gd@C_{60}(OH)_{22}$作为抗肿瘤药物佐剂，发现$Gd@C_{60}(OH)_{22}$可明显促进顺铂耐药细胞的细胞内吞功能，提高了耐药细胞内的顺铂药物浓度，抑制了耐药细胞的生长从而达到逆转肿瘤耐药的功能（见图5.24）。该金属富勒烯的药物联用策略在动物水平实验也得到了验证，为解决肿瘤耐药性难题提供了一种新思路[138]。金属富勒烯这类新型纳米药物以纳米颗粒作为靶向分子可以提供更为广泛的结合域，超越了传统的“锁眼”药物设计理论和思路。

5.4.3.6 富勒烯的造影剂作用

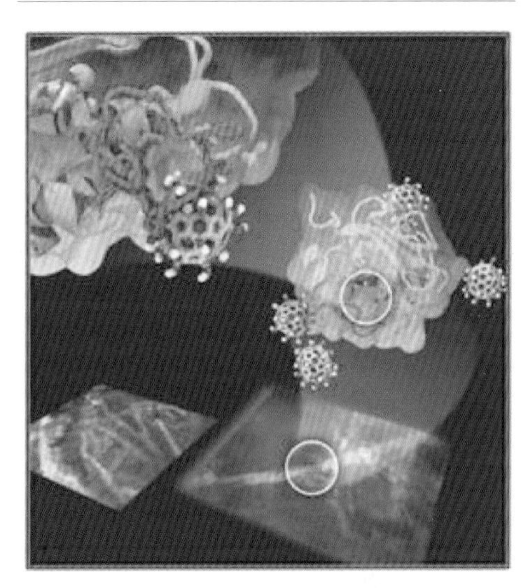

图5.24 金属富勒烯的抗肿瘤活性研究

金属富勒烯由于内嵌金属，因此可以通过内嵌不同金属实现多种功能。将磁性金属原子内嵌进入富勒烯可以构建磁性和半导体材料；内嵌具有荧光或是光学性质的原子，就可以应用在光学成像方面；内嵌入具有放射性的金属就可以使金属富勒烯成为放射性药物和放射示踪剂。Shinohara等首次通过内嵌Gd成功构建了新型的MRI造影剂，Gd富勒烯与传统的MRI造影剂相比具有以下几项明显的优点：顺磁性Gd内嵌构建金属富勒烯显著地提高了弛豫能力；由于金属内嵌在富勒烯的碳笼内部，可以隔绝外界环境反应，不仅增强了造影剂的稳定性，而且避免了Gd^{3+}的泄漏造成的生物毒性[139]。进一步地，Kato等分别合成了$Gd@C_{82}(OH)_x$，与临床上使用的Gd-DTPA相对比，弛豫率高出20倍，在低浓度时就可以获得高清晰的图像。更为重要的是，$Gd@C_{82}(OH)_x$具有良好的生物兼容性，工业化大生产使得$Gd@C_{82}(OH)_x$具有替代临床上使用的Gd-DTPA的趋势，可能引发核磁共振成像技术的第二次革命[140]。

5.4.4 碳量子点

碳量子点（carbon dots，CDs）简称碳点，是碳纳米材料家族的新秀。碳量子点尺寸大小与半导体量子点相似，一般小于10nm。碳点具有良好的荧光性能，包括光稳定性强、抗光漂白、无光闪烁现象以及发射波长可调等，同时还具有低分子量和小尺寸、生物兼容性好的优点（见图5.25）。目前合成碳量子点的方法主要有两种，一是从下到上（bottom-up）的合成方法，即热解或炭化合适前驱体直接合成荧光碳量子点；二是从上到下（top-down）的合成方法，即打碎碳的前驱体并进行表面钝化使其发光。广义来讲，碳点可以分为纳米金刚石、荧光碳点和石

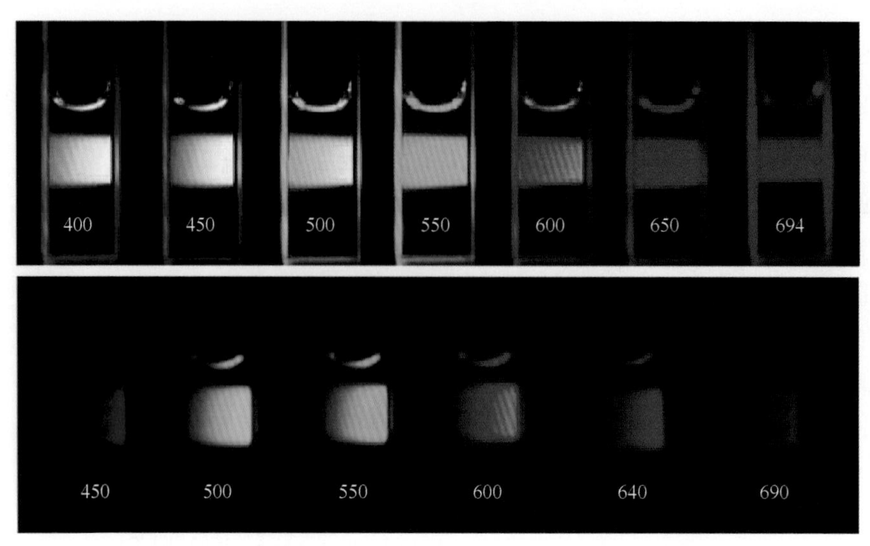

图5.25　水溶性碳点在不同激发波长（单位为nm）以及同一激发波长的荧光照片

墨烯量子点。目前主要集中在荧光碳点的研究。自从2006年孙亚平课题组首次发现碳点发展至今，碳点的合成以及在生物医学等领域的应用不断被开发。

5.4.4.1 光学成像

碳点由于其本身的高荧光亮度以及良好的光稳定性，特别是单点的强光发射能力，已经被证明是一种新型的荧光成像工具。Lin等采用简单的一步法以苯二胺同分异构体为前驱体合成了覆盖全光谱的红绿蓝三基色荧光发射碳点，该三色碳点可以在同一激发光波长下激发出红绿蓝三色荧光（见图5.26）。在此基础上，预混两种或是三种碳点就可以实现覆盖全光谱荧光薄膜。该三色碳点被证实为生物安全的纳米材料，并成功实现了细胞成像，为多色多功能成像奠定了基础[141]。碳点的其他光学性能也不断被开拓，比如上转换以及双光子特性。Cao等合成了氨基修饰的碳点，在与人乳腺癌细胞MCF-7作用2h后被细胞内吞进入细胞，在800nm的飞秒脉冲激光器激发的双光子显微镜下可观察到细胞内明显的荧光，证实了碳点的多光子成像潜能[142]。与此同时，Gong合成石墨烯碳点并证实了其具有大双光子吸收截面以及深穿透能力，可成功穿透1800μm进行深层组织成像，拓宽了碳点在生物医学领域的应用[143]。碳点在活体动物方面的成像也被深入研究。

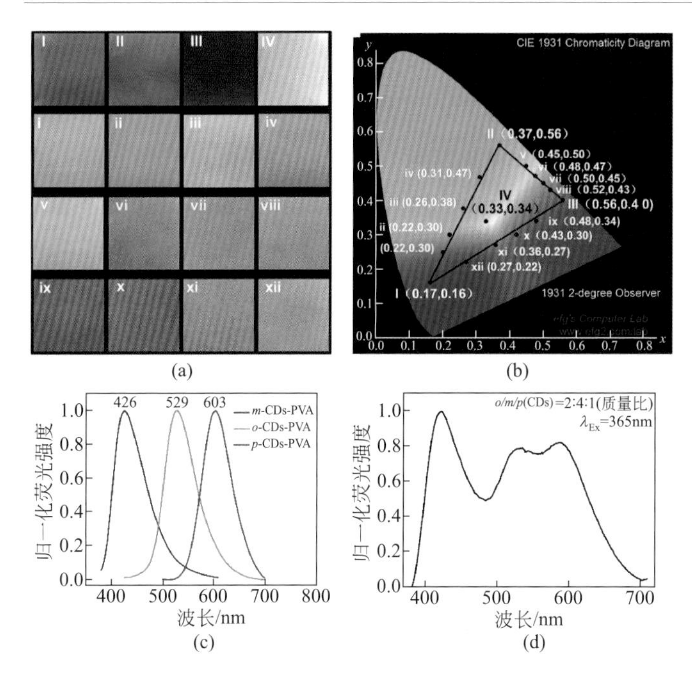

图5.26　多色荧光碳点的光学特性

（a）红绿蓝三基色碳点构建荧光编码薄膜；（b）多色薄膜的CIE色度坐标；（c）不同颜色碳点在紫外光激发下的荧光发射光谱；（d）红绿蓝三基色碳点构建全光谱白光薄膜的荧光发射光谱

5.4.4.2
分析检测

碳点是一种良好的电子供受体，碳点的荧光可以特异性地被多种物质猝灭，利用这一特性，分析学家们基于碳点建立了多种分析检测体系应用于环境监测。Goncalves和Sun等利用金属离子猝灭碳点荧光的特性，分别发展了碳点荧光猝灭系统检测汞离子和亚铁离子[144,145]。Bai等通过亚甲基蓝可以有效猝灭碳点荧光的能力以及与DNA 的结合作用发展了一种荧光恢复的DNA检测方法[146]。西南大学黄承志课题组发现三价铕离子能与碳点表面羧基配位诱导碳点聚集导致荧光猝灭，进一步引入磷酸根离子与铕离子的强配位作用可以实现碳点荧光的恢复，基于该原理他们发展了一种新的磷酸根离子的检测方法[147]。

5.4.4.3
治疗作用

碳点作为一种具有特殊光物理性质的碳基纳米材料，其本身的治疗作用也随着研究的深入被不断挖掘。前期研究已经表明碳点具有光敏化活性氧能力，但是低的单线态氧量子产率和可见光激发限制了其在活体的治疗应用。近期中国科学院理化技术研究所汪鹏飞课题组以聚噻吩季铵盐衍生物为前驱体碳源，通过水热法制备了表面带有正电荷的水溶性近红外发光碳点，该碳点在可见光区光照下可通过多重态敏化机制高效产生活性氧（$^1O_2$），这种性能独特的碳点不仅能够用于光动力治疗肿瘤、杀灭细菌，而且在可见光催化及光电子等领域也展现出广阔的应用前景[148]。此外，研究人员也进一步考察了光敏化机制，以及表面态对所制备的不同碳点发光、光动力、光热等性质的影响。该课题进一步以聚噻吩脂肪酸衍生物为碳源制备了低毒性水溶性负电荷碳点，研究发现此类碳点是集荧光、光声成像热治疗多功能于一体的诊疗一体化碳基纳米材料，可以实现激光激发下的诊断和治疗，进一步拓宽了碳点在生物医学中的应用[149]。

尽管最近几年在碳点方面取得了一系列研究进展，特别是在碳点合成和生物医学领域，但是仍面临一些挑战和问题。比如碳点的荧光发射一般为蓝光，且其荧光量子产率较低，因此，发展高量子产率、发射可调或是近红外荧光碳点仍有巨大挑战。更为重要的是，碳点的发光机理仍不明确，需要更深入研究碳点发光缺陷的来源，为进一步的生物医用提供保障。

参考文献

[1] Zhu C, Liu L, Yang Q, et al. Water-soluble conjugated polymers for imaging, diagnosis, and therapy. Chem Rev, 2012, 112: 4687-4735.

[2] Feng L, Zhu C, Yuan H, et al. Conjugated polymer nanoparticles: preparation, properties, functionalization and biological applications. Chem Soc Rev, 2013, 42: 6620-6633.

[3] Feng F, He F, An L, et al. Fluorescent conjugated polyelectrolytes for biomacromolecule detection. Adv Mater, 2008, 20: 2959-2964.

[4] Xing C, Liu L, Tang H, et al. Design guidelines for conjugated polymers with light-activated anticancer activity. Adv Funct Mater, 2011, 21: 4058-4067.

[5] Feng X, Lv F, Liu L, et al. Conjugated polymer nanoparticles for drug delivery and imaging. ACS Appl Mater Interfaces, 2010, 2: 2429-2435.

[6] Tang H, Xing C, Liu L, et al. Synthesis of amphiphilic polythiophene for cell imaging and monitoring the cellular distribution of a cisplatin anticancer drug. Small, 2011, 7: 1464-1470.

[7] Feng X, Yang G, Liu L, et al. A convenient preparation of multi-spectral microparticles by bacteria-mediated assemblies of conjugated polymer nanoparticles for cell imaging and barcoding. Adv Mater, 2012, 24: 637-641.

[8] Jin Y, Ye F, Zeigler M, et al. Near-infrared fluorescent dye-doped semiconducting polymer dots. ACS Nano, 2011, 5: 1468-1475.

[9] Wu C, Chiu D T. Highly fluorescent

semiconducting polymer dots for biology and medicine. Angew Chem Int Ed, 2013, 52: 3086-3109.

[10] Wu C, Hansen S J, Hou Q, et al. Design of highly emissive polymer dot bioconjugates for in vivo tumor targeting. Angew Chem Int Ed, 2011, 50: 3430-3434.

[11] Feng L, Liu L, Lv F, et al. Preparation and biofunctionalization of multicolor conjugated polymer nanoparticles for imaging and detection of tumor cells. Adv Mater, 2014, 26: 3926-3930.

[12] Wu C, Jin Y, Schneider T, et al. Ultrabright and bioorthogonal labeling of cellular targets using semiconducting polymer dots and click chemistry. Angew Chem Int Ed, 2010, 49: 9436-9440.

[13] Xing C, Xu Q, Tang H, et al. Conjugated polymer/porphyrin complexes for efficient energy transfer and improving light-activated antibacterial activity. J Am Chem Soc, 2009, 131: 13117-13124.

[14] Yang G, Liu L, Yang Q, et al. A multifunctional cationic pentathiophene: synthesis, organelle-selective imaging, and anticancer activity. Adv Funct Mater, 2012, 22: 736-743.

[15] Wang B, Yuan H, Zhu C, et al. Polymer-drug conjugates for intracellar molecule-targeted photoinduced inactivation of protein and growth inhibition of cancer cells. Sci Rep, 2012, 2(10) : 717-728.

[16] Yuan H, Wang B, Lv F, et al. Conjugated-polymer-based energy-transfer systems for antimicrobial and anticancer applications. Adv Mater, 2014, 26: 6978-6982.

[17] Moon J H, Mendez E, Kim Y, et al. Conjugated polymer nanoparticles for small interfering RNA delivery. Chem Commun, 2011, 47: 8370-8372.

[18] Feng X, Lv F, Liu L, et al. A highly emissive conjugated polyelectrolyte vector for gene delivery and transfection. Adv Mater, 2012, 24: 5428-5432.

[19] Kallenbach N R, Ma R I, Seeman N C. An immobile nucleic acid junction constructed from oligonucleotides. Nature, 1983, 305(5937): 829-831.

[20] Linko V, Dietz H. The enabled state of DNA nanotechnology. Curr Opin Biotechnol, 2013, 24: 555-561.

[21] Ke Y, Lindsay S, Chang Y, et al. Self-assembled water-soluble nucleic acid probe tiles for label-free RNA hybridization assays. Science, 2008, 319: 180-183.

[22] Zhang Z, Wang Y, Fan C, et al. Asymmetric DNA origami for spatially addressable and index-free solution-phase DNA chips. Adv Mater, 2010, 22: 2672-2675.

[23] Zhang Z, Zeng D, Ma H, et al. A DNA-origami chip platform for label-free SNP genotyping using toehold-mediated strand displacement. Small, 2010, 6: 1854-1858.

[24] Subramanian H K, Chakraborty B, Sha R, et al. The label-free unambiguous detection and symbolic display of single nucleotide polymorphisms on DNA origami. Nano Lett, 2011, 11: 910-913.

[25] Chen S X, Zhang D Y, Seelig G. Conditionally fluorescent molecular probes for detecting single base changes in double-stranded DNA. Nat Chem, 2013, 5: 782-789.

[26] Jungmann R, Steinhauer C, Scheible M, et al. Single-molecule kinetics and super-resolution microscopy by fluorescence imaging of transient binding on DNA origami. Nano Lett, 2010, 10: 4756-4761.

[27] Lin C, Jungmann R, Leifer A M, et al. Submicrometre geometrically encoded fluorescent barcodes self-assembled from DNA. Nat Chem, 2012, 4: 832-839.

[28] Johnson-Buck A, Nangreave J, Kim D N, et al. Super-resolution fingerprinting detects chemical reactions and idiosyncrasies of single DNA pegboards. Nano Lett, 2013, 13: 728-733.

[29] Iinuma R, Ke Y, Jungmann R, et al. Polyhedra self-assembled from DNA tripods and characterized with 3D DNA-PAINT. Science, 2014, 344: 65-69.

[30] Li J, Pei H, Zhu B, et al. Self-assembled multivalent DNA nanostructures for noninvasive intracellular delivery of immunostimulatory CpG oligonucleotides. ACS Nano, 2011, 5: 8783-8789.

[31] Douglas S M, Bachelet I, Church G M. A logic-gated nanorobot for targeted transport of molecular payloads. Science, 2012, 335: 831-834.

[32] Fu J, Yan H. Controlled drug release by a nanorobot. Nat Biotechnol, 2012, 30: 407-408.

[33] Wu C, Han D, Chen T, et al. Building a multifunctional aptamer-based DNA nanoassembly for targeted cancer therapy. J Am Chem Soc, 2013, 135: 18644-18650.

[34] Jiang Q, Song C, Nangreave J, et al. DNA origami as a carrier for circumvention of drug resistance. J Am Chem Soc, 2012, 134: 13396-13403.

[35] Zhang Q, Jiang Q, Li N, et al. DNA origami as an in vivo drug delivery vehicle for cancer therapy. ACS Nano, 2014, 8: 6633-6643.

[36] Sun W, Jiang T, Lu Y, et al. Cocoon-like self-degradable dna nanoclew for anticancer drug delivery. J Am Chem Soc, 2014, 136: 14722-14725.

[37] Zhu G, Zheng J, Song E, et al. Self-assembled, aptamer-tethered DNA nanotrains for targeted transport of molecular drugs in cancer theranostics. Proceedings of the National Academy of Sciences, 2013, 110: 7998-8003.

[38] Jiang Q, Shi Y, Zhang Q, et al. A self-assembled DNA origami-gold nanorod complex for cancer theranostics. Small, 2015, 11: 5134-5141.

[39] Bell N A, Engst C R, Ablay M, et al. DNA origami nanopores. Nano Lett, 2011, 12: 512-517.

[40] HernáNdez-Ainsa S, Bell N A, Thacker V V, et al. DNA origami nanopores for controlling DNA translocation. ACS Nano, 2013, 7: 6024-6030.

[41] Langecker M, Arnaut V, Martin T G, et al. Synthetic lipid membrane channels formed by designed DNA nanostructures. Science, 2012, 338: 932-936.

[42] Grabow W W, Jaeger L. RNA self-assembly and RNA nanotechnology. Acc Chem Res, 2014, 47: 1871-1880.

[43] Guo P. The emerging field of RNA nanotechnology. Nat Nanotechnol, 2010, 5: 833-842.

[44] Guo P, Haque F, Hallahan B, et al. Uniqueness, advantages, challenges, solutions, and perspectives in therapeutics applying RNA nanotechnology. Nucleic Acid Ther, 2012, 22: 226-245.

[45] Guo P. RNA nanotechnology: engineering, assembly and applications in detection, gene delivery and therapy. J Nanosci Nanotechnol, 2005, 5: 1964.

[46] Famulok M, Ackermann D. RNA nanotechnology: inspired by DNA. Nat Nanotechnol, 2010, 5: 634-635.

[47] Guo P, Erickson S, Anderson D. A small viral RNA is required for in vitro packaging of bacteriophage phi 29 DNA. Science, 1987, 236: 690-694.

[48] Wendell D, Jing P, Geng J, et al. Translocation of double-stranded DNA through membrane-adapted phi29 motor protein nanopores. Nat Nanotechnol, 2009, 4: 765-772.

[49] Haque F, Lunn J, Fang H, et al. Real-time sensing and discrimination of single chemicals using the channel of phi29 DNA packaging nanomotor. ACS Nano, 2012, 6: 3251-3261.

[50] Zhang H, Pi F, Shu D, et al. Using RNA nanoparticles with thermostable motifs and fluorogenic modules for real-time detection of RNA folding and turnover in prokaryotic and eukaryotic cells. RNA Nanotechnology and Therapeutics: Methods and Protocols, 2015, 95-111.

[51] Wang S, Haque F, Rychahou P G, et al. Engineered nanopore of phi29 DNA-packaging motor for real-time detection of single colon cancer specific antibody in serum. ACS Nano, 2013, 7: 9814-9822.

[52] Khaled A, Guo S, Li F, et al. Controllable self-assembly of nanoparticles for specific delivery of multiple therapeutic molecules to cancer cells using RNA nanotechnology. Nano Lett, 2005, 5: 1797-1808.

[53] Abdelmawla S, Guo S, Zhang L, et al. Pharmacological characterization of chemically synthesized monomeric phi29 pRNA nanoparticles for systemic delivery. Molecular Therapy, 2011, 19: 1312-1322.

[54] Lee T, Haque F, Shu D, et al. RNA nanoparticle as a vector for targeted siRNA delivery into glioblastoma mouse model. Oncotarget, 2015, 6(17): 14766-14776.

[55] Shu D, Li H, Shu Y, et al. Systemic delivery of anti-miRNA for suppression of triple negative breast cancer utilizing RNA nanotechnology. ACS Nano, 2015, 9: 9731-9740.

[56] Shu D, Shu Y, Haque F, et al. Thermodynamically stable RNA three-way junction for constructing multifunctional nanoparticles for delivery of therapeutics. Nat Nanotechnol, 2011, 6: 658-667.

[57] Carter D C, Ho J X. Structure of serum albumin. Adv Protein Chem, 1994, 45: 153-203.

[58] Desai N, Trieu V, Yao Z, et al. Increased antitumor activity, intratumor paclitaxel concentrations, and endothelial cell transport of cremophor-free, albumin-bound paclitaxel, ABI-007, compared with cremophor-based paclitaxel. Clinical Cancer Research, 2006, 12: 1317-1324.

[59] Chen Q, Wang C, Zhan Z, et al. Near-infrared dye bound albumin with separated imaging and therapy wavelength channels for imaging-guided photothermal therapy. Biomaterials, 2014, 35: 8206-8214.

[60] Chen Q, Liang C, Wang C, et al. An imagable and photothermal "abraxane-like" nanodrug for combination cancer therapy to treat subcutaneous and metastatic breast tumors. Adv Mater, 2015, 27: 903-910.

[61] Xu R, Fisher M, Juliano R. Targeted albumin-based nanoparticles for delivery of amphipathic drugs. Bioconjugate Chem, 2011, 22: 870-878.

[62] Song X, Liang C, Gong H, et al. Photosensitizer-conjugated albumin- polypyrrole nanoparticles for imaging-guided in vivo photodynamic/photothermal therapy. Small, 2015, 11(32): 3932-3941.

[63] Domínguez-Vera J M, Fernández B, Gálvez N. Native and synthetic ferritins for nanobiomedical applications: recent advances and new perspectives. Future Med Chem, 2010, 2: 609-618.

[64] Uchida M, Flenniken M L, Allen M, et al. Targeting of cancer cells with ferrimagnetic ferritin cage nanoparticles. J Am Chem Soc, 2006, 128: 16626-16633.

[65] Lin X, Xie J, Niu G, et al. Chimeric ferritin nanocages for multiple function loading and multimodal imaging. Nano Lett, 2011, 11: 814-819.

[66] Lin X, Xie J, Zhu L, et al. Hybrid ferritin nanoparticles as activatable probes for tumor imaging. Angewandte Chemie, 2011, 123: 1607-1610.

[67] Sun C, Yang H, Yuan Y, et al. Controlling assembly of paired gold clusters within apoferritin nanoreactor for in vivo kidney targeting and biomedical imaging. J Am Chem Soc, 2011, 133: 8617-8624.

[68] Gao L, Zhuang J, Nie L, et al. Intrinsic peroxidase-like activity of ferromagnetic nanoparticles. Nat Nanotechnol, 2007, 2: 577-583.

[69] Fan K, Cao C, Pan Y, et al. Magnetoferritin nanoparticles for targeting and visualizing tumour tissues. Nat Nanotechnol, 2012, 7: 459-464.

[70] Kilic M A, Ozlu E, Calis S. A novel protein-based anticancer drug encapsulating nanosphere: Apoferritin-doxorubicin complex. J Biomed Nanotechnol, 2012, 8: 508-514.

[71] Ji X-T, Huang L, Huang H-Q. Construction of nanometer cisplatin core-ferritin (NCC-F) and proteomic analysis of gastric cancer cell apoptosis induced with cisplatin released from

the NCC-F. J Proteomics, 2012, 75: 3145-3157.
[72] Liang M, Fan K, Zhou M, et al. H-ferritin–nanocaged doxorubicin nanoparticles specifically target and kill tumors with a single-dose injection. Proceedings of the National Academy of Sciences, 2014, 111: 14900-14905.
[73] Kang H J, Kang Y J, Lee Y M, et al. Developing an antibody-binding protein cage as a molecular recognition drug modular nanoplatform. Biomaterials, 2012, 33: 5423-5430.
[74] Zhen Z, Tang W, Guo C, et al. Ferritin nanocages to encapsulate and deliver photosensitizers for efficient photodynamic therapy against cancer. ACS Nano, 2013, 7: 6988-6996.
[75] Huang P, Rong P, Jin A, et al. Dye-loaded ferritin nanocages for multimodal imaging and photothermal therapy. Adv Mater, 2014, 26: 6401-6408.
[76] Holmes T C, De Lacalle S, Su X, et al. Extensive neurite outgrowth and active synapse formation on self-assembling peptide scaffolds. Proceedings of the National Academy of Sciences, 2000, 97: 6728-6733.
[77] Hartgerink J D, Beniash E, Stupp S I. Peptide-amphiphile nanofibers: a versatile scaffold for the preparation of self-assembling materials. Proceedings of the National Academy of Sciences, 2002, 99: 5133-5138.
[78] Pan S, Luo S, Li S, et al. Ultrasound accelerated gelation of novel L-lysine based hydrogelators. Chem Commun, 2013, 49: 8045-8047.
[79] Lv L, Liu H, Chen X, et al. Glutathione-triggered formation of molecular hydrogels for 3D cell culture. Colloids Surf: B, 2013, 108: 352-357.
[80] Cao C Y, Chen Y, Wu F Z, et al. Caspase-3 controlled assembly of nanoparticles for fluorescence turn on. Chem Commun, 2011, 47: 10320-10322.
[81] Mao L, Wang H, Tan M, et al. Conjugation of two complementary anti-cancer drugs confers molecular hydrogels as a co-delivery system. Chem Commun, 2012, 48: 395-397.
[82] Wang H, Wang Y, Zhang X, et al. Supramolecular nanofibers of self-assembling peptides and proteins for protein delivery. Chem Commun, 2015, 51: 14239-14242.
[83] Li J, Kuang Y, Shi J, et al. Enzyme-instructed intracellular molecular self-assembly to boost activity of cisplatin against drug-resistant ovarian cancer cells. Angewandte Chemie, 2015, 127: 13505-13509.
[84] Tian Y, Wang H, Liu Y, et al. A peptide-based nanofibrous hydrogel as a promising DNA nanovector for optimizing the efficacy of HIV vaccine. Nano Lett, 2014, 14: 1439-1445.
[85] Luo K, Li C, Li L, et al. Arginine functionalized peptide dendrimers as potential gene delivery vehicles. Biomaterials, 2012, 33: 4917-4927.
[86] Li N, Li N, Yi Q, et al. Amphiphilic peptide dendritic copolymer-doxorubicin nanoscale conjugate self-assembled to enzyme-responsive anti-cancer agent. Biomaterials, 2014, 35: 9529-9545.
[87] Zhang X, Zhang Z, Xu X, et al. Bioinspired therapeutic dendrimers as efficient peptide drugs based on supramolecular interactions for tumor inhibition. Angew Chem Int Ed, 2015, 54: 4289-4294.
[88] Zhang C, Pan D, Luo K, et al. Peptide dendrimer–doxorubicin conjugate-based nanoparticles as an enzyme-responsive drug delivery system for cancer therapy. Adv Healthcare Mater, 2014, 3: 1299-1308.
[89] Kuang Y, Xu B. Nanofibers of small hydrophobic molecules disrupt dynamics of microtubules and selectively inhibit glioblastoma cell. Angewandte Chemie (International ed in English), 2013, 52: 6944.
[90] Tanaka A, Fukuoka Y, Morimoto Y, et al. Cancer cell death induced by the intracellular self-assembly of an enzyme-responsive supramolecular gelator. J Am Chem Soc, 2015, 137: 770-775.
[91] Kuang Y, Shi J, Li J, et al. Pericellular hydrogel/nanonets inhibit cancer cells. Angew Chem Int Ed, 2014, 53: 8104-8107.

[92] Wu W, Wieckowski S, Pastorin G, et al. Targeted delivery of amphotericin B to cells by using functionalized carbon nanotubes. Angew Chem Int Ed, 2005, 44: 6358-6362.
[93] Bhirde A A, Patel V, Gavard J, et al. Targeted killing of cancer cells in vivo and in vitro with EGF-directed carbon nanotube-based drug delivery. ACS Nano, 2009, 3: 307-316.
[94] Liu Z, Sun X, Nakayama-Ratchford N, et al. Supramolecular chemistry on water-soluble carbon nanotubes for drug loading and delivery. ACS Nano, 2007, 1: 50-56.
[95] Liu Z, Fan A C, Rakhra K, et al. Supramolecular stacking of doxorubicin on carbon nanotubes for in vivo cancer therapy. Angew Chem Int Ed, 2009, 48: 7668-7672.
[96] Richard C, Mignet N, Largeau C, et al. Functionalization of single-and multi-walled carbon nanotubes with cationic amphiphiles for plasmid DNA complexation and transfection. Nano Res, 2009, 2: 638-647.
[97] Kam N W S, Liu Z, Dai H. Functionalization of carbon nanotubes via cleavable disulfide bonds for efficient intracellular delivery of siRNA and potent gene silencing. J Am Chem Soc, 2005, 127: 12492-12493.
[98] Shi Kam N W, Jessop T C, Wender P A, et al. Nanotube molecular transporters: internalization of carbon nanotube-protein conjugates into mammalian cells. J Am Chem Soc, 2004, 126: 6850-6851.
[99] Kam N W S, Dai H. Carbon nanotubes as intracellular protein transporters: generality and biological functionality. J Am Chem Soc, 2005, 127: 6021-6026.
[100] Liu Z, Li X, Tabakman S M, et al. Multiplexed multicolor Raman imaging of live cells with isotopically modified single walled carbon nanotubes. J Am Chem Soc, 2008, 130: 13540-13541.
[101] Welsher K, Sherlock S P, Dai H. Deep-tissue anatomical imaging of mice using carbon nanotube fluorophores in the second near-infrared window. Proceedings of the National Academy of Sciences, 2011, 108: 8943-8948.
[102] Hong G, Lee J C, Robinson J T, et al. Multifunctional in vivo vascular imaging using near-infrared II fluorescence. Nat Med, 2012, 18: 1841-1846.
[103] Welsher K, Liu Z, Sherlock S P, et al. A route to brightly fluorescent carbon nanotubes for near-infrared imaging in mice. Nat Nanotechnol, 2009, 4: 773-780.
[104] Wang X, Wang C, Cheng L, et al. Noble metal coated single-walled carbon nanotubes for applications in surface enhanced Raman scattering imaging and photothermal therapy. J Am Chem Soc, 2012, 134: 7414-7422.
[105] Wu L, Cai X, Nelson K, et al. A green synthesis of carbon nanoparticles from honey and their use in real-time photoacoustic imaging. Nano Res, 2013, 6: 312-325.
[106] Moon H K, Lee S H, Choi H C. In vivo near-infrared mediated tumor destruction by photothermal effect of carbon nanotubes. ACS Nano, 2009, 3: 3707-3713.
[107] Chen D, Wang C, Nie X, et al. Photoacoustic imaging guided near-infrared photothermal therapy using highly water-dispersible single-walled carbon nanohorns as theranostic agents. Adv Funct Mater, 2014, 24: 6621-6628.
[108] Liang C, Diao S, Wang C, et al. Tumor metastasis inhibition by imaging-guided photothermal therapy with single-walled carbon nanotubes. Adv Mater, 2014, 26: 5646-5652.
[109] He S, Song B, Li D, et al. A graphene nanoprobe for rapid, sensitive, and multicolor fluorescent DNA analysis. Adv Funct Mater, 2010, 20: 453-459.
[110] Wang Y, Li Z, Hu D, et al. Aptamer/graphene oxide nanocomplex for in situ molecular probing in living cells. J Am Chem Soc, 2010, 132: 9274-9276.
[111] Zeng Q, Cheng J, Tang L, et al. Self-assembled graphene–enzyme hierarchical nanostructures for electrochemical biosensing. Adv Funct

Mater, 2010, 20: 3366-3372.

[112] Zhou M, Zhai Y, Dong S. Electrochemical sensing and biosensing platform based on chemically reduced graphene oxide. Anal Chem, 2009, 81: 5603-5613.

[113] Liu Y, Yu D, Zeng C, et al. Biocompatible graphene oxide-based glucose biosensors. Langmuir, 2010, 26: 6158-6160.

[114] Sun X, Liu Z, Welsher K, et al. Nano-graphene oxide for cellular imaging and drug delivery. Nano Res, 2008, 1: 203-212.

[115] Hong H, Yang K, Zhang Y, et al. In vivo targeting and imaging of tumor vasculature with radiolabeled, antibody-conjugated nanographene. ACS Nano, 2012, 6: 2361-2370.

[116] Huang J, Zong C, Shen H, et al. Mechanism of cellular uptake of graphene oxide studied by surface-enhanced Raman spectroscopy. Small, 2012, 8: 2577-2584.

[117] Liu Z, Robinson J T, Sun X, et al. PEGylated nanographene oxide for delivery of water-insoluble cancer drugs. J Am Chem Soc, 2008, 130: 10876-10877.

[118] Pan Y, Bao H, Sahoo N G, et al. Water-soluble poly (*N*-isopropylacrylamide)-graphene sheets synthesized via click chemistry for drug delivery. Adv Funct Mater, 2011, 21: 2754-2763.

[119] Feng L, Zhang S, Liu Z. Graphene based gene transfection. Nanoscale, 2011, 3: 1252-1257.

[120] Zhang L, Lu Z, Zhao Q, et al. Enhanced chemotherapy efficacy by sequential delivery of siRNA and anticancer drugs using PEI-grafted graphene oxide. Small, 2011, 7: 460-464.

[121] Yang K, Zhang S, Zhang G, et al. Graphene in mice: ultrahigh in vivo tumor uptake and efficient photothermal therapy. Nano Lett, 2010, 10: 3318-3323.

[122] Robinson J T, Tabakman S M, Liang Y, et al. Ultrasmall reduced graphene oxide with high near-infrared absorbance for photothermal therapy. J Am Chem Soc, 2011, 133: 6825-6831.

[123] Dong H, Zhao Z, Wen H, et al. Poly (ethylene glycol) conjugated nano-graphene oxide for photodynamic therapy. Science China Chemistry, 2010, 53: 2265-2271.

[124] Dugan L L, Gabrielsen J K, Shan P Y, et al. Buckminsterfullerenol free radical scavengers reduce excitotoxic and apoptotic death of cultured cortical neurons. Neurobiology of Disease, 1996, 3: 129-135.

[125] Yin J J, Lao F, Fu P P, et al. The scavenging of reactive oxygen species and the potential for cell protection by functionalized fullerene materials. Biomaterials, 2009, 30: 611-621.

[126] Beuerle F, Witte P, Hartnagel U, et al. Cytoprotective activities of water-soluble fullerenes in zebrafish models. J Exp Nanosci, 2007, 2: 147-170.

[127] Sijbesma R, Srdanov G, Wudl F, et al. Synthesis of a fullerene derivative for the inhibition of HIV enzymes. J Am Chem Soc, 1993, 115: 6510-6512.

[128] Toniolo C, Bianco A, Maggini M, et al. A bioactive fullerene peptide. J Med Chem, 1994, 37: 4558-4562.

[129] Chiang L Y, Lu F J, Lin J T. Free radical scavenging activity of water-soluble fullerenols. J Chem Soc, Chem Commun, 1995, 1283-1284.

[130] Ueng T H, Kang J J, Wang H W, et al. Suppression of microsomal cytochrome P450-dependent monooxygenases and mitochondrial oxidative phosphorylation by fullerenol, a polyhydroxylated fullerene C_{60}. Toxicol Lett, 1997, 93: 29-37.

[131] Tsao N, Luh T Y, Chou C K, et al. In vitro action of carboxyfullerene. J Antimicrob Chemother, 2002, 49: 641-649.

[132] Piotrovskiĭ L, Kozeletskaia K, Medvedeva N, et al. Effect of fullerene C_{60}-polyvinilpyrrolidone complexes on influenza virus reproduction. Voprosy Virusologii, 2000, 46: 38-42.

[133] Iwamoto Y, Yamakoshi Y. A highly water-soluble C_{60}-NVP copolymer: a potential material for photodynamic therapy. Chem

Commun, 2006, 4805-4807.
[134] Lu Z, Dai T, Huang L, et al. Photodynamic therapy with a cationic functionalized fullerene rescues mice from fatal wound infections. Nanomedicine, 2010, 5: 1525-1533.
[135] Rancan F, Helmreich M, Mölich A, et al. Fullerene-pyropheophorbide a complexes as sensitizer for photodynamic therapy: uptake and photo-induced cytotoxicity on Jurkat cells. J Photochem Photobiol: B, 2005, 80: 1-7.
[136] Mroz P, Pawlak A, Satti M, et al. Functionalized fullerenes mediate photodynamic killing of cancer cells: Type Ⅰ versus Type Ⅱ photochemical mechanism. Free Radical Biol Med, 2007, 43: 711-719.
[137] Kang S G, Zhou G, Yang P, et al. Molecular mechanism of pancreatic tumor metastasis inhibition by Gd@$C_{82}(OH)_{22}$ and its implication for de novo design of nanomedicine. Proceedings of the National Academy of Sciences, 2012, 109: 15431-15436.
[138] Liang X J, Meng H, Wang Y, et al. Metallofullerene nanoparticles circumvent tumor resistance to cisplatin by reactivating endocytosis. Proceedings of the National Academy of Sciences, 2010, 107: 7449-7454.
[139] Cagle D W, Alford J M, Tien J, et al. Gadolinium-containing fullerenes for MRI contrast agent applications. Fullerenes: recent advances in the chemistry and physics of fullerenes and related materials, 1997, 4: 361-368.
[140] Mikawa M, Kato H, Okumura M, et al. Paramagnetic water-soluble metallofullerenes having the highest relaxivity for MRI contrast agents. Bioconjugate Chem, 2001, 12: 510-514.
[141] Jiang K, Sun S, Zhang L, et al. Red, green, and blue luminescence by carbon dots: full-color emission tuning and multicolor cellular imaging. Angew Chem Int Ed, 2015, 54: 5360-5363.
[142] Cao L, Wang X, Meziani M J, et al. Carbon dots for multiphoton bioimaging. J Am Chem Soc, 2007, 129: 11318-11319.
[143] Liu Q, Guo B, Rao Z, et al. Strong two-photon-induced fluorescence from photostable, biocompatible nitrogen-doped graphene quantum dots for cellular and deep-tissue imaging. Nano Lett, 2013, 13: 2436-2441.
[144] Gonçalves H, Jorge P A, Fernandes J, et al. Hg (Ⅱ) sensing based on functionalized carbon dots obtained by direct laser ablation. Sens Actuators: B, 2010, 145: 702-707.
[145] Sun W, Du Y, Wang Y. Study on fluorescence properties of carbogenic nanoparticles and their application for the determination of ferrous succinate. J Lumin, 2010, 130: 1463-1469.
[146] Bai W, Zheng H, Long Y, et al. A carbon dots-based fluorescence turn-on method for DNA determination. Anal Sci, 2011, 27: 243.
[147] Zhao H X, Liu L Q, De Liu Z, et al. Highly selective detection of phosphate in very complicated matrixes with an off-on fluorescent probe of europium-adjusted carbon dots. Chem Commun, 2011, 47: 2604-2606.
[148] Ge J, Lan M, Zhou B, et al. A graphene quantum dot photodynamic therapy agent with high singlet oxygen generation. Nat Commun, 2014, 5: 4596.
[149] Ge J, Jia Q, Liu W, et al. Red-emissive carbon dots for fluorescent, photoacoustic, and thermal theranostics in living mice. Adv Mater, 2015, 27: 4169-4177.

NANOMATERIALS

纳米生物材料

Chapter 6

第6章
复合纳米生物材料及其生物应用

复合纳米生物材料是指由两种或两种以上的物质在纳米尺度上杂化而成的材料[1]。复合纳米生物材料中各成分不仅具有其原有的特性，而且由于协同作用可以提升各自原有的性能，因此具有良好的力学性能、热稳定性、生物相容性和生物降解能力[2]。复合纳米材料是“智能”应用的重要平台，因为它们可以结合各组分的特性来发挥协同作用，从而达到多重目的[3 ~ 8]。通过选择合适属性的组分来制备复合材料可以克服单一组分解决不了的难题[9 ~ 11]，包括动态调控它们的性质和功能来响应内在和外在的环境刺激[12 ~ 14]。复合纳米生物材料包括经典复合纳米生物材料和自组装纳米生物材料。根据复合组分不同，经典复合纳米生物材料包括无机/无机、无机/有机、有机/有机杂化的纳米材料。根据自组装分子的类型，自组装纳米生物材料包括化学组分和生物分子自组装纳米材料。

6.1 经典复合纳米生物材料

6.1.1 无机/无机复合纳米生物材料

6.1.1.1 用于成像

Gilad等开发了一种多孔硅包覆的中空一氧化锰复合纳米粒子（HMnO@mSiO$_2$）作为T_1核磁共振成像造影剂[15]。纳米壳的多孔结构为水分子提供了进入磁核的最佳通道，从而得到水质子的有效弛豫。利用电穿孔的方法复合该纳米粒子可以使其有效进入脂肪源性干细胞，如图6.1所示。相比没有用电穿孔方法直接共培养的细胞，电穿孔可得到更小的T_1值，这与在体外T_1加权成像的信号增强结果一致。小鼠头颅内的HMnO@mSiO$_2$标记脂肪源干细胞使得细胞移植的系列磁共振监测可持续14d以上。这类复合纳米粒子可以被进一步标记上抗体或者RGD等靶向性基团作为靶向检测肿瘤的核磁共振成像造影剂[16]。此外，由于干细胞具有迁移到肿瘤部位的倾向[17,18]，标记了HMnO@mSiO$_2$的干细胞也可

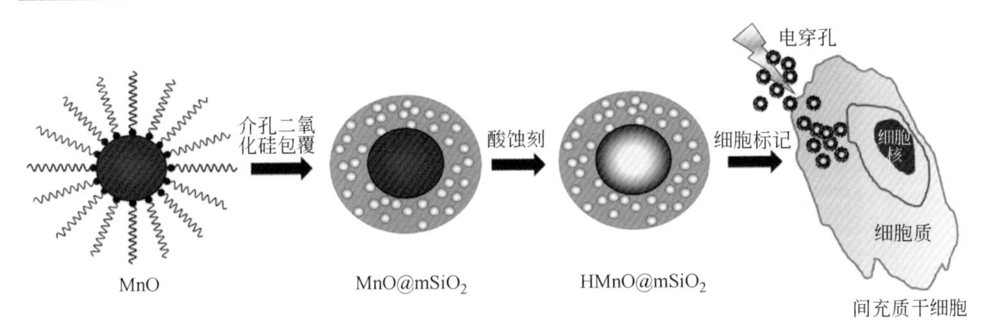

图6.1 HMnO@mSiO$_2$复合纳米粒子的合成及其标记间充质干细胞的示意图

以辅助检测肿瘤，更重要的是这些干细胞如果被进一步地设计携带药物还可具有抗肿瘤的潜力。

Larionova等制备了一系列氰基桥联配位的无机纳米网络结构材料用作核磁共振成像造影剂[19]。这些$Ln^{3+}/[Fe(CN)_6]^{3+}$（Ln = Gd、Tb、Y）和$M^{2+}/[Fe(CN)_6]^{3+}$（M =Ni、Cu、Fe）纳米粒子的尺寸范围为1.4 ～ 5.5nm，利用聚乙二醇、氨基修饰的聚乙二醇和葡萄糖胺作它们的稳定剂。对这些纳米粒子的核磁共振弛豫性质的评估表明，$Gd^{3+}/[Fe(CN)_6]^{3+}$纳米粒子的r_{1p}和r_{2p}弛豫值比商用的造影剂ProHance和Omniscan（基于Gd的单核造影剂）在相同条件下高出4倍，展示了这些纳米粒子在T_1弛豫造影剂方面的应用潜力。

Johnston等制备了由动力学控制的金包覆氧化铁纳米粒子组装形成的近红外响应、超顺磁性纳米簇[20]，粒径为30nm。复合纳米粒子的可控组装成簇使其具有小的粒子间距，从而使其电子吸收红移到近红外区域。由包覆了一薄层金的氧化铁粒子组装的70nm纳米簇在近红外区域（700 ～ 850nm）表现出较强的吸收，横截面积为$10^{14}m^2$。因为薄的金壳平均只有2nm厚，r_2自旋-自旋磁弛豫为219mmol/(L·s)，比典型的具有厚金壳的氧化铁纳米粒子大一个数量级。聚合物稳定剂的质量分数只有12%时，磁性纳米簇在去离子水中超过8个月时颗粒大小和近红外吸收变化非常微小，表明这一复合纳米粒子具有非常好的稳定性。纳米粒子表面的葡聚糖涂层可促进巨噬细胞对纳米簇的摄取，细胞内较多的纳米簇使其在暗场和高光谱显微镜下可产生强的近红外对比信号，在体外细胞培养和动脉粥样硬化的兔子模型中均观察到这一现象，如图6.2所示，复合纳米粒子选择性进入巨噬细胞。因此，具有光学、磁性以及治疗功能的小纳米簇的制备为联合成像和治疗提供了广阔的应用前景。

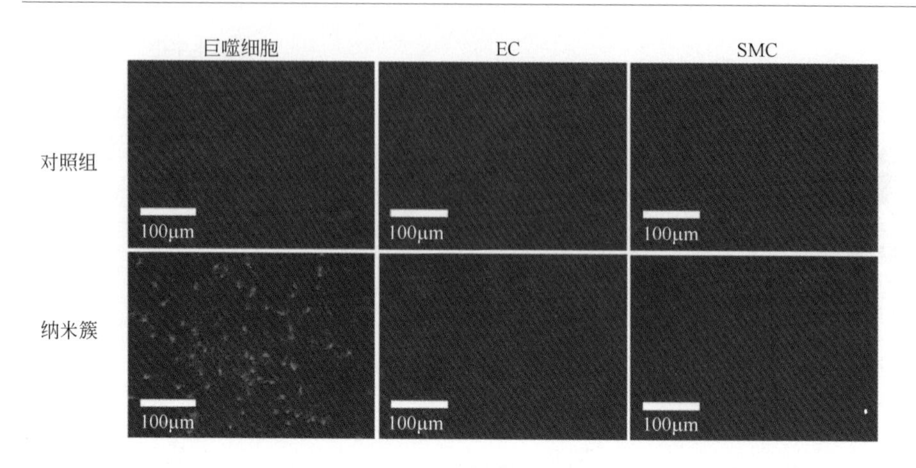

图6.2 复合纳米簇分别对巨噬细胞、主动脉内皮细胞（EC）和主动脉平滑肌细胞（SMC）的成像

6.1.1.2
用于药物输送及治疗

Shi等制备了一种基于普鲁士蓝（PB）的核-壳中空介孔纳米粒子，作为诊断治疗试剂时具有超高的pH响应纵向弛豫性[21]。PB是一种临床用于放射照射治疗的药物，中空介孔普鲁士蓝（HMPB）由于有中空介孔结构、有效的铁离子活性位点、强的光吸收以及在近红外区高的光热转换效率，可作为优良的药物载体和体内光热化疗协同肿瘤疗法的光热试剂[22]。Shi等将包含Mn的普鲁士蓝类似物（MnPBA）涂覆在HMPB的外表面和内部介孔通道，形成了核-壳中空结构的HMPB@MnPBA（HMPB-Mn），如图6.3所示。HMPB-Mn对pH高度敏感，可在活性位点释放Mn^{2+}（例如肿瘤位点，pH为弱酸性），这使得HMPB-Mn可作为一种智能T_1加权核磁共振成像造影剂来进行肿瘤诊断。此外，中空介孔结构和高比表面积赋予HMPB-Mn高的阿霉素（DOX）药物承载能力，从而可以用来进行肿瘤化疗。更重要的是，在pH调控下，Mn^{2+}和阿霉素的药物分子可以同时从HMPB-Mn中释放，药物的释放速率可以通过核磁共振成像实时监测。此外，结合HMPB高的化疗效率和优良的光热转换性能，HMPB-Mn在协同化疗热疗肿瘤治疗方面也显示出很好的潜力。

Huang等设计了一种基于$K_2Zn_3[Fe(CN)_6]_2$复合纳米粒子（ZnPB NPs）的新型前药[23]，用于治疗威尔逊氏疾病（一种罕见但是致命的遗传性疾病，原因是肝脏和其他重要器官积累了过量的铜离子）。同源二价三维金属复合物的稳定性为Cr^{2+}

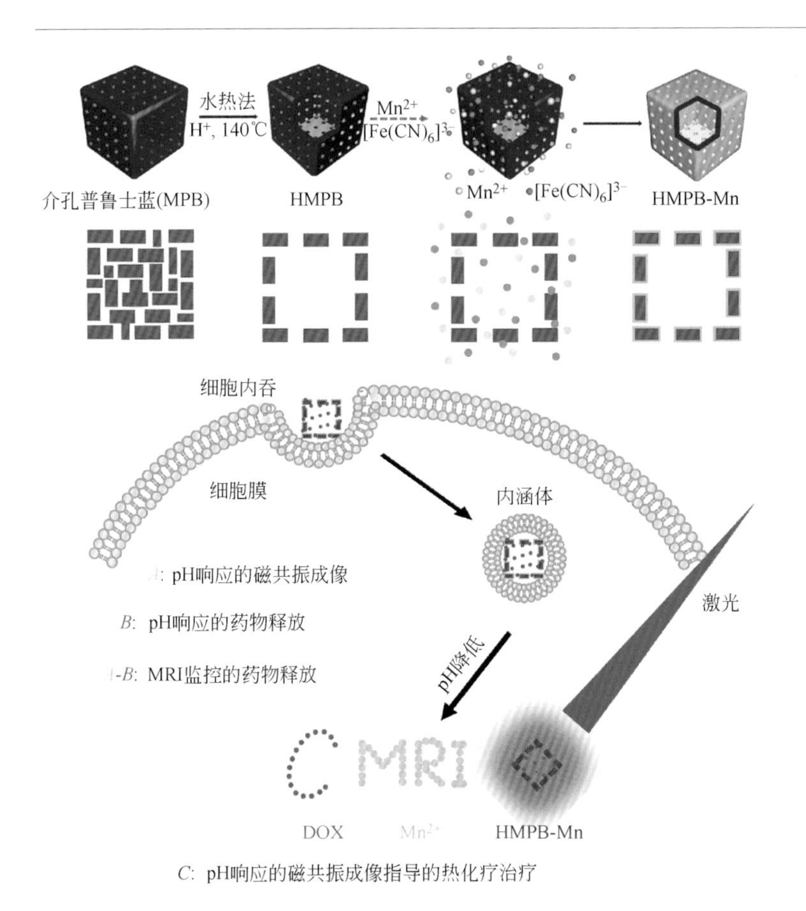

图6.3　HMPB-Mn合成示意图及HMPB-Mn作为一种智能的多功能诊疗材料的作用示意图

$< Mn^{2+} < Fe^{2+} < Co^{2+} < Ni^{2+} < Cu^{2+} > Zn^{2+}$（不考虑配体本身的性质），利用离子交换反应，ZnPB NPs中的Zn^{2+}可被生物体系中的Cu^{2+}置换，而纳米粒子本身是没有细胞毒性的，并且该粒子可通过内吞作用进入细胞，因此ZnPB NPs表现出细胞内铜解毒的效果，如图6.4所示。这是首次报道利用普鲁士蓝类似物作为细胞内吞的铜解毒前药。

Wu等制备了中空配位聚合物普鲁士蓝用于载药[24]。中空普鲁士蓝（HPB）具有高度的生物相容性，致死中浓度大于1000μg/mL。由于HPB具有多孔结构，为载药提供了巨大的空间。作者将顺铂载到HPB的空腔位置制备得到Cis@HPB复合纳米粒子。细胞毒性及显微镜观察实验表明，载药复合纳米粒子可有效杀伤膀胱癌T24细胞，如图6.5所示，用HPB处理的细胞形态与空白组没有明显差别，

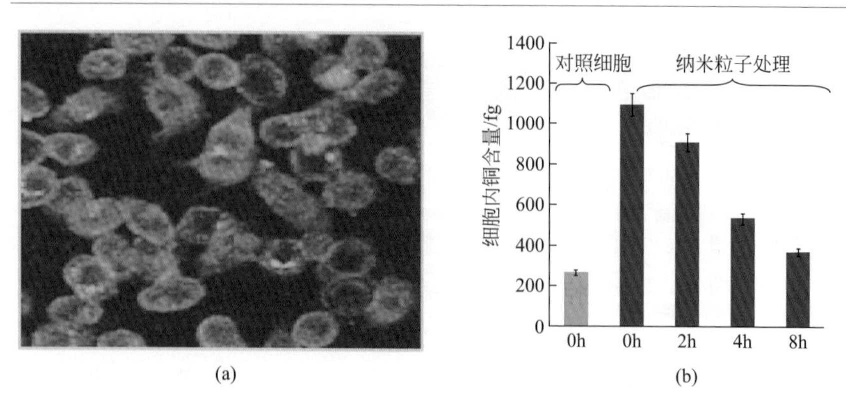

图6.4 （a）ZnPB NPs进入细胞结果（所用纳米粒子用染料标记）;（b）随着时间变化细胞内铜被移除的情况

而与Cis@HPB共培养的细胞形态不完整，观察到了细胞膜的破碎。

Shi等开发了一种简单而有效的路线来构建超顺磁性Fe_3O_4/金核壳结构的纳米复合材料（材料粒径可调，直径为100～240nm），用于成像及光动力治疗[25]。其中，

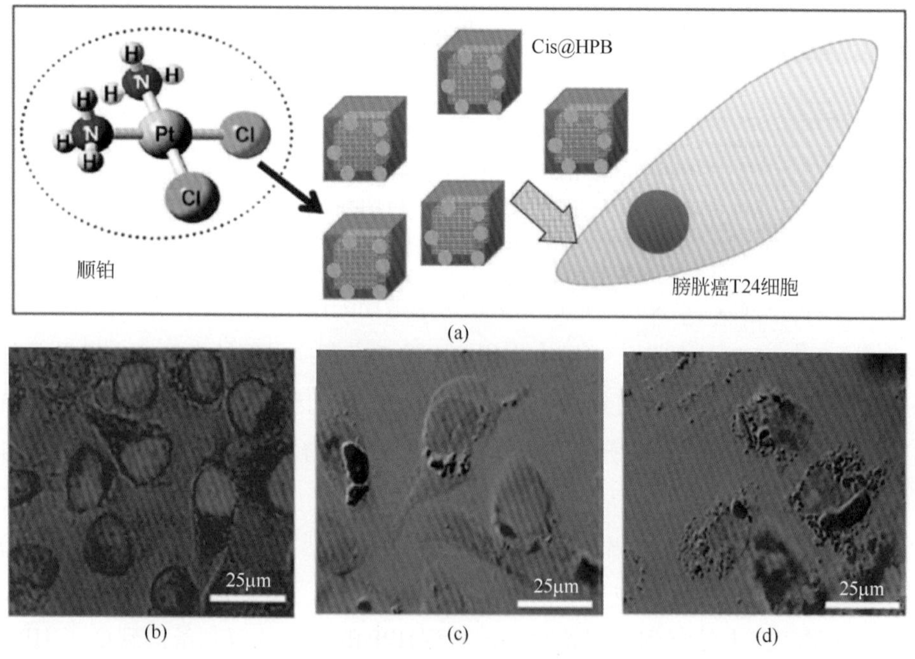

图6.5 （a）Cis@HPB杀伤T24细胞的示意图；细胞（b）及分别与HPB（c）和Cis@HPB（d）作用后的显微镜照片

超顺磁性Fe_3O_4纳米颗粒作为核，有机-无机杂化材料作为中间层，纳米金为外壳层（Fe_3O_4@hybrid@Au）。作者选择了巯基修饰的超顺磁性Fe_3O_4-硅复合纳米球（SH-SSCNs）作为核，纳米球表面的巯基有利于金纳米粒子在其表面锚定，粒径为2nm的均一金纳米粒子通过原位还原Au^{3+}形成，并通过巯基与金之间的强化学键结合在SH-SSCNs表面，最后通过精确地控制后续生长过程，金种生长成光学性质可调的纳米壳。与传统的金种嫁接及后续成长的过程相比，这条路线相当简单，并且高效可控，金种的形成及其在核表面的锚定通过一锅法几乎可同时合成，在这一过程中不需要对Au纳米粒子和基质进行复杂的表面改性。该体系的电荷平衡不受金纳米颗粒形成的影响，也不会发生复合粒子间的凝聚，同时，强大的S—Au共价键使金纳米粒子紧密连接并高度分散在SH-SSCNs表面。由于金纳米壳的近红外光热效应，其作为光热治疗试剂被广泛研究[26]。Fe_3O_4@hybrid@Au复合纳米粒子体外光热杀伤MCF-7细胞，其杀伤率可达到80%，如图6.6所示。将Fe_3O_4@hybrid@Au复合纳米粒子（100μL，500μg/mL）注射到小鼠体内肿瘤部位，在光照条件下，肿瘤部位的温度在5min内从35℃升到60℃，这一温度已经足以杀死癌细胞，而只注射生理盐水的空白对照组温度变化只到38℃，表明这一材料可有效杀伤体内肿瘤细胞。Fe_3O_4@hybrid@Au复合纳米粒子由于铁的存在可用于磁共振成像，用仪器得到T_2加权磁共振成像照片，观察到小鼠肿瘤部位颜色变暗。所以，这一多功能纳米复合材料在肿瘤磁共振成像、光热

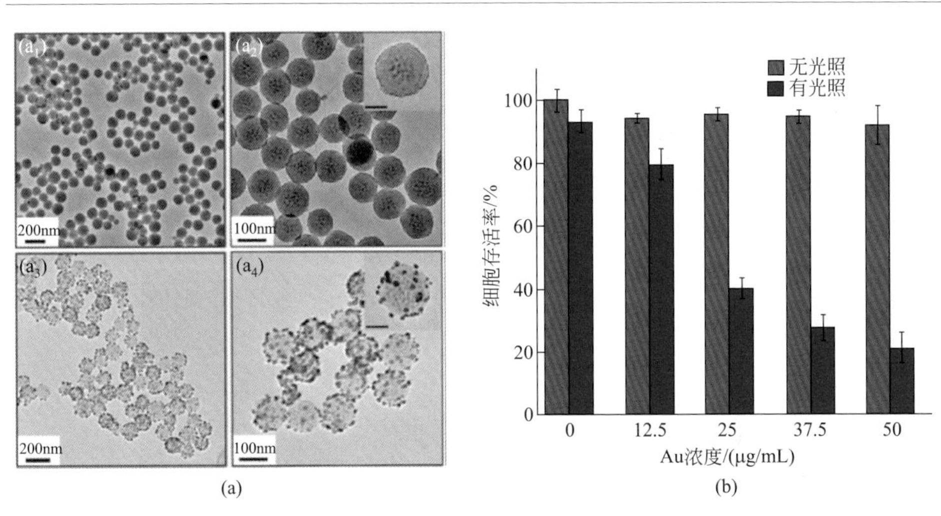

图6.6 （a）纳米复合材料的透射电镜图；（b）不同金浓度的复合纳米粒子在有无光照时与MCF-7细胞作用后的存活率

（a_1）和（a_2）是初始的金覆盖Fe_3O_4-硅复合纳米球（Au-SSCNs）；（a_3）和（a_4）是Fe_3O_4-硅复合纳米球表面的金种长到10nm的透射电镜图

治疗方面具有潜在应用价值。

6.1.2
无机/有机复合纳米生物材料

6.1.2.1
用于检测

近年来镧系复合物由于其特殊的光物理性质（大斯托克斯位移）、窄的发射带、高的量子产率和长的发光寿命引起了研究者们的广泛兴趣[27～30]。将不同荧光物种组合引入到一个纳米结构中来制备荧光纳米颗粒，使其在单波长激发下呈现多发射的特点，这种策略在多元化生物分析、诊断和多色成像方面已经成为一个非常热的研究领域。然而，这些新颖的杂合必须精心设计，以确保每个组分的独特属性，即荧光物种和纳米粒子的特性被最大化保留且它们之间没有相互作用。Wang等设计了一种具有大斯托克斯位移的三荧光哑铃形探针，将异硫氰酸荧光素（FITC）和镧系配合物复合在Au-Fe_3O_4纳米颗粒上[31]。这种杂合表现出三种荧光发射，单波长激发后，纳米颗粒中的FITC在515nm荧光发射、Tb(Ⅲ)复合物在545nm处发射、Eu(Ⅲ)复合物在616nm下发射，用于高灵敏度、高选择性的比色检测Cu^{2+}，检出限

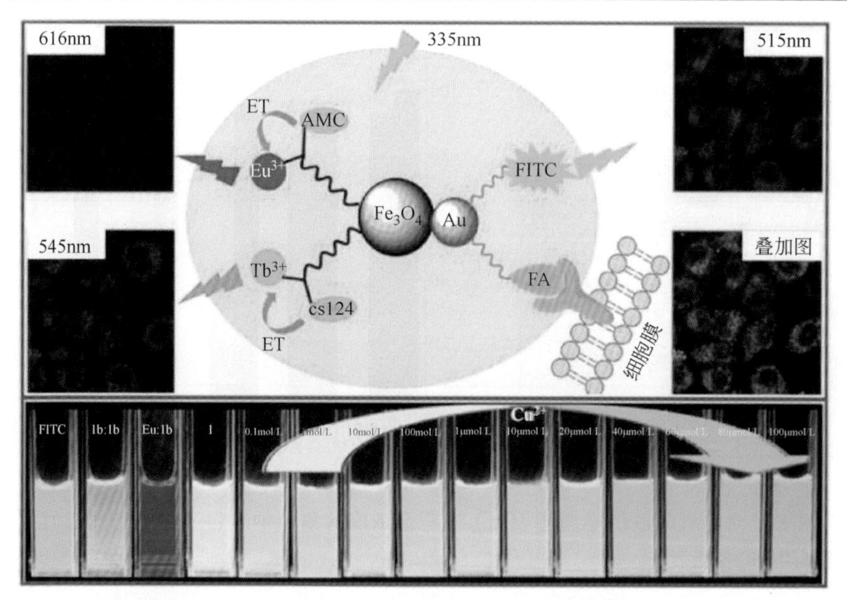

图6.7 多发射哑铃形荧光复合纳米探针的多色检测及成像示意图

为30nmol/L。在不同的Cu^{2+}浓度下，紫外光照射时复合纳米粒子表现出可区分的多种颜色，且Cu^{2+}的浓度不同时颜色会随之改变，如图6.7所示。检测原理是，连在Au-Fe_3O_4纳米粒子上的DTPA-cs124和DTPA-AMC与Cu^{2+}的结合常数比Tb^{3+}和Eu^{3+}的大，当Cu^{2+}出现时，Tb^{3+}和Eu^{3+}可被Cu^{2+}置换，从而导致复合纳米粒子的荧光猝灭，所以在不同Cu^{2+}浓度下就出现了可区分的多色荧光，这也拓展了它们在多色成像方面的应用。这种传感器也可用于BHK-21细胞和HeLa细胞的Cu^{2+}显微镜成像，如图6.8（a）所示。还可以将靶分子（如叶酸）共价连接到荧光纳米粒子的表面作为多功能的探针同时多色靶向成像叶酸受体过表达的HeLa细胞，如图6.8（b）所示。

Rotello等开发了基于金纳米粒子-荧光聚合物的“化学鼻”传感器用于检测和区分蛋白质[32]。作者制备了六种金纳米粒子和荧光共轭聚合物的复合物，复合物中聚合物的荧光会被金纳米粒子猝灭，当向复合物中加入蛋白质时，蛋白质会与共轭聚合物竞争结合金纳米粒子从而破坏金纳米粒子与荧光聚合物的复合体，这时聚合物的荧光得到恢复。加入的蛋白质不同，它们与金纳米粒子的结合能力不同，就得到了不同的聚合物荧光变化情况，利用线性区分分析（LDA）即得到不同的响应区域，这些响应区域具有很高的可重复性，并且可区分纳摩尔级浓度的蛋白质，利用96孔板还可以实现高通量检测，如图6.9所示。结合紫外检测，LDA已经成功地用于区分52个未知蛋白样品（7种蛋白），精确性达到94.2%。这一基于纳米复合材料的蛋白质阵列检测方法在医学诊断方面具有潜在应用价值。

6.1.2.2
用于成像

McNeill等合成了一种纳米结构用于氧传感成像[33]，纳米粒子由共轭聚合物（PFO或PDHF）和一种氧敏感的磷光染料（PtOEP）构成，如图6.10所示。作者分别制备了掺杂PtOEP的PFO和PDHF纳米粒子，两种纳米粒子的粒径分别约为25nm和50nm。在光照条件下，共轭聚合物将能量有效转移到磷光染料，发出较强的磷光，从而灵敏地检测溶解氧。制备的纳米粒子的磷光强度比传统的氧传感染料高1000倍，这种增强的效果归因于共轭聚合物强的光捕获能力和聚合物到PtOEP的有效能量转移。细胞实验结果表明，复合纳米粒子可被巨噬细胞摄取，且没有表现出暗毒性和光毒性，所以，这种复合纳米粒子在组织和亚细胞结构中氧浓度的检测方面具有潜在应用价值。

Li等制备了共轭聚合物（PFV）与核-壳结构Ag@SiO_2复合的纳米粒子用于细胞成像[34]。通过静电自组装作用所得的PFV/Ag@SiO_2复合纳米粒子具有较高

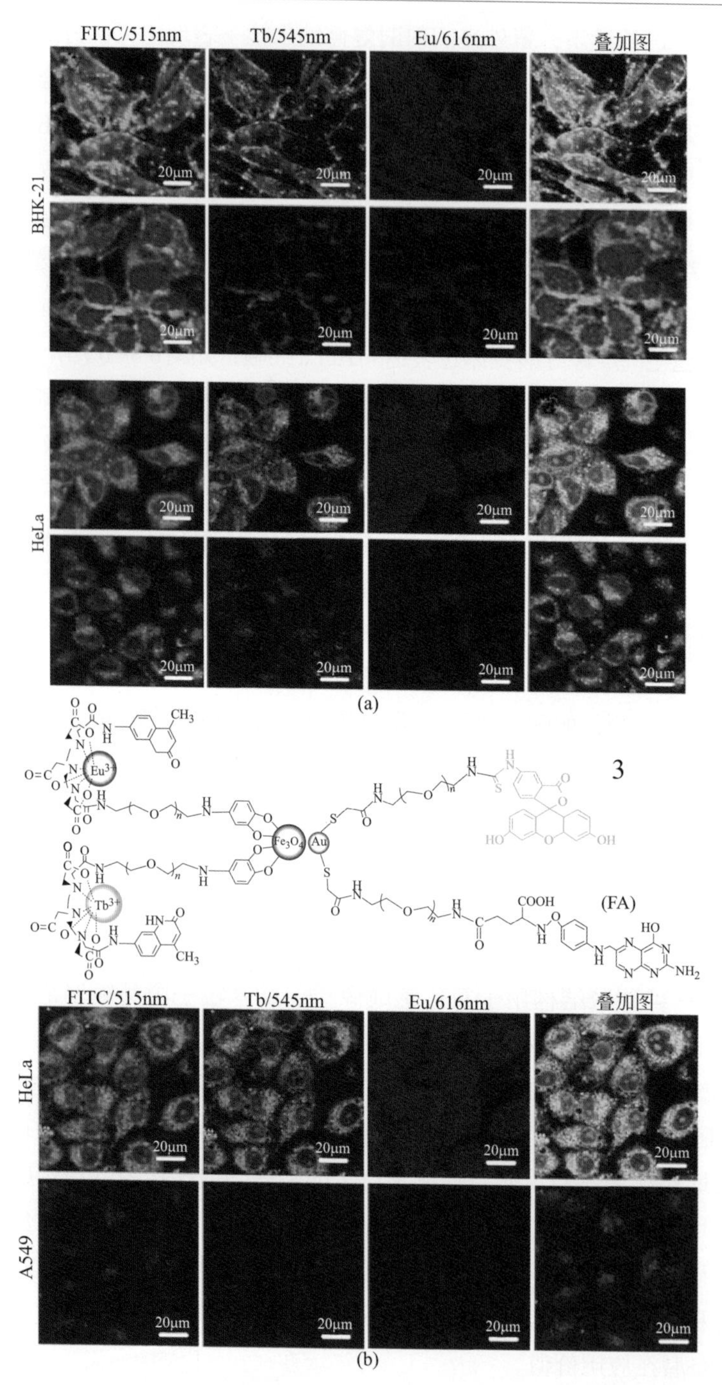

图6.8 （a）BHK-21细胞和HeLa细胞在加入Cu^{2+}前后用复合纳米探针成像结果图；（b）标记了叶酸的复合纳米粒子结构及其在HeLa细胞（叶酸受体过表达）和A549细胞（叶酸受体正常表达）的选择性成像

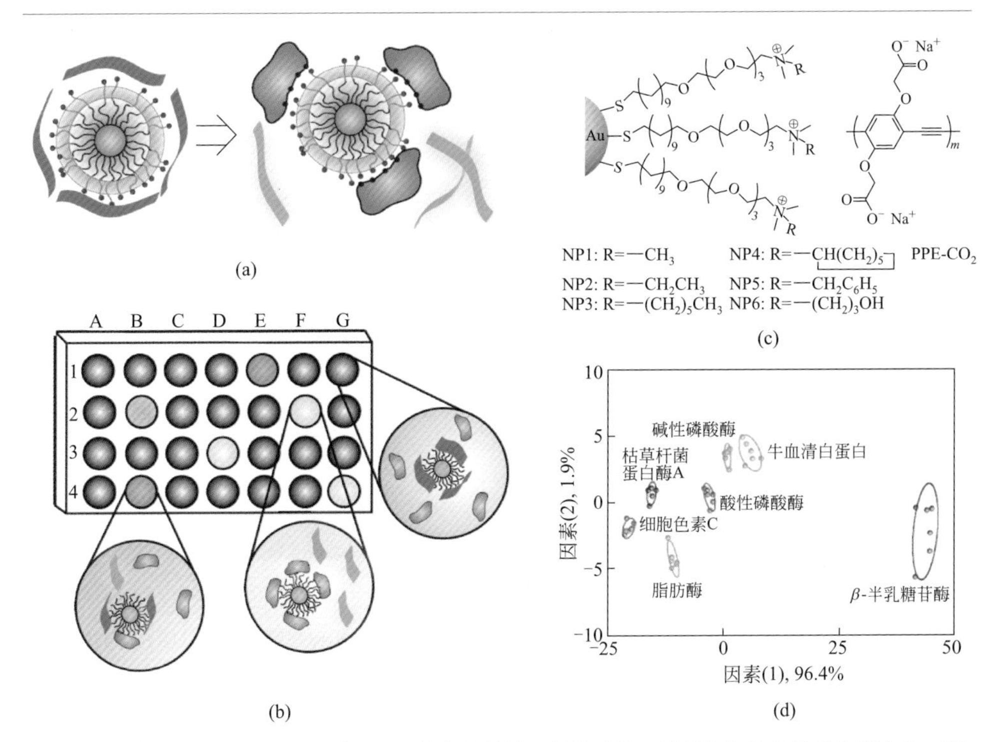

图6.9 （a）蛋白质检测原理示意图，深绿色为被猝灭的聚合物，浅绿色为恢复荧光的聚合物，蓝色为待分析的蛋白质；（b）用不同金纳米粒子－聚合物复合物分析多种蛋白质样品的阵列示意图；（c）阳离子金纳米粒子和阴离子荧光聚合物的结构；（d）基于不同复合物的区分蛋白得到的响应区域图

的稳定性和良好的单分散性。由于核-壳结构的Ag@SiO_2纳米粒子具有独特的金属增强荧光效应，基于银纳米颗粒的表面等离子体吸收光谱与PFV吸收光谱的大面积重叠，因此PFV/Ag@SiO_2复合纳米粒子发射强度相对于没有银核的复合纳米粒子提高了1.3倍。细胞实验表明，PFV/Ag@SiO_2复合纳米粒子对细胞表现出较低毒性，并且可对肺癌细胞A549成像，如图6.11所示。

Bunz等制备了基于金纳米粒子-共轭聚合物的复合纳米材料，该材料可利用“化学鼻”的概念快速区分细菌[35]。阴离子聚合物Sw-CO_2在水溶液中与阳离子金纳米粒子能形成静电复合物，因此Sw-CO_2的荧光能够被金纳米粒子有效地猝灭。在Sw-CO_2/Au NPs复合物中加入带负电荷的细菌时，细菌竞争结合阳离子金纳米粒子，从而将复合物中的Sw-CO_2释放，并使其恢复初始荧光。选用共轭聚合物Sw-CO_2，是因为它提供的多价的相互作用位点以及优良的分子导线效

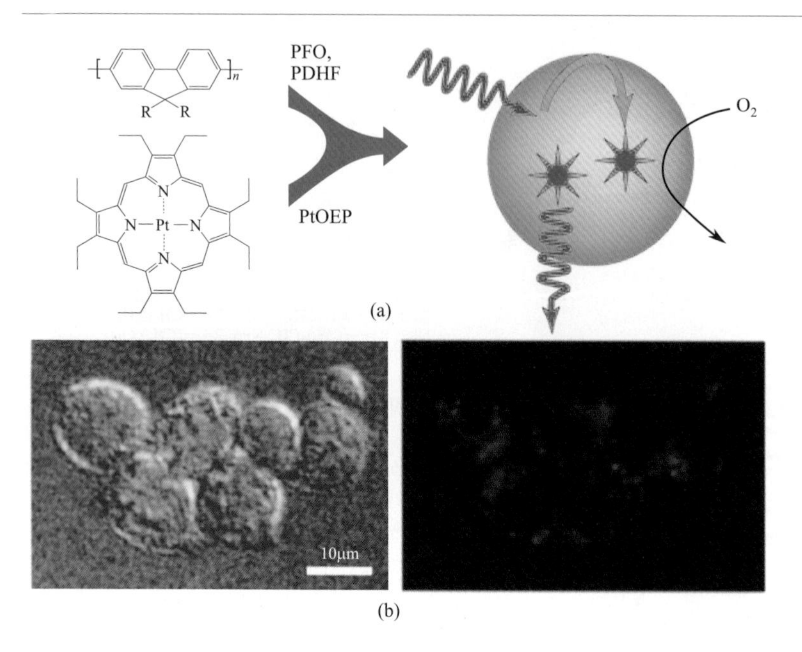

图6.10 （a）氧传感复合纳米粒子的形成示意图；（b）巨噬细胞和复合纳米粒子共培养后的相差和磷光成像照片

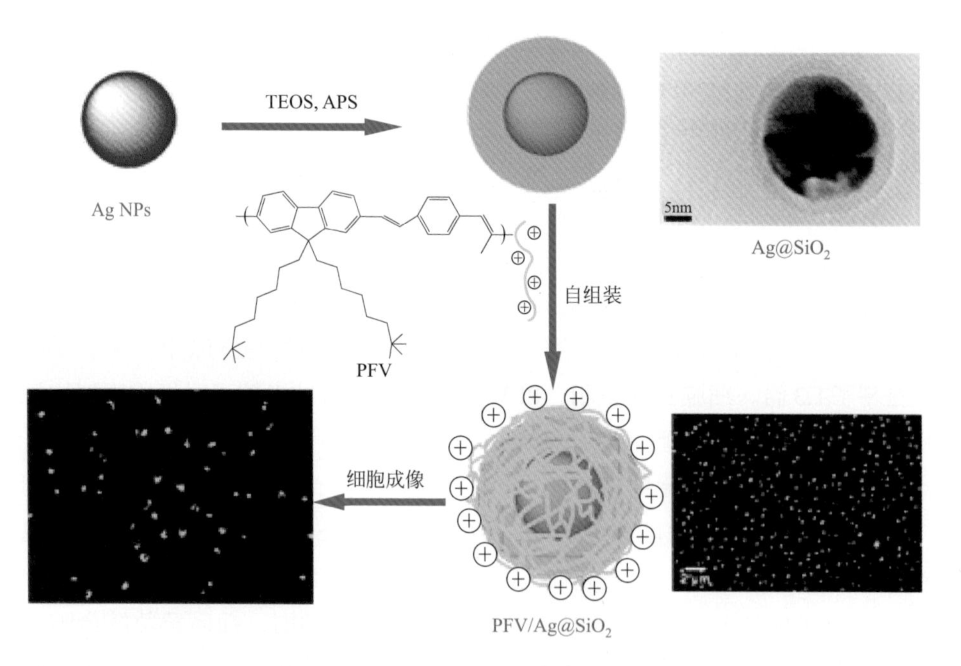

图6.11 PFV/Ag@SiO$_2$复合纳米粒子制备示意图及成像结果

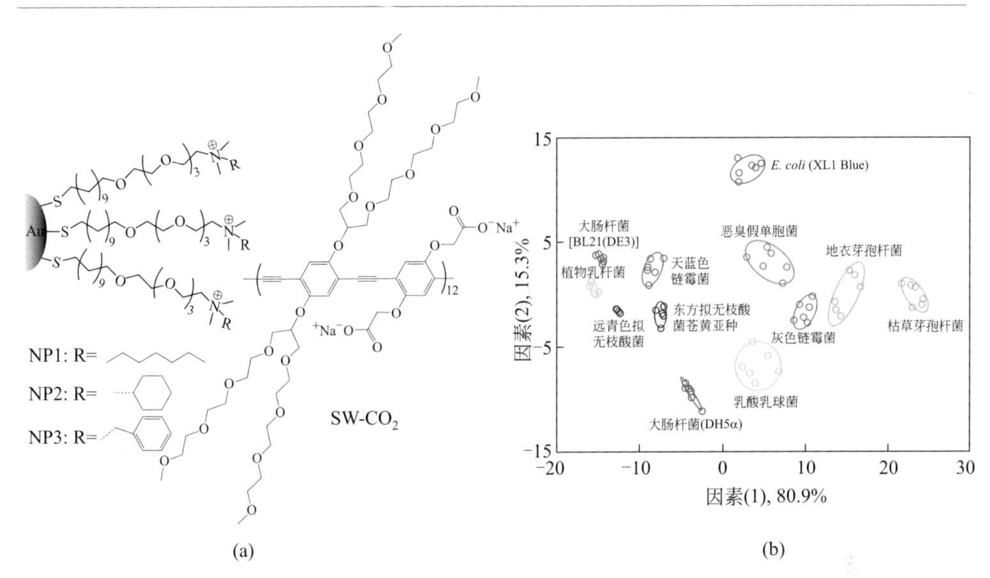

图6.12 （a）三种带有不同疏水尾巴的阳离子金纳米粒子（NP1 ~ NP3）及共轭聚合物Sw-CO_2的结构式；（b）对加入不同细菌的复合物荧光响应信号进行线性区分分析（LDA）的结果

应可使传感过程中有效地产生信号。采用带有三种不同季铵盐基团的金纳米粒子（NP1 ～ NP3），利用其疏水能力不同来调节与表面疏水的微生物的相互作用。将12种细菌分别加入Sw-CO_2/Au NPs复合物中，会得到不同的荧光信号变化，结合线性区分分析（LDA），荧光强度的净变化可转换成若干标准的分数，这是线性组合的响应模式，即使是微小差异也可将细菌区分。这样12种细菌可以被完全区分在判别图的特定领域，如图6.12所示。这种检测方法对革兰氏阳性菌（如枯草芽孢杆菌）和革兰氏阴性菌（如大肠杆菌和铜绿假单胞菌）均有效，即使对相同细菌的不同的菌株［大肠杆菌BL21（DE）、DH5α和XL1 Blue］，该方法区分能力依然很好。通过比较测试样品与标准物中心的距离，从12种细菌里随机选取的64份样本可以成功被区分分配在不同区域，并且有95%的精确度。

随后Bunz等首次利用“化学鼻/舌”概念实现了正常细胞和癌细胞快速检测和区分[36]。基本原理与之前的细菌区分研究类似。通过LDA分析，在判别图中，可区分出不同的细胞类型，如正常、癌变和转移性人乳腺细胞以及转移性鼠上皮细胞。

Feng等制备了一种新型多功能复合纳米粒子，用于检测和区分细胞表面过表达HER2受体的循环肿瘤细胞[37]。如图6.13所示，制备的磁性荧光复合纳米粒子包括以下五个部分：①共轭寡聚物（CO），作为荧光信号源；②多面体低聚硅氧烷（POSS），作为定位CO的骨架来保证较好的荧光效果；③二氧化硅纳米颗粒

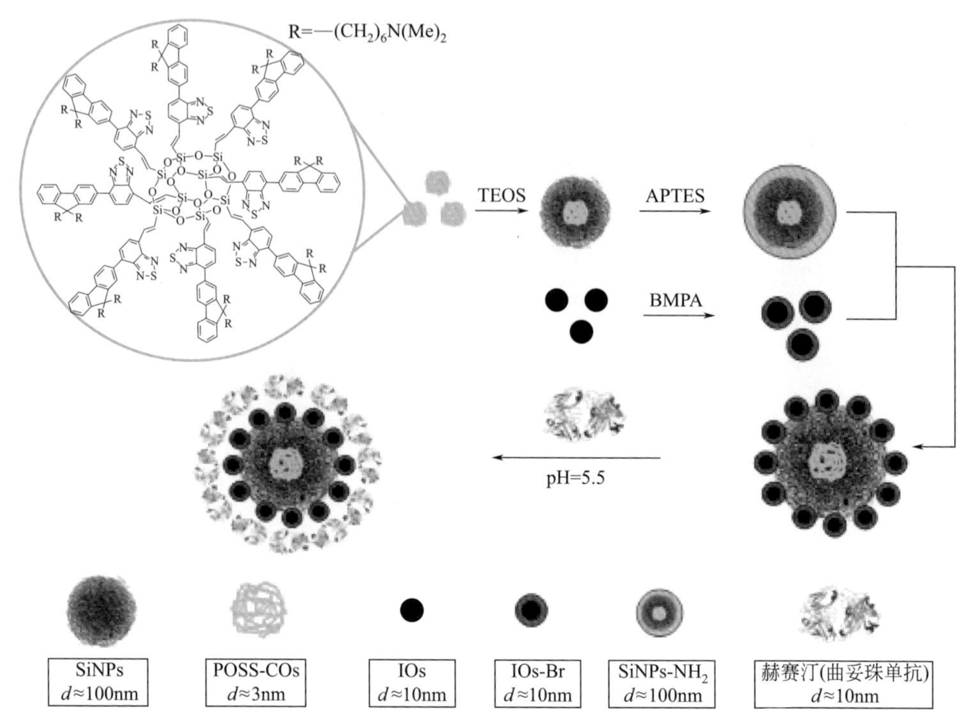

图6.13 多功能复合纳米粒子结构示意图

TEOS—原硅酸四乙酯；APTES—3-氨基丙基三乙氧基硅烷；BMPA—2-溴代异丁酸

（Si NPs），作为形成POSS-CO的制剂基质；④在二氧化硅纳米粒子表面的铁氧化物（IO）层，起磁性收集的作用；⑤IO-Si NPs最外层修饰的赫赛汀（转移性乳腺癌治疗药物），用来特异性靶向识别癌细胞上过表达的HER2受体。由于SK-BR-3细胞和NIH-3T3细胞表面HER2受体的表达量不同，前者多后者少，因此低细胞毒性的多功能复合物纳米粒子会进入SK-BR-3细胞而几乎不进入NIH-3T3细胞，并且两种细胞混合液在外加磁场作用下，由于纳米粒子中包含磁性组分，进入较多复合纳米粒子的SK-BR-3细胞可被选择性收集。由于复合纳米粒子同时具有靶向、磁性和荧光性质，循环肿瘤细胞的检测和实时分离可同时实现。这一体系在癌症转移检测方面具有潜在应用价值。

6.1.2.3 用于药物输送及治疗

Chen等制备了一种包覆全氟戊烷（PFP）的中空介孔普鲁士蓝（HMPB）纳

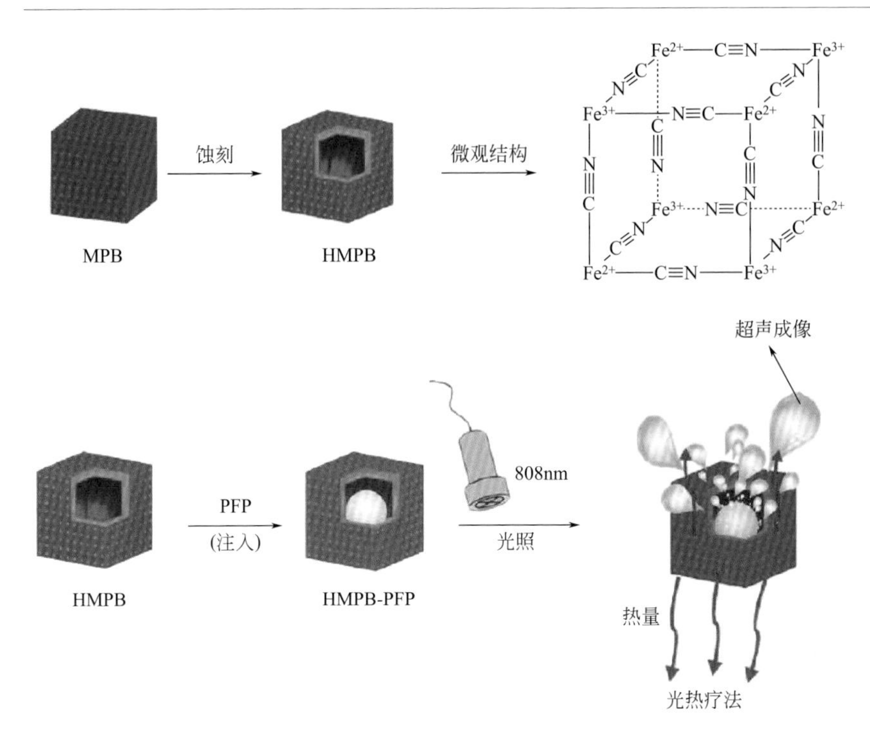

图6.14 （a）HPB的制备过程及其微结构；（b）HPB-PFP的形成及超成像声主导的PTT示意图

米立方体（HMPB-PFP）[38]。该纳米复合材料具有优良的胶体稳定性并且可同时实现体内肿瘤的诊断和消融。HMPB壳具有良好的光热转换效率，可以吸收近红外（NIR）激光，并把它转换成热量。产生的热量不仅可以提高肿瘤组织的温度使肿瘤消融，同时也促进了HMPB中包覆的低沸点PFP的持续气化和起泡。这些形成的PFP气泡能导致组织阻抗失配，从而明显提高体外超声成像的超声信号并且形成裸鼠体内肿瘤组织明显的回声信号。这是首次报道利用中空介孔纳米材料包覆相变材料来进行超声成像主导的光热疗法（PTT）。HMPB的制备过程及结构如图6.14（a）所示，将介孔普鲁士蓝（MPB）纳米立方体用盐酸蚀刻可形成HMPB，MPB/HMPB均表现出立方结构，Fe^{2+}和Fe^{3+}之间自由电子的振动使得HMPB具有高的光热转换效率[39]。

与单独的HMPB相比，由于PFP的引入，HMPB-PFP的超声信号输出增强，如图6.15所示，通过一个月的给药治疗，小鼠肿瘤消失，表现出理想的光热治疗结果。制备的HMPB-PFP具有较好的生物相容性、胶体稳定性和光热效率，有望在超声成像主导的肿瘤检测与治疗方面实现各种生物医学应用。

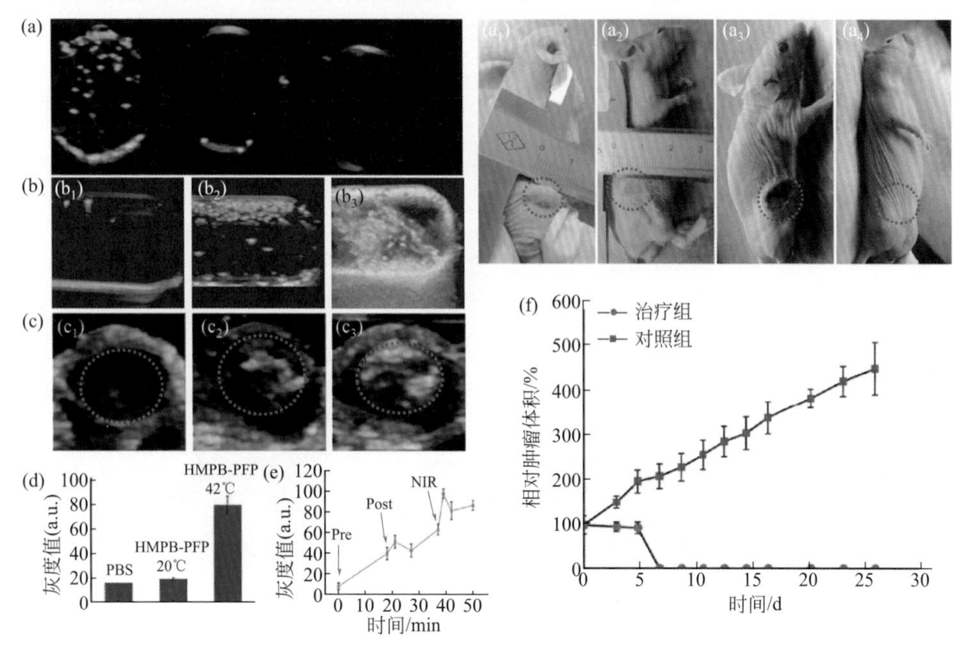

图6.15 （a）HMPB-PFP（左）、HMPB（中）和PBS（右）的超声成像图；（a_1）~（a_4）治疗前、给药激光照射一天、给药激光照射两天和给药激光照射一个月的小鼠肿瘤生长情况；（b_1）~（b_3）PBS在20℃、HMPB-PFP在20℃和HMPB-PFP在42℃的超声成像图；（c_1）~（c_3）小鼠肿瘤部位注射HMPB-PFP前后以及激光照射（2W/cm^2，2min）后的超声成像图；（d）根据图（b）计算所得的灰度值；（e）根据图（c）计算所得的灰度值；（f）光热治疗过程中肿瘤体积的变化

Lin等开发了一系列纳米尺度的金属-有机复合材料用来输送基于铂的化疗药物。利用纳米沉淀法制备铽-顺铂（Tb-DSCP）纳米颗粒，再包覆一薄层硅，利用甲硅烷基连接具有靶向癌细胞性质的RGD[40]，如图6.16（a）所示。Tb-DSCP在生理条件下可降解，同时顺铂前药从硅层中扩散释放出来，从而杀伤人结肠癌细胞HT29和乳腺癌细胞MCF-7。随后Lin课题组制备了基于铁-对苯二酸（Fe-BDC）的纳米复合材料[41]，同样负载了顺铂前药，表面包覆硅并且修饰RGD，这一材料与单独的顺铂对HT-29细胞的IC_{50}值具有可比性。为了提高生物相容性，Lin等提出了磷脂包覆含有顺铂药物复合纳米材料的策略[42]，复合纳米材料的构建包括顺铂药物和Zr^{4+}/La^{3+}金属离子，随后进行磷脂双分子层的包覆和靶向基团修饰，如图6.16（c）所示，该粒子的顺铂载药率达到8.2%（质量分数）。制备的复合纳米粒子可缓慢释放顺铂，相比不具有靶向功能的复合纳米粒子，该粒子对人肺癌细胞H460和A549的细胞摄取和细胞

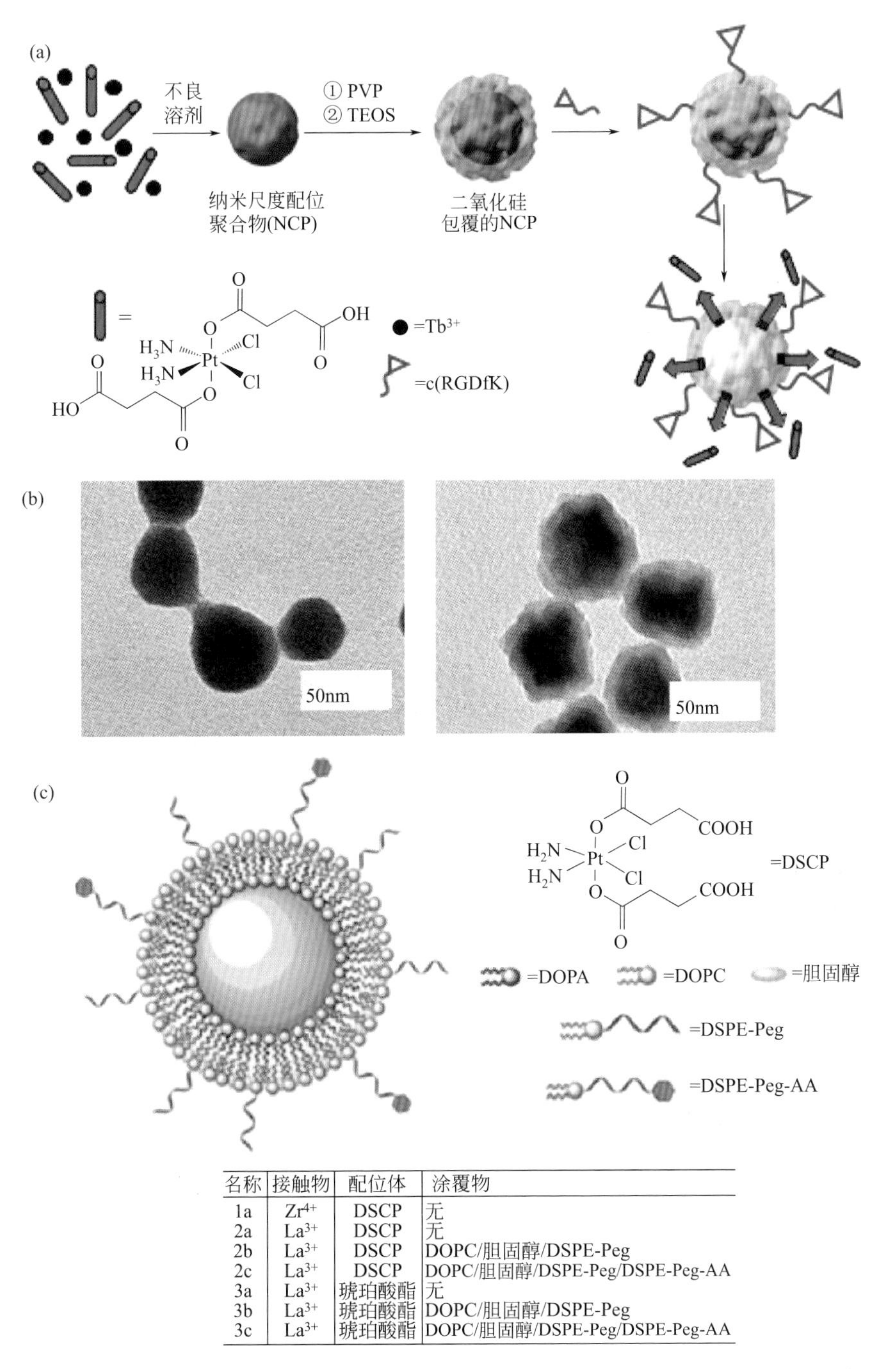

名称	接触物	配位体	涂覆物
1a	Zr^{4+}	DSCP	无
2a	La^{3+}	DSCP	无
2b	La^{3+}	DSCP	DOPC/胆固醇/DSPE-Peg
2c	La^{3+}	DSCP	DOPC/胆固醇/DSPE-Peg/DSPE-Peg-AA
3a	La^{3+}	琥珀酸酯	无
3b	La^{3+}	琥珀酸酯	DOPC/胆固醇/DSPE-Peg
3c	La^{3+}	琥珀酸酯	DOPC/胆固醇/DSPE-Peg/DSPE-Peg-AA

图6.16 （a）Tb-DSCP的合成、修饰和顺铂的释放示意图；（b）Tb-DSCP（左）和硅包覆的Tb-DSCP（右）TEM图；（c）磷脂包覆的茴香酰胺靶向Zr/La-NPs示意图

毒性显著增强。

Boyes等合成了一系列基于钆-有机物（Gd-Org）的复合纳米材料[43～46]。将其表面负载抗癌药物甲氨蝶呤（MTX）并且修饰靶向基团，相比不具有靶向功能的复合纳米材料，该材料对于肉瘤细胞FITZ-HAS表现出增强的细胞毒性，如图6.17所示。这些基于Gd-Org的材料也可用作磁共振成像造影剂，如图6.18所示，而掺杂了Eu和Tb的复合纳米棒在相同条件下没有弛豫信号，但在紫外光照射下有荧光信号，所以基于金属-有机物的复合纳米棒在发展靶向多模式造影剂方面具有潜在应用价值。

Che等基于Zn^{2+}和Fe^{3+}的复合纳米粒子[47]，设计和构建了包含有药物储藏核和pH响应壳的核-壳结构纳米粒子，其中核、壳的构成分别依赖于药物-金属和配体-金属配位键。如图6.19所示，以甲氨蝶呤（MTX，抗叶酸治疗剂）和*S*-(*N*-对氯苯基-*N*-羟基)谷胱甘肽（CHG，人乙二醛酶Ⅰ抑制剂）为模型药物，这两种药物是广泛研究的羧酸抗癌药。钙黄绿素（一种典型的荧光染料多羧酸配体）也被选为模型药物。通过共聚焦显微镜来监测癌细胞对药物的摄取。作为无毒、具

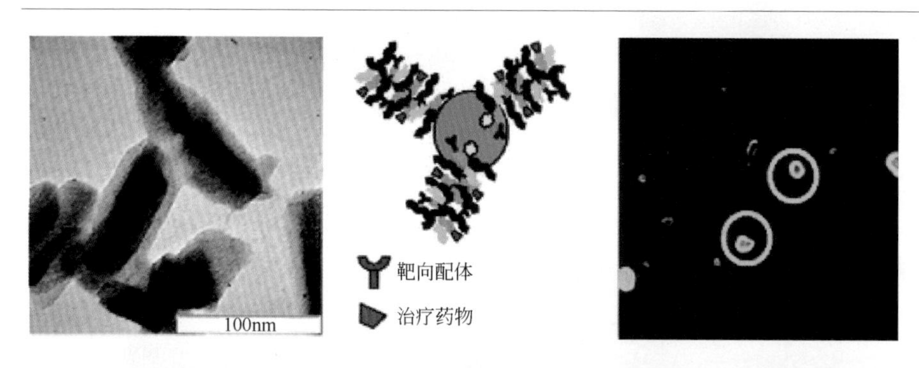

图6.17　具有靶向、成像及治疗功能的钆-有机物复合纳米材料

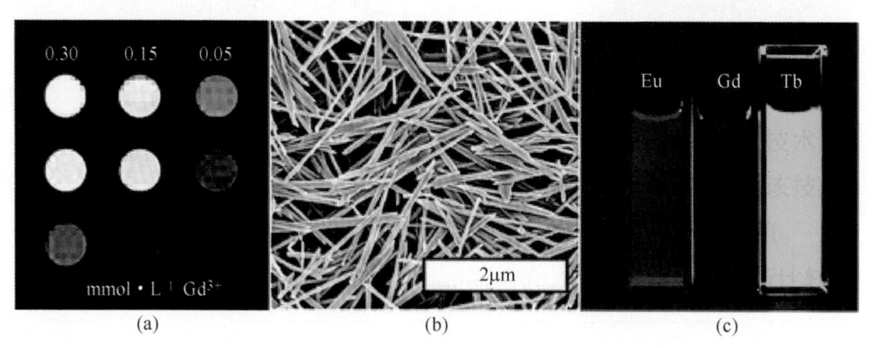

图6.18　(a)、(b) 钆-对苯二酸复合纳米棒的T_1加权磁共振成像信号和SEM图像；(c) 掺杂了不同金属离子的复合纳米棒紫外光照射下的发光照片

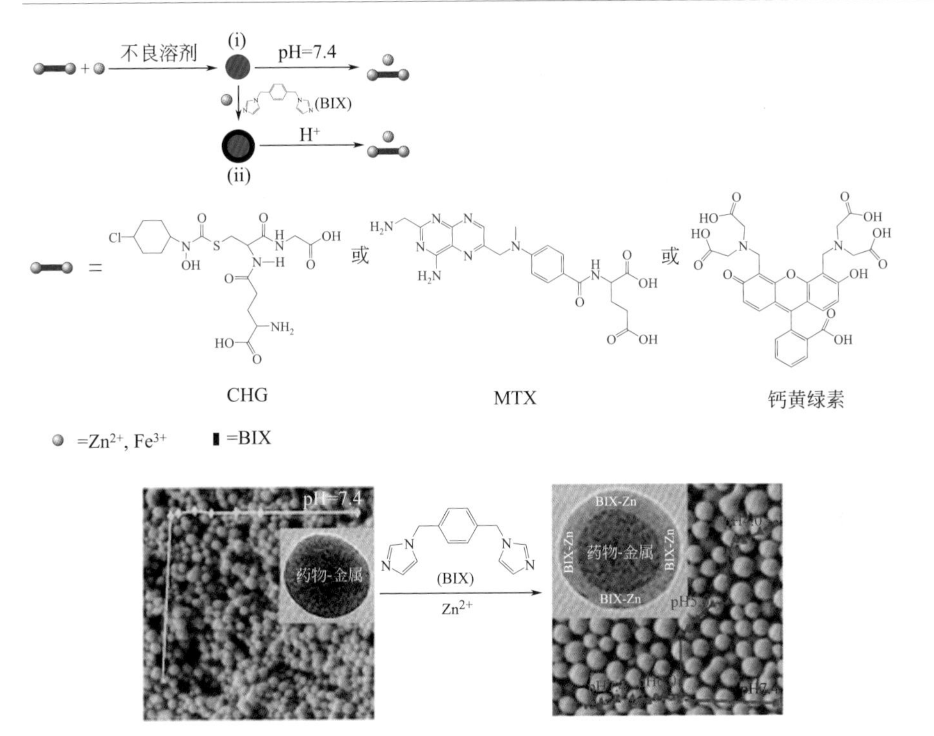

图6.19 包含抗癌药物的核-壳复合纳米粒子制备、形态及其pH响应释放

有生物相容性和可代谢的微量元素，金属锌和铁作为节点连接分子构建单元。1,4-双(咪唑基-1-甲基)苯（BIX）作为配体，由于BIX与金属之间有适当的配位键强度和形成动力学[48]，可用于形成一个pH响应性的壳。核-壳结构的纳米粒子按照以下两个步骤制备：①通过不良溶剂沉淀法合成纳米粒子核（药物-金属）[49,50]，它在生理条件下不稳定；②在“药物-金属”核周围通过BIX-Zn配位键增长一层，最终得到药物-金属@BIX-Zn复合纳米粒子。壳中配位键的断裂，可由外界的pH降低引发，导致壳的消融以及“药物-金属”核暴露在周围环境中，随后释放核中的药物。

光动力疗法（PDT）是一种有效的抗癌方式，主要涉及光敏剂（PS）通过光激活产生高细胞毒性活性氧（ROS）的过程，活性氧可以导致细胞凋亡坏死[51,52]。通过局部照射分布了光敏剂的肿瘤部位，光动力疗法可以选择性杀死肿瘤细胞，因此PDT具有比传统治疗模式（如手术和放疗）更显著的优势[53]。近年来科研工作者们开发了很多纳米粒子材料用于输送PDT试剂来治疗肿瘤[9,54,55]，但是目前还没有基于粒子的光敏剂是临床允许使用的。

Lin等设计了一种Hf-卟啉复合纳米材料DBP-UiO，作为PDT中的高效纳

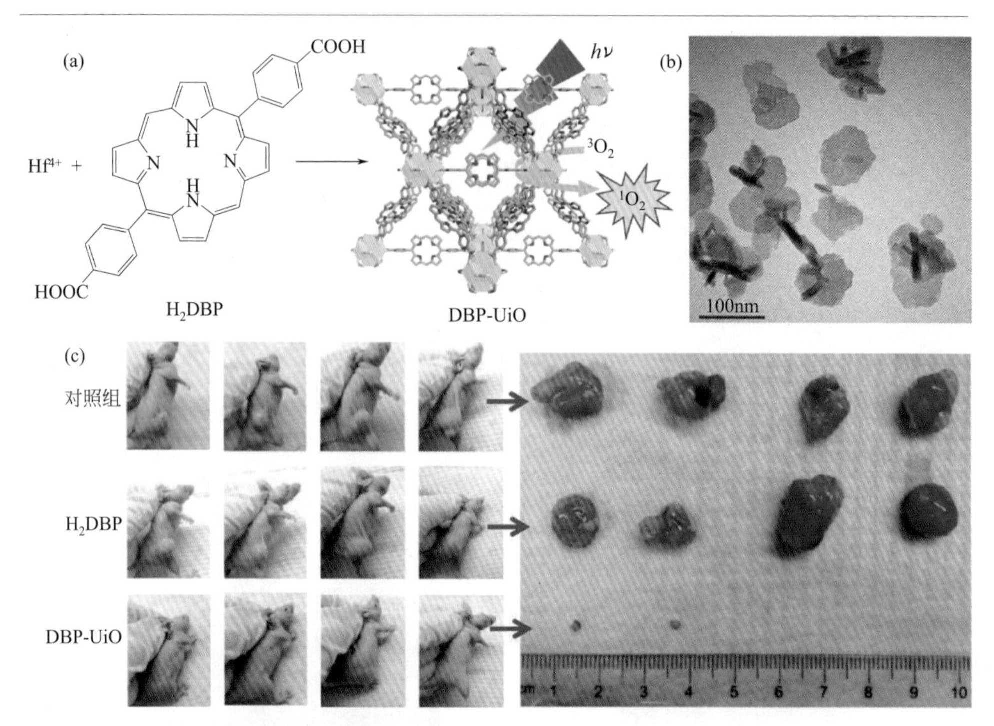

图6.20 （a）DBP-UiO的合成及单线态氧产生过程示意图；（b）DBP-UiO的TEM图；（c）给药8d后的小鼠照片以及每组的肿瘤照片

米光敏剂用于治疗头颈肿瘤（除眼、脑、耳、甲状腺和食道外头颈部任何组织或器官的肿瘤，包括颈部肿瘤、耳鼻喉科肿瘤以及口腔颌面部肿瘤三大部分）[56]。这一新型的纳米材料是由Hf^{4+}和5,15-二对苯甲酸-卟啉（H_2DBP）构建的，如图6.20所示，DBP-UiO呈现出直径约为100nm、厚度约为10nm的盘子形态。DBP-UiO可有效地产生$^1O_2$，这是因为DBP配体本身有产生$^1O_2$的能力、Hf金属中心可增强系间窜越以及$^1O_2$容易从多孔、薄的纳米盘中扩散出来。抗肿瘤实验结果表明，DBP-UiO在体内和体外均表现出高效的PDT疗效，并且一次性给药剂量为3.5mg DBP/kg、光照强度100mW/cm^2照射30min（630nm LED光源）后有一半的小鼠肿瘤完全消失，而单独的H_2DBP对小鼠肿瘤没有明显疗效。这一简单的纳米结构对临床治疗肿瘤具有重要的参考价值。

随后Lin课题组又报道了第一种基于二氢卟吩的纳米金属-有机结构材料DBC-UiO[57]，它比DBP-UiO具有更好的光物理性能。DBC-UiO在比DBP-UiO给药剂量和光照射剂量低的条件下，还能有效杀伤两大肠癌细胞HT29和CT26。抗小鼠肿瘤实验结果表明，DBC-UiO给药剂量为1mg/kg、光照射剂量为90J/cm^2（之前的DBP-UiO为180J/cm^2）时对小鼠肿瘤有显著消除作用。

对于体内荧光成像和光动力治疗来说，组织深度是影响信号强度和治疗效果的重要因素，近年来，科学家们研发了上转换发光材料来解决这一问题。上转换发光是由低能近红外（近红外）光激发上转换纳米粒子（UCNPs），最后发出低波长的高能光子，这样可显著降低自发背景荧光，并增大了可作用的组织深度，同时还具有较好的光稳定性。上转换纳米粒子通常含有稀土金属元素，是生物医学应用中正在兴起的光学纳米探针[58～67]。Liu等将卟吩（Ce6，光敏剂）通过疏水相互作用物理吸附在聚乙二醇涂覆的UCNPs上，形成一种在近红外光下产生单线态氧杀死癌细胞的UCNP-Ce6超分子复合物[68]。通过瘤内注射UCNP-Ce6并用近红外光光动力疗法治疗（PDT）荷瘤小鼠，小鼠肿瘤基本没有再生长。且实验表明UCNP-Ce6在PDT治疗后逐渐从小鼠器官中清除，所以对小鼠没有明显的毒副作用。基于UCNP-Ce6的近红外诱导PDT与可见光激发的传统PDT相比，能显著增加组织穿透深度，对厚的生物组织下的肿瘤具有良好的治疗效果。这一工作显示了上转换纳米材料的多功能肿瘤治疗及成像应用前景。

6.1.2.4
用于核酸传递

Mirkin等利用UiO-66金属-有机复合结构纳米粒子将DNA传递到HeLa细胞中[69]。首先合成分子式为$Zr_6O_4(OH)_4(C_8H_3O_4\text{-}N_3)_6$的UiO-66-$N_3$金属-有机复合结构纳米粒子，再利用点击反应将DNA共价连接在UiO-66上，如图6.21所示。采用溶剂热法一共合成了三种粒径的UiO-66-N_3金属-有机复合结构纳米粒子，尺寸分别为540nm、19nm和14nm，其中将19nm和14nm的纳米粒子与DNA进一步结合。这些DNA修饰的UiO-66金属-有机复合结构纳米粒子在HeLa细胞中的稳定性和细胞摄取量比未修饰的材料均有明显提高。

Lin等制备了同时负载顺铂和siRNA的复合纳米粒子用于治疗具有顺铂抗性的人卵巢癌[70]。如图6.22所示，在锌-顺铂纳米粒子（NCP）上先涂覆阳离子脂质层，汇集的siRNA包括靶向耐药基因P-糖蛋白、Bcl-2（B淋巴细胞瘤-2基因）和凋亡抑制基因Survivin，这些siRNA通过静电相互作用被吸附到纳米粒子表面最终得到载顺铂和siRNA的纳米颗粒（NCP-1/siRNA）。NCP-1/siRNA的粒径约为150nm，表面电荷近中性。最终的纳米颗粒增加了细胞对顺铂和siRNA的摄

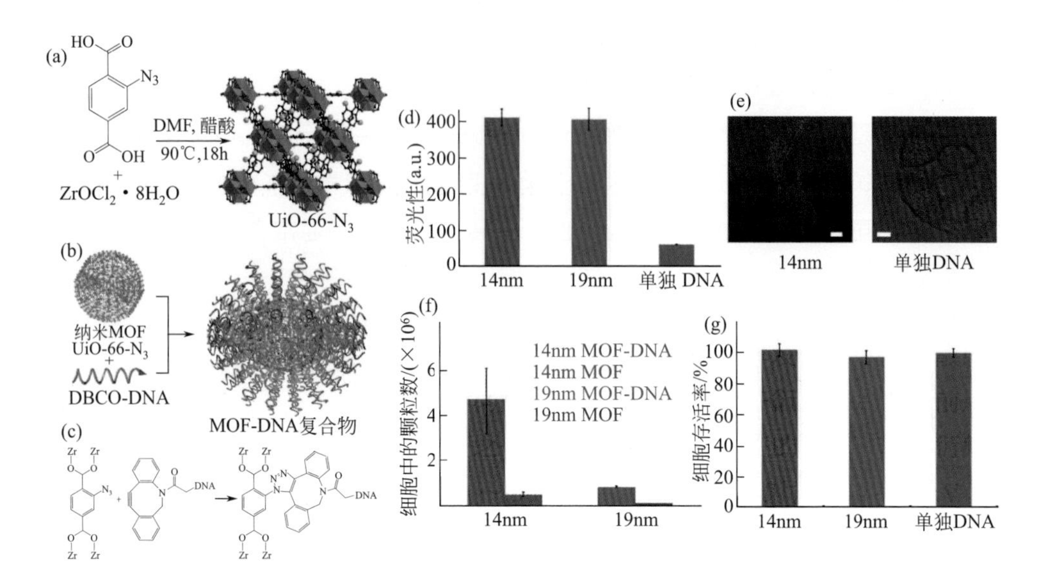

图6.21 （a）UiO-66-N_3［$Zr_6O_4OH_4(C_8H_3O_4-N_3)_6$］纳米粒子的合成；（b）DNA修饰UiO-66-$N_3$纳米粒子；（c）DNA与纳米粒子的点击反应；（d）用流式细胞仪检测细胞摄取结果；（e）用14nm纳米粒子与DNA的复合物以及单独DNA处理细胞的共聚焦显微镜图（标尺为10μm）；（f）每个细胞摄取的纳米粒子的量；（g）纳米粒子对细胞的毒性

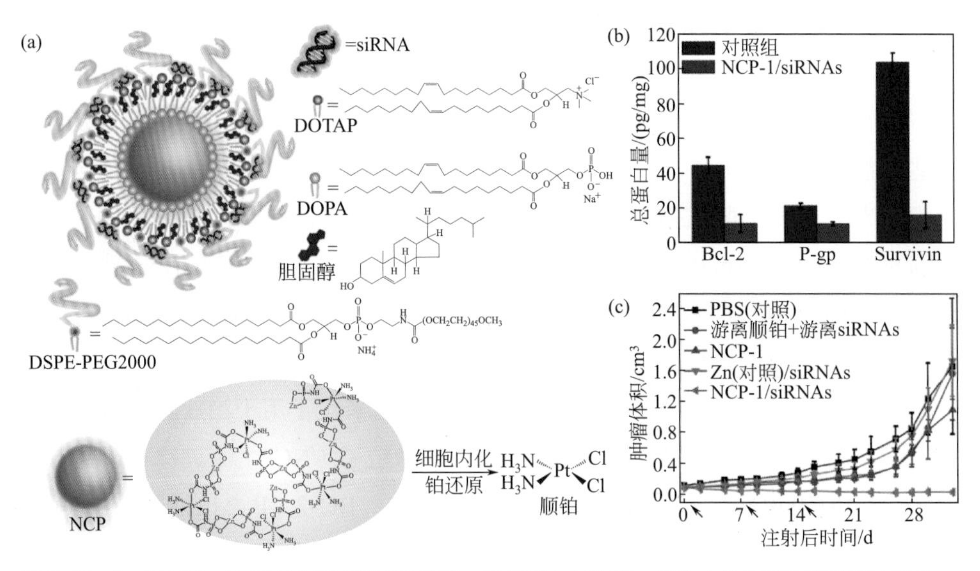

图6.22 （a）NCP-1/siRNA粒子制备示意图，粒子进入细胞后，细胞内的还原环境使顺铂释放；（b）抗药基因在小鼠肿瘤中的表达；（c）不同处理的小鼠肿瘤生长抑制曲线

取，使其可在体内有效逃逸，并介导了顺铂耐药卵巢癌细胞中的基因沉默。结果表明，NCP-1/siRNA能显著增强化疗疗效，实验测得纳米粒子中顺铂的IC_{50}值比单独的顺铂小两个数量级，注射了NCP-1/siRNA的小鼠肿瘤中抗药基因表达明显下降。在小鼠肿瘤模型中，通过局部注射NCP-1/siRNA可使小鼠肿瘤体积减小约60%。该工作是第一次将化疗药物和siRNA通过纳米粒子同时输送到细胞内，从而达到显著增强的抗癌效果。

6.1.3 有机/有机复合纳米生物材料

6.1.3.1 用于成像

Liu等构建了掺杂聚(乳酸-羟基乙酸)(PLGA)的共轭聚合物纳米粒子[71]。PLGA是一种生物相容性聚合物，有利于纳米粒子与细胞之间的相互作用并且增加细胞的摄取效率，广泛应用于药物输送纳米结构体系的制备中[72]。Liu等制备的纳米粒子在水溶液中具有较好的稳定性，且表面带有可修饰官能团的羧基。他们制备了四种荧光发射不同的共轭聚合物纳米粒子，水合粒径243 ～ 272nm，发光颜色从蓝色到红色。细胞实验表明，四种纳米粒子与MCF-7共培养后均可以进入细胞，围绕细胞核分布在细胞质中。在纳米粒子表面修饰叶酸后，由叶酸受体

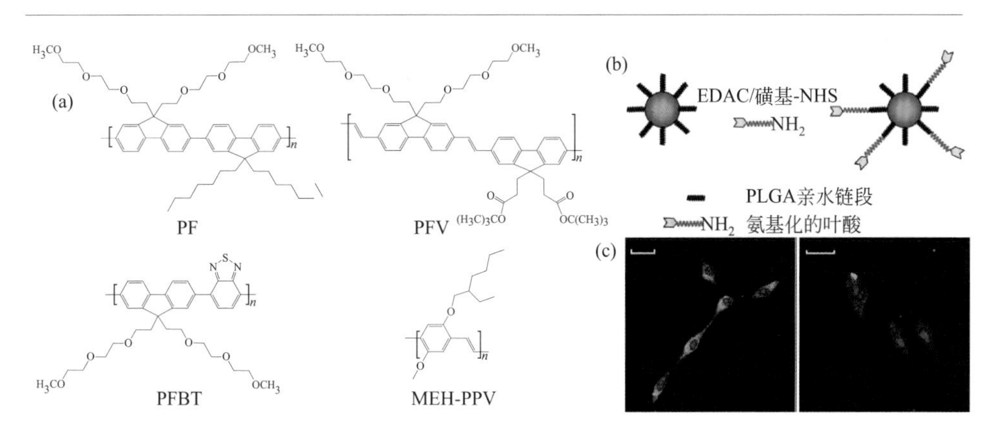

图6.23 (a)四种用于制备纳米粒子的聚合物结构式;(b)掺杂PLGA的纳米粒子修饰叶酸示意图;(c)修饰叶酸的纳米粒子与MCF-7细胞(左)和NIH3T3细胞(右)共培养后的荧光显微镜图

介导的细胞内吞作用使叶酸受体过表达的MCF-7细胞摄取的纳米粒子增多，所以显示出较强的荧光，而对于叶酸受体正常表达的NIH-3T3细胞荧光强度较弱，如图6.23所示，靶向修饰的纳米粒子具有靶向成像的功能。由于纳米粒子的低毒性、强荧光性、好的光稳定性以及表面可修饰性，这种复合纳米粒子在生物特异性成像和检测应用方面具有重要意义。

随后，Liu等制备了多色RGD修饰的共轭聚合物纳米粒子[73]。他们合成了一种含有能量供体-受体结构的阴离子共轭聚合物P1，将其与一段末端带有RGD的肽复合可形成静电复合纳米粒子（P1/RGD-肽），如图6.24所示，该复合纳米粒子同时具有荧光和靶向的性质。通过调节聚合物和肽段的比例，可以得到荧光发射从天蓝色到橙红色的纳米粒子，纳米粒子的颜色变化是因为聚集诱导的荧光共振能量转移（FRET）。当聚合物与肽段的比例为8∶0.9时，复合纳米粒子表现出橙红色，荧光量子产率为16%，斯托克斯位移为195nm，这些优良的光学性质使其在细胞成像方面具有很大的优势。此外，复合物纳米粒子还具有低细胞毒性和良好的光稳定性。由于RGD的存在，制备的复合物纳米粒子可以靶向整合素过表达的HT29细胞。这一工作在多色调控靶向成像方面开启了重要的应用。

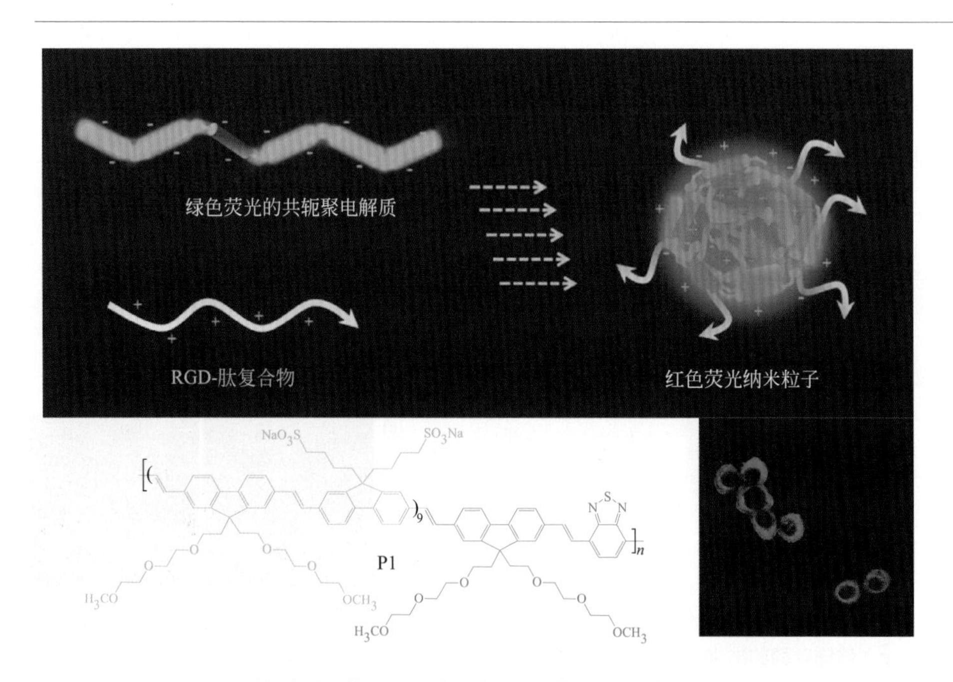

图6.24　P1/RGD-肽复合纳米粒子的形成示意图以及靶向成像结果图

由于活体组织对外界激发光源的吸收和散射作用以及活体组织强的自发荧光，会显著降低体内荧光成像的灵敏度。近年来科研工作者开发了许多基于复合纳米粒子的生物发光共振能量转移（BRET）体系用于体内成像。Rao等制备了近红外自发光的BRET-FRET联用复合纳米粒子用于体内淋巴结和肿瘤成像[74]，在没有外界光激发的条件下，实现了活体近红外成像。如图6.25所示，首先以MEH-PPV为基底与PS-PEG-COOH及近红外发射染料NIR775共沉淀得到表面为羧基的复合纳米粒子（RET_1IR），再将生物发光酶Luc8通过酰胺键连接到纳米粒子上得到RET_2IR，为了使纳米粒子可以靶向肿瘤细胞，在其表面进一步连接靶向基团cRGD。选用MEH-PPV作为基底是因为其具有低毒性、高的荧光发射强度以及优良的光稳定性[75～80]，并且MEH-PPV最大吸收在503nm，刚好与生物发光的光谱很好地重叠，所以当加入Luc8的底物时，生物发光转移到MEH-PPV上，发生有效的BRET，而MEH-PPV发射的光刚好可被掺杂的NIR775吸收从而发出近红外光，整个过程联用了BRET和FRET，最终得到BRET-FRET近红外纳米粒子（RET_2IR@cRGD）。纳米粒子粒径为30～40nm，不含有毒金属，在体内表现出长的循环时间和高的血清稳定性，并且发出强的近红外发射。由于cRGD的存在，复合纳米粒子可以很好地靶向接种在裸鼠体内的人胶质细胞瘤U87MG上，纳米粒子近红外自发射的特点可以清晰地成像非常小的肿瘤（直径为2～3mm），通过尾静脉注射纳米粒子5min后，肿瘤部位与

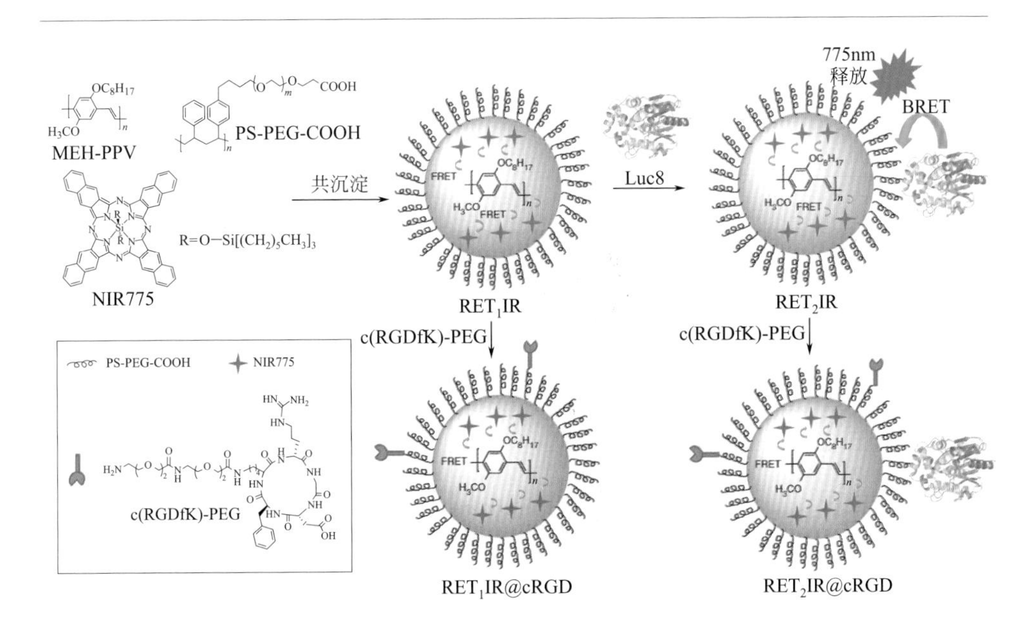

图6.25　RET_2IR@cRGD复合纳米粒子合成示意图

背景的信号比已经达到100以上，这一方法比荧光成像灵敏度高出一个数量级。

药物引起的肝毒性是美国FDA批准药物和对市场上已批准药物召回的一个最重要考虑因素，所以发展新型临床应用前期的肝毒性筛选方法对于新药开发具有指导意义[81,82]。现行的药物肝毒性安全检测方法依赖于预测能力较低的生物标志物。活性氧（ROS）和活性氮（RNS）等自由基物种的产生被认为与药物产生肝毒性相关，并且是一个更直接的机理性的肝毒性潜在指标[83～85]。Rao等开发了一种纳米传感器用于快速、实时体内成像来检测药物诱导的ROS和RNS，从而达到对急性肝毒性进行直接评价的目的[86]。纳米传感器由半导体聚合物、RNS响应染料或过氧化氢响应底物组成，结合荧光共振能量转移（FRET）和化学发光共振能量转移（CRET），使用两个独立光学通道，基于半导体聚合物的纳米传感器可同时区分检测RNS和ROS。

6.1.3.2
用于治疗

Wang等设计了由带负电聚噻吩（PTP）和带正电荷卟啉衍生物（TPPN）组成的静电复合物用于高效杀伤革兰氏阳性和阴性细菌[87]。如图6.26所示，阴离子聚合物PTP与阳离子TPPN静电复合后，在白光照射条件下可发生从PTP到TPPN的有效能量转移，吸收了能量的TPPN可敏化周围氧气产生具有细胞毒性的单线态氧，通过能量转移产生的单线态氧比单独激发TPPN敏化周围氧气所产生的单线态氧更多。将静电复合物分别用于杀伤革兰氏阳性和阴性细菌，结果发现，在

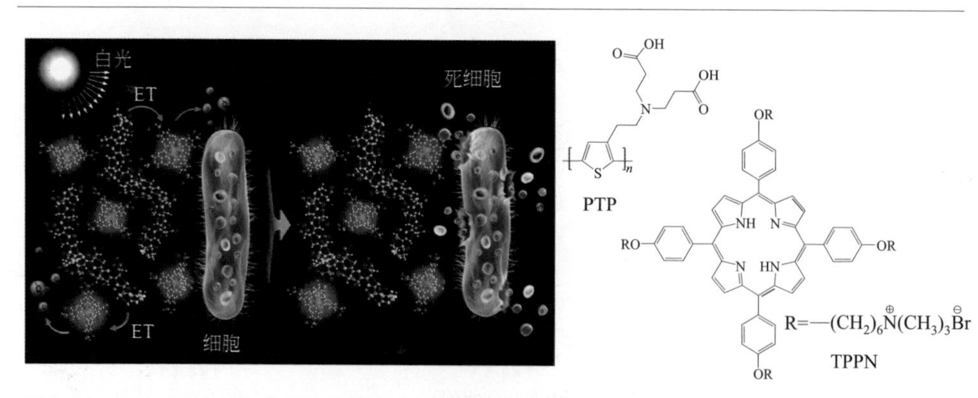

图6.26 PTP/TPPN复合物的抗菌机理示意图及PTP和TPPN的结构式

ET—电子转移

光照剂量仅为27J/cm^2（90mW/cm^2，5min）时，PTP/TPPN复合物对大肠杆菌和枯草芽孢杆菌的杀伤率分别达到了70%和90%以上，而在同样光照条件下，单独的PTP和TPPN对两种细菌几乎没有明显杀伤作用；在暗处时，不管是复合物还是单独的分子对两种菌均没有明显杀伤效果。这一工作为光照杀伤病原菌研究提供了重要参考。

传统光动力疗法由于对外界光源的要求因此不能对体内深层肿瘤及感染进行治疗。为了克服这一缺点，Wang等设计合成了新型水溶性共轭寡聚物并开发了不依赖外界光源的光动力治疗体系[88]。如图6.27所示，OPV、鲁米诺和辣根过氧化物酶（HRP）构成了生物发光共振能量转移体系（BRET），这一体系用鲁米诺发光体系代替外界光源。碱性条件下，鲁米诺在过氧化氢及辣根过氧化物酶（HRP）存在时可被氧化生成带负电荷的激发态中间体，中间体回到基态时发出最大发射波长为425nm的蓝光。带负电的发光中间体与带正电的寡聚物静电结合将其能量转移给OPV，OPV敏化周围氧气产生活性氧物种，从而杀伤与OPV静电结合的肿瘤细胞或致病菌。小鼠实验表明，BRET体系对小鼠肿瘤抑制率为55%，且该体系对小鼠没有表现出明显的毒副作用。同时作者还研究了BRET体系对临床感染具有代表性的真菌白色念珠菌的杀伤，结果发现BRET体系抑菌率可达到98%，表明该体系具有普适性。这一工作为体内深层组织的感染及肿瘤治疗提供了新的思路。

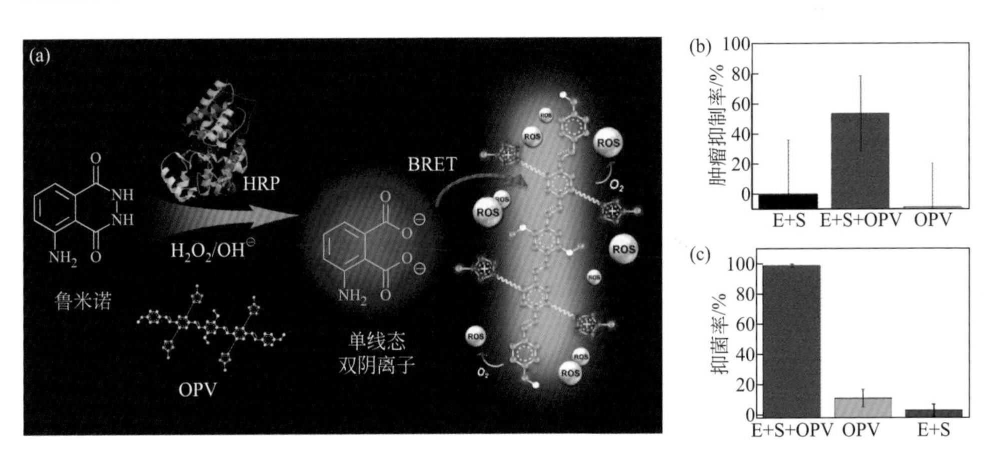

图6.27 （a）BRET体系示意图；（b）BRET体系对小鼠肿瘤的抑制率；（c）BRET体系对白色念珠菌的杀伤结果

图（b）和图（c）中，E+S表示鲁米诺发光体系，E+S+OPV表示BRET体系

6.2
自组装纳米生物材料

6.2.1
化学组分自组装构建纳米生物材料

6.2.1.1
用于检测

Cu^{2+}在细胞代谢、生长及免疫系统的运行过程中起着重要作用[89,90]，Cu^{2+}在细胞平衡中失调会引起细胞死亡和严重的神经疾病，比如威尔逊氏病、阿尔茨海默症和朊病毒疾病[91～93]。Mao等开发了基于镧系纳米粒子的“OFF-ON-OFF”荧光传感器，用于选择性检测大鼠大脑中的Cu^{2+}，过程简单，且灵敏度高[94]。作者利用单磷酸腺苷（AMP）和铽离子（Tb^{3+}）自组装形成的网络状纳米粒子（AMP-Tb）构成传感平台。AMP-Tb本身不发光，当向其中加入辅助配体5-磺酸基水杨酸（SSA）时，从SSA到Tb^{3+}发生的能量转移（即天线效应）可使AMP-Tb发出450～700nm的光[95～97]，即SSA调控了“OFF-ON”过程。而这一发光会选择性地被Cu^{2+}猝灭（其他金属离子如Zn^{2+}、Co^{2+}、Fe^{3+}、Fe^{2+}等没有这一作用），因为SSA与Cu^{2+}之间发生的强配位作用抑制了能量转移的天线效应，即Cu^{2+}调控了“ON-OFF”过程。SSA/AMP-Tb荧光强度在550nm的下降率在Cu^{2+}浓度1.5～24μmol/L之间呈线性关系，检出限为300nmol/L。该方法具有高选择性，对其他游离金属离子、氨基酸和通常存在于大脑中的生物分子（多巴胺、乳酸和葡萄糖）没有响应。结合微透析技术，这一体系可用于直接检测大鼠脑透析液样品，这是第一次报道直接荧光检测大鼠脑中的Cu^{2+}，在与Cu^{2+}相关的生理和病理活动研究方面具有广阔的应用前景。

6.2.1.2
用于成像

Kimizuka等设计合成了基于核苷酸和镧系离子的自组装超分子网络纳米结构[98]。由于核苷酸具有碱基和磷酸基团作为双齿配体，可与镧系离子在水中自组装形成多孔纳米粒子，这些纳米材料在内部可发生从碱基到镧系离子的能量转移并且可用作磁共振成像造影剂。此外，自组装形成网络结构的过程中作者观察到了自适应包裹的性质，如荧光染料、金属纳米粒子和蛋白这些功能材料都可以被包裹在超分子自组装纳米结构中。包裹在纳米粒子中的高荧光量子产率染料表现出指数衰减的性质，表明这些客体分子是以单分子状态被包裹在网络结构中的，包裹了染料的纳米粒子还可以用于体外细胞成像和体内组织成像，如图6.28所示。研究发现，纳米尺度的材料如金纳米粒子和铁蛋白也可被包裹在制备的超分子结构中。受包裹金纳米粒子的启发，作者还将这些核苷酸/镧系离子纳米粒子作为固定酶的骨架来包裹辣根过氧化物酶和葡萄糖氧化酶，实验结果表明这两种酶在超分子纳米结构中依然保持酶活性。该工作是首次将超分子自组装纳米粒子用于包裹生物活性分子，具有自适应特点的超分子纳米粒子为生物医药材料应用提供了多功能平台。

6.2.1.3
用于药物输送及治疗

Lin等报道了一种锌-二磷酸盐自组装纳米配合物[99]，该配合物具有高药物负载能力，可分别负载48%（质量分数）的顺铂药物和45%（质量分数）的奥沙利铂前药（质量分数）。其制备过程如图6.29所示，表面用磷脂和聚乙二醇包覆后，体内的药代动力学研究显示单核巨噬细胞系统对聚乙二醇修饰的自组装纳米配合

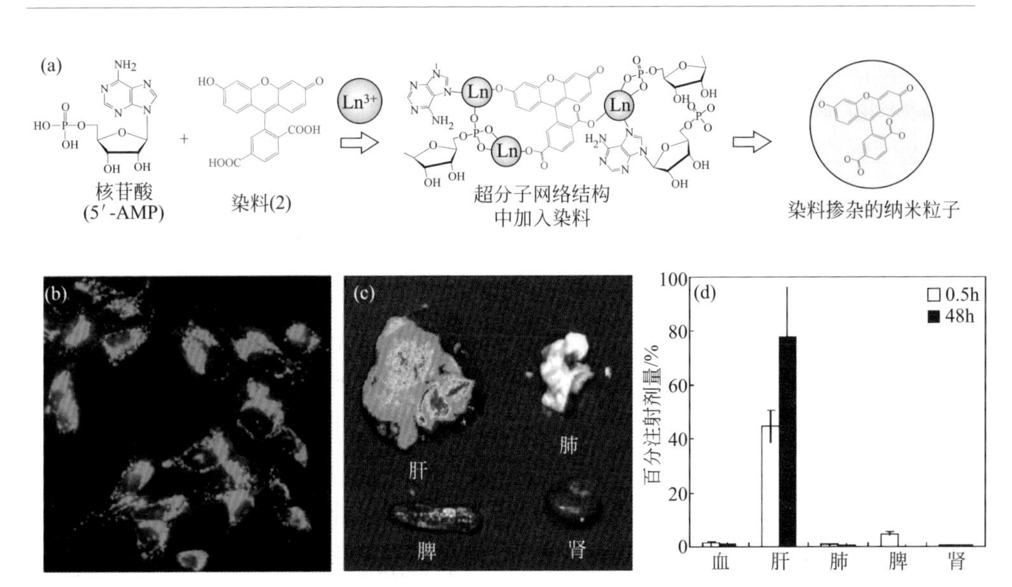

图6.28 （a）超分子自组装纳米粒子包裹染料示意图；（b）、（c）包裹了染料的纳米粒子在HeLa细胞（b）和体内（c）不同组织的成像结果；（d）纳米粒子中Gd在小鼠不同器官的含量分析

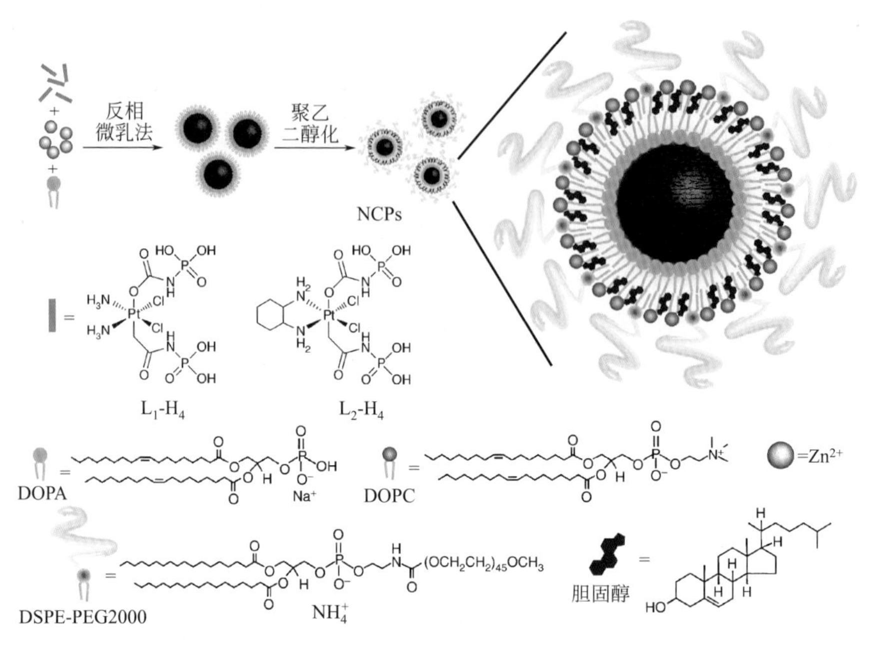

图6.29 自组装纳米配合物的制备过程

物摄取极少，并且负载了两种前药的纳米配合物表现出良好的血液循环半衰期，分别为（16.4±2.9）h和（12±3.9）h。在所有肿瘤异种移植模型评价体系中（包括CT26结肠癌、H460肺癌和AsPC-1胰腺癌），聚乙二醇修饰的自组装纳米配合物比单独的抗癌药物表现出更优异的效力和效率（用更低的药物剂量）。作为增强抗肿瘤纳米治疗的第一例报道，该研究为进行药物输送治疗癌症建立了一个很有前景的平台。

随后2015年，Lin等又利用自组装纳米配合物这一策略实现了在单一纳米粒子中负载多种化疗药物的输送[100]。这种基于锌的自组装纳米配合物同时负载了奥沙利铂（Oxali）和吉西他滨（GMP，嘧啶类抗肿瘤药物）用于胰腺癌的协同联合治疗，如图6.30所示。这一新型的纳米配合物表现出延长的血液循环半衰期且可避免单核巨噬细胞系统对其摄取，与单独负载奥沙利铂或吉西他滨药物的自组装纳米配合物相比，负载了两种药物的纳米配合物具有更高的肿瘤抑制效率。自组装纳米配合物在体内释放两种药物后，由于两种药物的作用机理不同，可同时实现多路径抗癌来达到最大限度的治疗效果和最低限度的副作用。

Lin等还开发了一种基于锌的核-壳纳米粒子NCP@pyrolipid[101]，纳米粒子同时负载了顺铂和光敏剂pyrolipid，将化疗和光动力治疗结合起来，如图6.31所示。NCP@pyrolipid在细胞内释放顺铂和光敏剂pyrolipid可协同诱导肿瘤细胞凋亡与

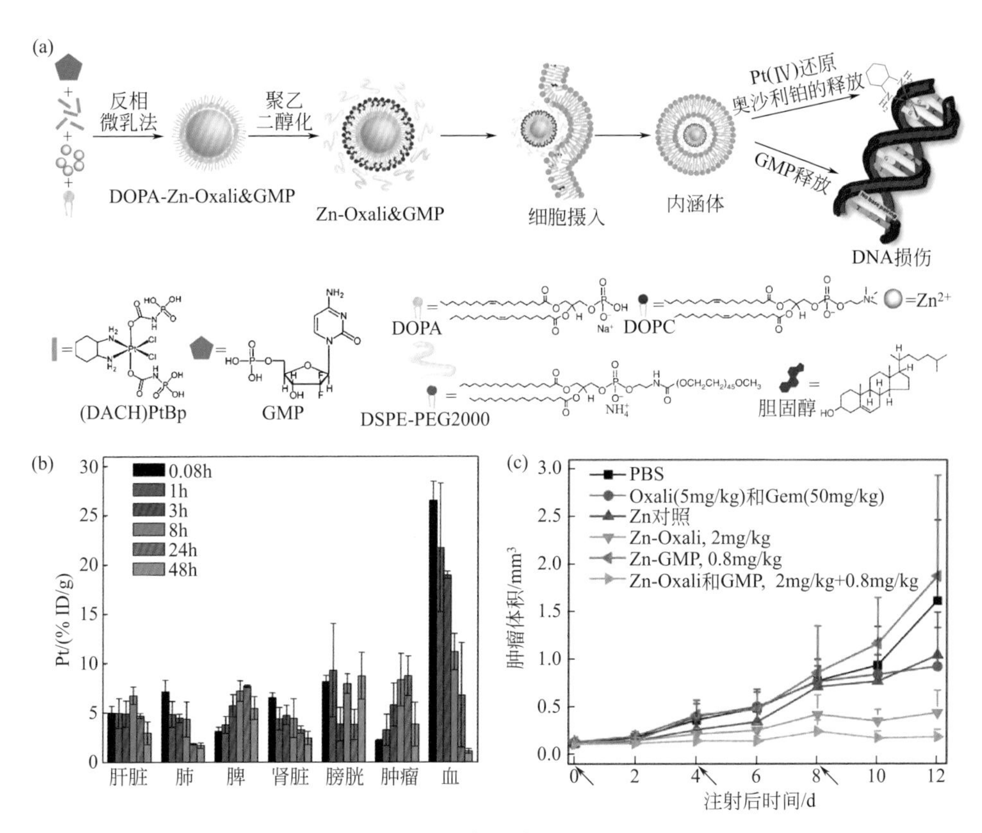

图6.30 基于锌的自组装纳米配合物用于联合药物输送

（a）自组装纳米配合物的合成、内吞以及细胞内的药物释放示意图；（b）自组装纳米配合物在接种了结肠癌CT26肿瘤的小鼠体内的药代动力学和生物分布结果；（c）静脉注射药物（每4天注射一次，共注射3次）后的肿瘤抑制曲线

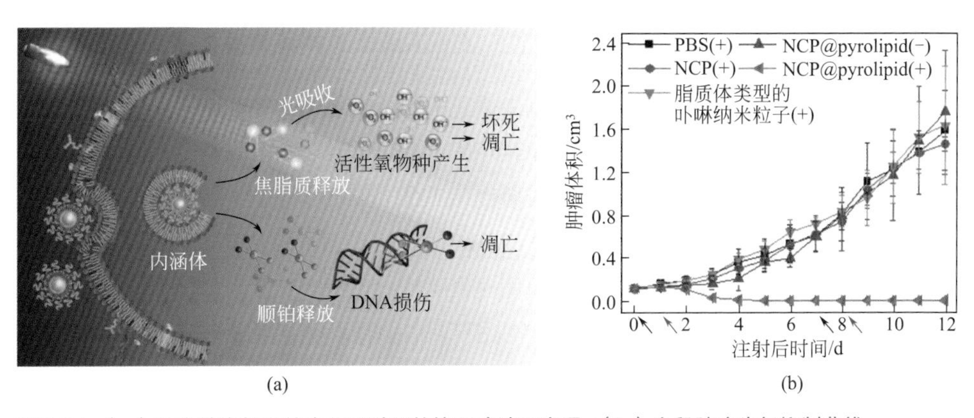

图6.31 （a）复合纳米粒子的内吞及随后的协同疗法示意图；（b）小鼠肿瘤生长抑制曲线

坏死。在皮下接种头颈部肿瘤的小鼠模型实验中，相比于单一疗法，结合了化疗和光动力疗法的NCP@pyrolipid复合纳米粒子在低剂量给药时表现出优异的抑制肿瘤效果（肿瘤体积减少83%）。

Wang等利用金属离子配位作用，制备了基于单磷酸腺苷和钆离子的自组装网状结构，并可原位包裹葡萄糖氧化酶和辣根过氧化物酶。在葡萄糖与鲁米诺存在下，通过酶级联反应该自组装网状结构可有效产生化学发光，并产生到阳离子共轭寡聚物分子的共振能量转移，从而敏化周围氧气产生具有细胞毒性的活性氧，成功实现高效杀伤革兰氏阴性菌和致病真菌[102]。制备的网状结构对于大肠杆菌可达到80%以上的杀菌率，对于临床感染具有代表性的真菌白色念珠菌可达到70%以上的杀菌率。

随后Wang等开发了一种超分子开关，可以可逆地“开启”和“关闭”共轭聚合物的抗菌活性[103]，提出了对抗生素抗菌活性调控的概念，如图6.32所示。这一开关通过阳离子聚合物PPV与葫芦脲CB[7]的超分子组装与解组装来调控它们与细菌的不同作用。PPV单独的杀菌活性可达到70%；当PPV与CB[7]形成自组装体后对细菌的杀伤活性只有30%；而当在PPV/CB[7]自组装体中加入AD解组装后，PPV的杀菌活性又恢复到接近70%。这一调控过程可以可逆地进行多次循环。这个简单而有效的策略不需要对抗菌试剂的活性位点进行修饰就可以调控一些光动力疗法中经典的抗生素和光敏剂的活性。从长远来看，超分子开关为抗击细菌感染和减缓细菌耐药性提供了新策略。

耐药性细菌对公共健康和安全构成严重威胁，而抗生素的滥用使这种威胁更加复杂化，因此，优化和提高目前可用药物的使用仍然是一个相当大的挑战。Liu等人报道了一种基于酶响应聚合物囊泡的选择性抗生素输送体系[104]。响应的酶包括青霉素G酰胺酶（PGA）和β-内酰胺酶（Bla），这两种酶与耐药性细菌菌株密切相关，负载了抗生素的聚合物囊泡在酶的作用下经历一个自我牺牲的结构重排和形态的转变过程，这一过程导致抗生素的持续释放。如图6.33所示，侧链连有酶降解基团的聚合物PEG-*b*-PP或PEG-*b*-PC通过自组装形成中空的囊泡，与此同时自组装过程中可将一些亲水抗菌试剂包覆在囊泡的空腔内。当其与含有PGA或Bla的耐药菌作用时，细菌内的PGA或Bla会将构成囊泡的聚合物侧链的基团水解，导致囊泡形貌结构的变化，从而使空腔内的抗生素释放将耐药菌杀死。考虑到Bla是细菌对β-内酰胺类抗生素药物耐药的主要原因，为进一步验证，作者构建了由耐甲氧西林金黄色葡萄球菌（MRSA）触发的抗生素释放的可Bla降解聚合物囊泡，表现出体外抑制MRSA生长，并促进在体内小鼠模型的伤口愈合。这一策略制得的囊泡具有较强稳定性、较少副作用以及细菌菌株选择性响应药物释

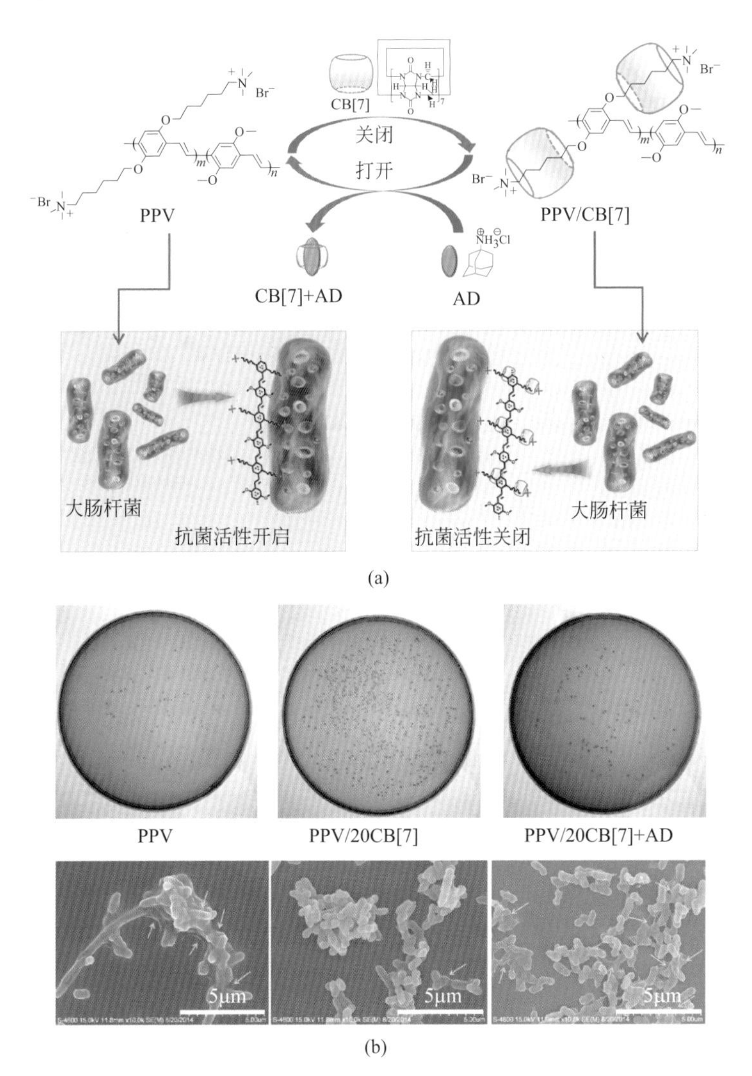

图6.32 （a）超分子开关的示意图；（b）PPV与CB[7]组装和解组装之后的抗菌活性

放的特点，为解决细菌耐药性问题提供了新方法。

Nie等在不同溶剂中通过自组装制备了不同结构的两亲等离子胶束纳米粒子[105]，并将其用于生物成像和光热治疗肿瘤。两亲等离子纳米胶束（APMNs）由金纳米粒子（Au NPs）和两亲性嵌段共聚物（BCPs）构成，可形成特定结构的聚合物胶束。在水/四氢呋喃的混合溶剂中，根据聚合物链的长度和Au NPs的尺寸不同，APMNs可组装成不同结构，包括单分子胶束、可控APMNs数量的纳米簇和膜由单层APMNs构成的囊泡。与传统的嵌段共聚物线型自组装不同，这种APMNs组

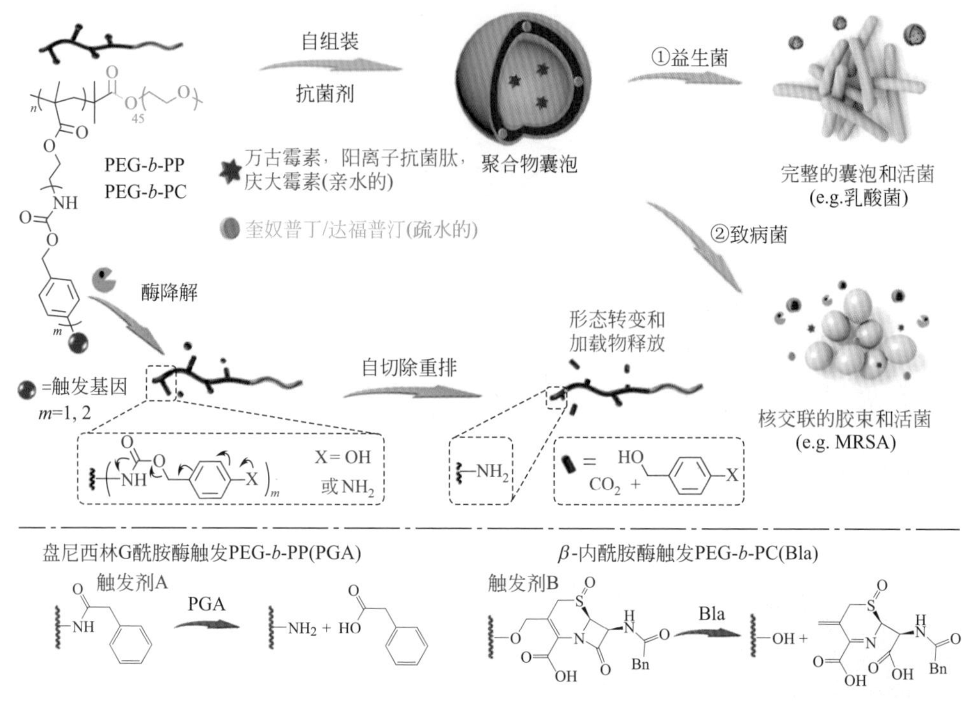

图6.33　细菌菌株选择性酶响应的抗生素输送聚合物囊泡制备及响应过程示意图

装呈球状结构（即BCP链呈球状分布在纳米粒子核表面），随着聚合物链的增长或者纳米粒子核尺寸的减小，APMNs的自组装会经历一个从单分子胶束到纳米团簇再到囊泡的形貌变化（平均APMNs聚集数从1到2.2再到29），这一形貌变化用传统双亲分子的堆积理论是没有办法解释的。计算结果表明，自组装形貌较大程度地取决于有效纳米粒子（将聚合物链与纳米粒子核看作一个整体，聚合物利用巯基结合在金纳米核表面）的可塑性。由于金核的存在，APMNs的组装使其在近红外范围内有强吸收，从而促进它们的生物医学应用。Au NP聚集体具有多质子吸收诱导发光（MAIL）的性质[106]，4T1癌细胞被选来与APMNs胶束作用，在800nm光激发下收集470～600nm范围光成像，如图6.34（b）所示，胶束自组装体很好地分布在细胞质内，随着平均APMNs聚集数的增加，MAIL信号逐渐增强。作者还研究了APMNs的热效应，对于单分子胶束，光照条件下温度升高不明显，而对于APMNs囊泡，近红外光照射可使其在68s内升高温度至40℃，在300s内温度可达到60℃以上。体内光热疗法治疗小鼠肿瘤结果表明，注射了APMNs胶囊的小鼠肿瘤得到有效的抑制，如图6.34（b）所示。这一工作利用近红外光作为激发光源，可有效穿

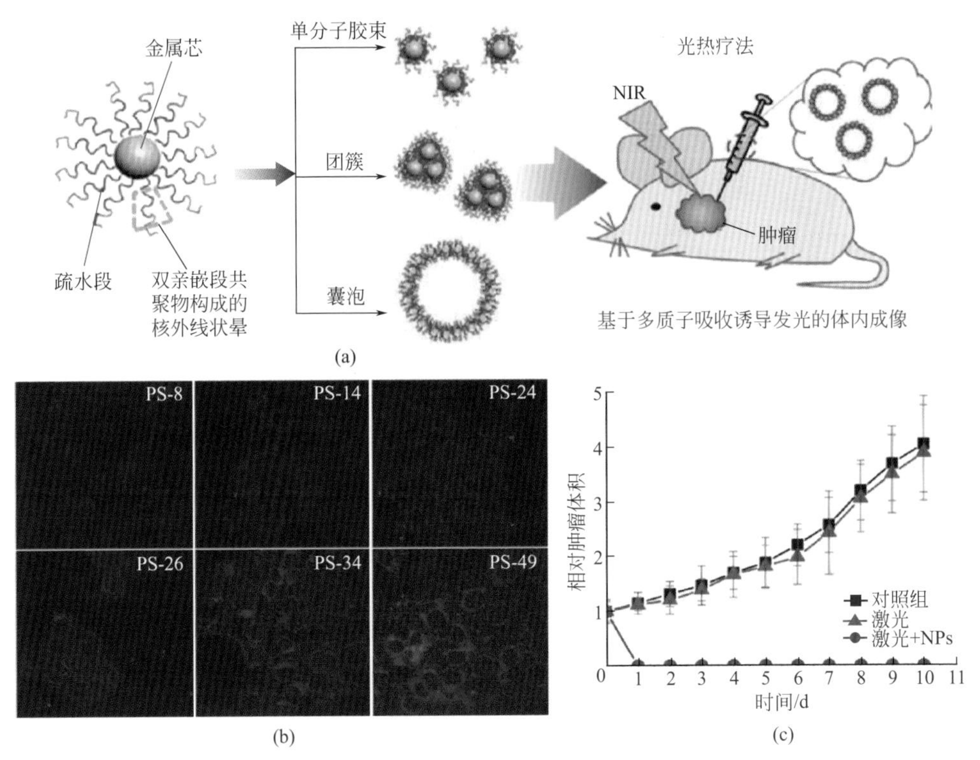

图6.34 （a）由金属核和两亲嵌段共聚物组成的APMNs不同组装情况示意图及其生物应用结果图；（b）4T1细胞与不同嵌段共聚物组装的胶束自组装体作用后的MAIL成像（PS-8 ~ PS-49聚合物的链长逐渐增长）；（c）小鼠经过不同处理后的肿瘤生长曲线

透组织进行癌细胞杀伤，并且金纳米胶束组装体系比较稳定，不会有金属离子的泄漏，对于临床光动力治疗肿瘤的发展具有重要的参考价值。

6.2.2 包含生物分子的自组装纳米生物材料

Wang等利用阳离子共轭聚合物、DNA及组蛋白自组装构建了多色发光纤维[107]。作者分别制备了掺杂四种不同发射波长阳离子共轭聚合物［蓝色（B）、绿色（G）、橙色（O）和红色（R）发射］的界面聚电解质复合纤维，通过调节四种阳离子共轭聚合物掺入纤维的比例，从而调控聚合物之间的荧光共振能量转移在同一波长激发下可得到不同颜色的纤维，如图6.35所示。制备的纤维还可以包覆绿色荧光蛋白（GFP）表达的大肠杆菌，在纤维外的环境中诱导GFP表达试剂的调控下，纤维内部的大肠杆菌可正常表达GFP，表明包裹在纤维中的大肠杆

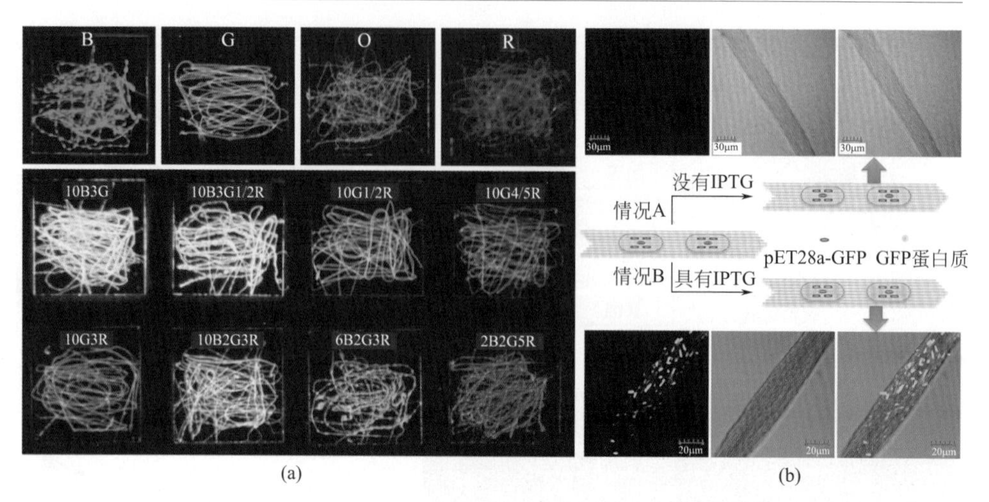

图6.35 （a）四种阳离子共轭聚合物以不同比例掺入纤维，在365nm激发下得到多色纤维；（b）包覆了可表达GFP的大肠杆菌的纤维，在外界诱导下纤维内的大肠杆菌正常表达GFP

菌保持很好的活性，所制备的纤维具有良好的生物相容性。这些多色纤维在生物分子的传感、输送以及释放等生物医药领域具有潜在应用价值。

多功能自组装体系是基础研究和实际应用的良好平台，因为它们具有结构可调性、功能性和刺激响应性。用于生物应用的多功能材料有多种设计要求，包括控制尺寸大小、稳定性和环境响应。Rotello等提出了通过使用一系列正交的超分子相互作用制备多功能纳米颗粒稳定胶囊（NPSCs）[108]。作者将六个组氨酸标记的红色荧光蛋白mCherry（发射为610nm）连接到绿色发光的量子点QD-DHLA上，量子点的发射光谱（最大发射为550nm）与mCherry的吸收光谱重叠，因此可利用从量子点到mCherry的荧光共振能量转移来示踪连接过程。在含10%血清的PBS中QD-mCherry复合物的FRET现象也可以维持，表明QD-mCherry复合物在血清蛋白存在时具有稳定性。向复合物中加入组氨酸可将mCherry从量子点表面竞争下来，从而使量子点荧光得到恢复，mCherry得到释放。将带负电荷的QD-mCherry复合物与阳离子金纳米粒子通过静电相互作用在水-油界面上自组装形成NPSC/QD-mCherry自组装体，QD-mCherry复合物在该体系中起稳定NPSC结构的作用，使得NPSC/QD-mCherry自组装体在血清中有高的稳定性，从而有利于生物应用。细胞实验表明，NPSC/QD-mCherry自组装体经过内吞进入细胞并分布在溶酶体或内涵体中，向细胞中加入组氨酸和氯喹（CQ，使内涵体或溶酶体的膜变得不稳定）时，自组装体中的红色荧光蛋白被释放到细胞质中，如图6.36所示。这一体系成功实现了纳米粒子稳定胶囊的调控释放负载物，为响应性体系的设计提供了有效的策略。

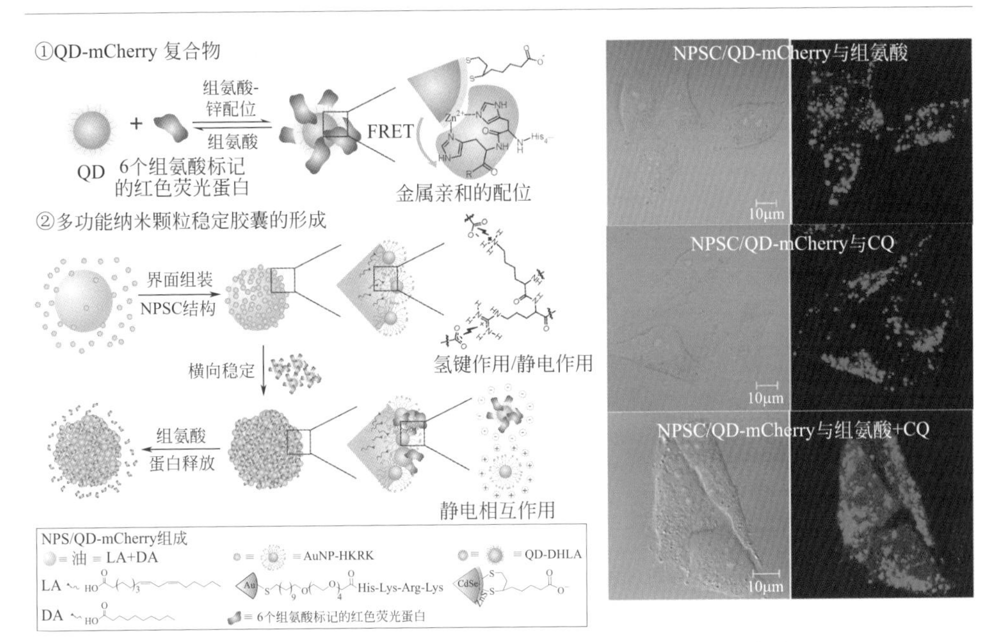

图6.36 NPSC/QD-mCherry纳米自组装体的制备示意图及在细胞中的成像结果图

Lu等设计了一种能有效控制酶的组分及空间排布的纳米复合物用作酒精中毒的解毒剂[109]。他们先将酶自组装形成纳米复合物，然后再将纳米复合物包裹在交联的聚合物纳米胶囊中。如图6.37所示，首先将每一种酶的抑制剂分别连接在设计好的单链DNA上，通过DNA分子的互补组装形成一个连接了三种酶抑制剂的DNA-inhibitor骨架，三种酶和抑制剂的特异性结合构成了三酶组分的纳米复合物。接下来原位聚合会在每一个纳米复合物周围形成一薄层聚合物网络结构用于保护维持三种酶的活性（稳定酶在非生理环境下的活性及防止蛋白酶对三种酶的降解），这就形成一个由包含三种酶的核和一层可渗透壳组成的纳米胶囊。实验结果显示，构建的纳米复合物的酶活性和稳定性均比相同条件下单独的酶高。用含有乙醇氧化酶和过氧化氢酶的纳米复合物尾静脉注射到酒精中毒的小鼠体内时，小鼠表现出显著降低的血液丙氨酸转氨酶水平（酒精中毒的小鼠血液丙氨酸转氨酶水平较高）以及降低的血液酒精浓度；而注射单独乙醇氧化酶和过氧化氢酶的酒精中毒小鼠没有明显变化，表明单独的酶在血液中不稳定容易失活或降解。作者还比较了脂质体包覆的两种酶注射到小鼠体内后的血液酒精浓度及丙氨酸转氨酶水平，同样得到了没有明显化的结果，所以纳米复合物不仅提高了酶的活性，还可增强其稳定性。这一工作为保护酶活性的纳米复合物的发展提供了新思路。

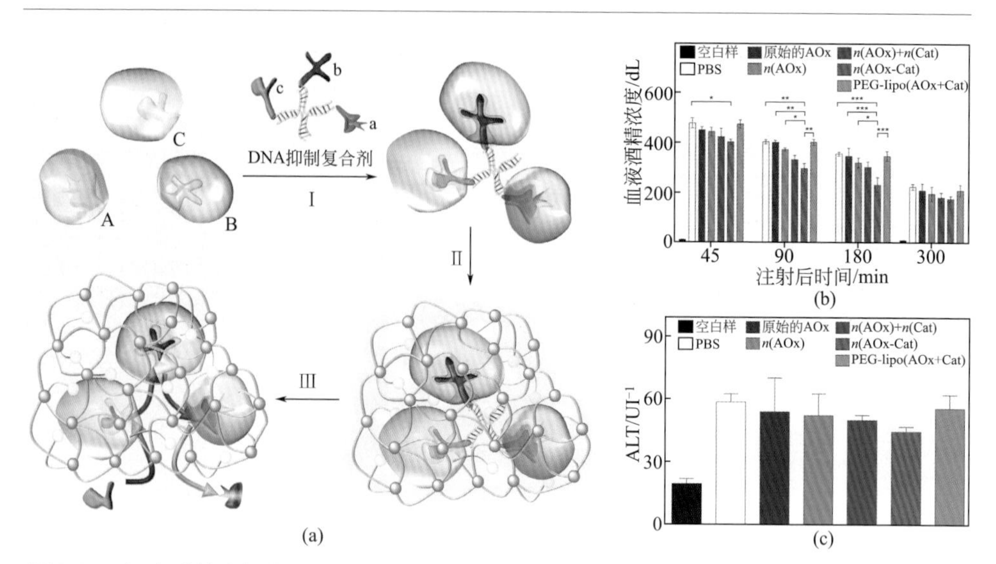

图6.37 （a）酶纳米复合物的合成示意图；（b）注射不同试剂后的小鼠血液中乙醇浓度变化；（c）注射不同试剂后小鼠血液中丙氨酸转氨酶（ALT）水平变化

AOx—原始的乙醇氧化酶；*n*(AOx)—乙醇氧化酶纳米复合物；*n*(Cat)—过氧化氢酶纳米复合物；*n*(AOx-Cat)—乙醇氧化酶-过氧化氢酶纳米复合物；PEG-lipo(AOx+Cat)—PEG-脂质体包覆乙醇氧化酶和过氧化物酶

参考文献

[1] Ruiz-Hitzky E, Darder M, Aranda P. Functional biopolymer nanocomposites based on layered solids. J Mater Chem, 2005, 15: 3650-3662.

[2] Darder M, Aranda P, Ruiz-Hitzky E. Bionanocomposites: a new concept of ecological, bioinspired, and functional hybrid materials. Adv Mater, 2007, 19: 1309-1319.

[3] Ashley C E, Carnes E C, Phillips G K, et al. The targeted delivery of multicomponent cargos to cancer cells by nanoporous particle-supported lipid bilayers. Nat Mater, 2011, 10: 389-397.

[4] Park J, Wrzesinski S H, Stern E, et al. Combination delivery of TGF-β inhibitor and IL-2 by nanoscale liposomal polymeric gels enhances tumour immunotherapy. Nat Mater, 2012, 11: 895-905.

[5] Ma M, Chen H, Chen Y, et al. Au capped magnetic core/mesoporous silica shell nanoparticles for combined photothermo-/chemo-therapy and multimodal imaging. Biomaterials, 2012, 33: 989-998.

[6] Jiang H L, Akita T, Ishida T, et al. Synergistic catalysis of Au@Ag core-shell nanoparticles stabilized on metal-organic framework. J Am Chem Soc, 2011, 133: 1304-1306.

[7] Yen S K, Janczewski D, Lakshmi J L, et al. Design and synthesis of polymer-functionalized NIR fluorescent dyes-magnetic nanoparticles for bioimaging. ACS Nano, 2013, 7: 6796-6805.

[8] Wang C, Xu H, Liang C, et al. Iron oxide@ polypyrrole nanoparticles as a multifunctional drug

carrier for remotely controlled cancer therapy with synergistic antitumor effect. ACS Nano, 2013, 7: 6782-6795.
[9] Lovell J F, Jin C S, Huynh E, et al. Porphysome nanovesicles generated by porphyrin bilayers for use as multimodal biophotonic contrast agents. Nat Mater, 2011, 10: 324-332.
[10] Song J, Zhou J, Duan H. Self-assembled plasmonic vesicles of SERS-encoded amphiphilic gold nanoparticles for cancer cell targeting and traceable intracellular drug delivery. J Am Chem Soc, 2012, 134: 13458-13469.
[11] Zhang F, Braun G B, Pallaoro A, et al. Mesoporous multifunctional upconversion luminescent and magnetic "nanorattle" materials for targeted chemotherapy. Nano Lett, 2011, 12: 61-67.
[12] Chen T, Shukoor M I, Wang R, et al. Smart multifunctional nanostructure for targeted cancer chemotherapy and magnetic resonance imaging. ACS Nano, 2011, 5: 7866-7873.
[13] Nam J, La W G, Hwang S, et al. pH-responsive assembly of gold nanoparticles and "spatiotemporally concerted" drug release for synergistic cancer therapy. ACS Nano, 2013, 7: 3388-3402.
[14] Lai C Y, Trewyn B G, Jeftinija D M, et al. A mesoporous silica nanosphere-based carrier system with chemically removable CdS nanoparticle caps for stimuli-responsive controlled release of neurotransmitters and drug molecules. J Am Chem Soc, 2003, 125: 4451-4459.
[15] Kim T, Momin E, Choi J, et al. Mesoporous silica-coated hollow manganese oxide nanoparticles as positive T_1 contrast agents for labeling and MRI tracking of adipose-derived mesenchymal stem cells. J Am Chem Soc, 2011, 133: 2955-2961.
[16] Taylor K M, Rieter W J, Lin W. Manganese-based nanoscale metal-organic frameworks for magnetic resonance imaging. J Am Chem Soc, 2008, 130: 14358-14359.
[17] Arbab A S, Rad A M, Iskander A, et al. Magnetically-labeled sensitized splenocytes to identify glioma by MRI: a preliminary study. Magn Reson Med, 2007, 58: 519-526.
[18] Thu M S, Najbauer J, Kendall S E, et al. Iron labeling and pre-clinical MRI visualization of therapeutic human neural stem cells in a murine glioma model. PLoS One, 2009, 4: e7218.
[19] Perrier M, Kenouche S, Long J R M, et al. Investigation on NMR relaxivity of nano-sized cyano-bridged coordination polymers. Inorg Chem, 2013, 52: 13402-13414.
[20] Ma L L, Feldman M D, Tam J M, et al. Small multifunctional nanoclusters (nanoroses) for targeted cellular imaging and therapy. ACS Nano, 2009, 3: 2686-2696.
[21] Cai X, Gao W, Ma M, et al. A prussian blue-based core-shell hollow-structured mesoporous nanoparticle as a smart theranostic agent with ultrahigh pH-responsive longitudinal relaxivity. Adv Mater, 2015, 27: 6382-6389.
[22] Cai X, Jia X, Gao W, et al. A versatile nanotheranostic agent for efficient dual-mode imaging guided synergistic chemo-thermal tumor therapy. Adv Funct Mater, 2015, 25: 2520-2529.
[23] Kandanapitiye M S, Wang F J, Valley B, et al. Selective ion exchange governed by the irving-williams series in $K_2Zn_3[Fe(CN)_6]_2$ nanoparticles: toward a designer prodrug for Wilson's disease. Inorg Chem, 2015, 54: 1212-1214.
[24] Lian H Y, Hu M, Liu C H, et al. Highly biocompatible, hollow coordination polymer nanoparticles as cisplatin carriers for efficient intracellular drug delivery. Chem Commun, 2012, 48: 5151-5153.
[25] Dong W, Li Y, Niu D, et al. Facile synthesis of monodisperse superparamagnetic Fe_3O_4 core@ hybrid@ Au shell nanocomposite for bimodal imaging and photothermal therapy. Adv Mater, 2011, 23: 5392-5397.
[26] Hirsch L R, Stafford R, Bankson J, et al. Nanoshell-mediated near-infrared thermal

therapy of tumors under magnetic resonance guidance. Proceedings of the National Academy of Sciences, 2003, 100: 13549-13554.

[27] Bünzli J C G, Eliseeva S V. Intriguing aspects of lanthanide luminescence. Chem Sci, 2013, 4: 1939-1949.

[28] Dos Santos C M, Harte A J, Quinn S J, et al. Recent developments in the field of supramolecular lanthanide luminescent sensors and self-assemblies. Coord Chem Rev, 2008, 252: 2512-2527.

[29] Pershagen E, Nordholm J, Borbas K E. Luminescent lanthanide complexes with analyte-triggered antenna formation. J Am Chem Soc, 2012, 134: 9832-9835.

[30] Feng J, Zhang H. Hybrid materials based on lanthanide organic complexes: a review. Chem Soc Rev, 2013, 42: 387-410.

[31] Liu J, Liu J, Liu W, et al. Triple-emitting dumbbell fluorescent nanoprobe for multicolor detection and imaging applications. Inorg Chem, 2015, 54: 7725-7734.

[32] You C C, Miranda O R, Gider B, et al. Detection and identification of proteins using nanoparticle-fluorescent polymer "chemical nose" sensors. Nat Nanotechnol, 2007, 2: 318-323.

[33] Wu C, Bull B, Christensen K, et al. Ratiometric single-nanoparticle oxygen sensors for biological imaging. Angew Chem Int Ed, 2009, 48: 2741-2745.

[34] Tang F, He F, Cheng H, et al. Self-assembly of conjugated polymer-Ag@ SiO_2 hybrid fluorescent nanoparticles for application to cellular imaging. Langmuir, 2010, 26: 11774-11778.

[35] Phillips R L, Miranda O R, You C C, et al. Rapid and efficient identification of bacteria using gold-nanoparticle-poly (para-phenyleneethynylene) constructs. Angew Chem Int Ed, 2008, 47: 2590-2594.

[36] Bajaj A, Miranda O R, Kim I B, et al. Detection and differentiation of normal, cancerous, and metastatic cells using nanoparticle-polymer sensor arrays. Proceedings of the National Academy of Sciences, 2009, 106: 10912-10916.

[37] Mi Y, Li K, Liu Y, et al. Herceptin functionalized polyhedral oligomeric silsesquioxane-conjugated oligomers-silica/iron oxide nanoparticles for tumor cell sorting and detection. Biomaterials, 2011, 32: 8226-8233.

[38] Jia X, Cai X, Chen Y, et al. Perfluoropentane-encapsulated hollow mesoporous prussian blue nanocubes for activated ultrasound imaging and photothermal therapy of cancer. ACS Appl Mater Interfaces, 2015, 7: 4579-4588.

[39] Fu G, Liu W, Feng S, et al. Prussian blue nanoparticles operate as a new generation of photothermal ablation agents for cancer therapy. Chem Commun, 2012, 48: 11567-11569.

[40] Rieter W J, Pott K M, Taylor K M, et al. Nanoscale coordination polymers for platinum-based anticancer drug delivery. J Am Chem Soc, 2008, 130: 11584-11585.

[41] Taylor-Pashow K M, Rocca J D, Xie Z, et al. Postsynthetic modifications of iron-carboxylate nanoscale metal-organic frameworks for imaging and drug delivery. J Am Chem Soc, 2009, 131: 14261-14263.

[42] Huxford-Phillips R C, Russell S R, Liu D, et al. Lipid-coated nanoscale coordination polymers for targeted cisplatin delivery. RSC Adv, 2013, 3: 14438-14443.

[43] Rieter W J, Taylor K M, An H, et al. Nanoscale metal-organic frameworks as potential multimodal contrast enhancing agents. J Am Chem Soc, 2006, 128: 9024-9025.

[44] Rieter W J, Taylor K M, Lin W. Surface modification and functionalization of nanoscale metal-organic frameworks for controlled release and luminescence sensing. J Am Chem Soc, 2007, 129: 9852-9853.

[45] Taylor K M, Jin A, Lin W. Surfactant-assisted synthesis of nanoscale gadolinium metal-organic frameworks for potential multimodal imaging. Angewandte Chemie, 2008, 120: 7836-7839.

[46] Rowe M D, Thamm D H, Kraft S L, et al. Polymer-modified gadolinium metal-organic

framework nanoparticles used as multifunctional nanomedicines for the targeted imaging and treatment of cancer. Biomacromolecules, 2009, 10: 983-993.
[47] Xing L, Cao Y, Che S. Synthesis of core-shell coordination polymer nanoparticles (CPNs) for pH-responsive controlled drug release. Chem Commun, 2012, 48: 5995-5997.
[48] Edsall J T, Felsenfeld G, Goodman D S, et al. The association of imidazole with the ions of zinc and cupric copper1a, b, c. J Am Chem Soc, 1954, 76: 3054-3061.
[49] Oh M, Mirkin C A. Chemically tailorable colloidal particles from infinite coordination polymers. Nature, 2005, 438: 651-654.
[50] Sun X, Dong S, Wang E. Coordination-induced formation of submicrometer-scale, monodisperse, spherical colloids of organic-inorganic hybrid materials at room temperature. J Am Chem Soc, 2005, 127: 13102-13103.
[51] Agostinis P, Berg K, Cengel K A, et al. Photodynamic therapy of cancer: an update. CA: a cancer journal for clinicians, 2011, 61: 250-281.
[52] Celli J P, Spring B Q, Rizvi I, et al. Imaging and photodynamic therapy: mechanisms, monitoring, and optimization. Chem Rev, 2010, 110: 2795-2838.
[53] Dolmans D E, Fukumura D, Jain R K. Photodynamic therapy for cancer. Nat Rev Cancer, 2003, 3: 380-387.
[54] Jin C S, Cui L, Wang F, et al. Targeting-triggered porphysome nanostructure disruption for activatable photodynamic therapy. Adv Healthcare Mater, 2014, 3: 1240-1249.
[55] Samia A C, Chen X, Burda C. Semiconductor quantum dots for photodynamic therapy. J Am Chem Soc, 2003, 125: 15736-15737.
[56] Lu K, He C, Lin W. Nanoscale Metal-organic framework for highly effective photodynamic therapy of resistant head and neck cancer. J Am Chem Soc, 2014, 136: 16712-16715.
[57] Lu K, He C, Lin W. A Chlorin-based nanoscale metal-organic framework for photodynamic therapy of colon cancers. J Am Chem Soc, 2015, 137: 7600-7603.
[58] Wang F, Han Y, Lim C S, et al. Simultaneous phase and size control of upconversion nanocrystals through lanthanide doping. Nature, 2010, 463: 1061-1065.
[59] Song K, Liu K, Zhang Q B, et al. Preparation, characterization and specific biological labeling of silica coated upconversion fluorescent nanocrystals. Spectroscopy and Spectral Analysis, 2010, 30: 133-136.
[60] Jiang S, Zhang Y. Upconversion nanoparticle-based FRET system for study of siRNA in live cells. Langmuir, 2010, 26: 6689-6694.
[61] Mader H S, Kele P, Saleh S M, et al. Upconverting luminescent nanoparticles for use in bioconjugation and bioimaging. Curr Opin Chem Biol, 2010, 14: 582-596.
[62] Wang F, Banerjee D, Liu Y, et al. Upconversion nanoparticles in biological labeling, imaging, and therapy. Analyst, 2010, 135: 1839-1854.
[63] Wu S, Han G, Milliron D J, et al. Non-blinking and photostable upconverted luminescence from single lanthanide-doped nanocrystals. Proceedings of the National Academy of Sciences, 2009, 106: 10917-10921.
[64] Yu M, Li F, Chen Z, et al. Laser scanning up-conversion luminescence microscopy for imaging cells labeled with rare-earth nanophosphors. Anal Chem, 2009, 81: 930-935.
[65] Cheng L, Yang K, Zhang S, et al. Highly-sensitive multiplexed in vivo imaging using PEGylated upconversion nanoparticles. Nano Res, 2010, 3: 722-732.
[66] Zijlmans H, Bonnet J, Burton J, et al. Detection of cell and tissue surface antigens using up-converting phosphors: a new reporter technology. Anal Biochem, 1999, 267: 30-36.
[67] Lim S F, Riehn R, Ryu W S, et al. In vivo and scanning electron microscopy imaging of upconverting nanophosphors in Caenorhabditis elegans. Nano Lett, 2006, 6: 169-174.

[68] Wang C, Tao H, Cheng L, et al. Near-infrared light induced in vivo photodynamic therapy of cancer based on upconversion nanoparticles. Biomaterials, 2011, 32: 6145-6154.

[69] Morris W, Briley W E, Auyeung E, et al. Nucleic acid-metal organic framework (MOF) nanoparticle conjugates. J Am Chem Soc, 2014, 136: 7261-7264.

[70] He C, Liu D, Lin W. Self-assembled nanoscale coordination polymers carrying siRNAs and cisplatin for effective treatment of resistant ovarian cancer. Biomaterials, 2015, 36: 124-133.

[71] Li K, Pan J, Feng S S, et al. Generic strategy of preparing fluorescent conjugated-polymer-loaded poly (DL-lactide-*co*-glycolide) nanoparticles for targeted cell imaging. Adv Funct Mater, 2009, 19: 3535-3542.

[72] Win K Y, Feng S S. Effects of particle size and surface coating on cellular uptake of polymeric nanoparticles for oral delivery of anticancer drugs. Biomaterials, 2005, 26: 2713-2722.

[73] Pu K Y, Li K, Liu B. Multicolor conjugate polyelectrolyte/peptide complexes as self-assembled nanoparticles for receptor-targeted cellular imaging. Chem Mater, 2010, 22: 6736-6741.

[74] Xiong L, Shuhendler A J, Rao J. Self-luminescing BRET-FRET near-infrared dots for in vivo lymph-node mapping and tumour imaging. Nat Commun, 2012, 3: 1193.

[75] Pecher J, Mecking S. Nanoparticles of conjugated polymers. Chem Rev, 2010, 110: 6260-6279.

[76] Rahim N A A, Mcdaniel W, Bardon K, et al. Conjugated polymer nanoparticles for two-photon imaging of endothelial cells in a tissue model. Adv Mater, 2009, 21: 3492-3496.

[77] Wu C, Bull B, Szymanski C, et al. Multicolor conjugated polymer dots for biological fluorescence imaging. ACS Nano, 2008, 2: 2415-2423.

[78] Pu K Y, Li K, Shi J, et al. Fluorescent single-molecular core-shell nanospheres of hyperbranched conjugated polyelectrolyte for live-cell imaging. Chem Mater, 2009, 21: 3816-3822.

[79] Tang H, Xing C, Liu L, et al. Synthesis of amphiphilic polythiophene for cell imaging and monitoring the cellular distribution of a cisplatin anticancer drug. Small, 2011, 7: 1464-1470.

[80] Wu C, Schneider T, Zeigler M, et al. Bioconjugation of ultrabright semiconducting polymer dots for specific cellular targeting. J Am Chem Soc, 2010, 132: 15410-15417.

[81] Sakatis M Z, Reese M J, Harrell A W, et al. Preclinical strategy to reduce clinical hepatotoxicity using in vitro bioactivation data for > 200 compounds. Chem Res Toxicol, 2012, 25: 2067-2082.

[82] Dimasi J A. Risks in new drug development: approval success rates for investigational drugs. Clinical Pharmacology and Therapeutics, 2001, 69: 297-307.

[83] Walsh J S, Miwa G T. Bioactivation of drugs: risk and drug design. Annu Rev Pharmacol Toxicol, 2011, 51: 145-167.

[84] Pessayre D, Mansouri A, Berson A, et al. Mitochondrial involvement in drug-induced liver injury//Handbook of Experimental Pharmacology. Springer, 2010: 311-365.

[85] Russmann S, Kullak-Ublick G A, Grattagliano I. Current concepts of mechanisms in drug-induced hepatotoxicity. Curr Med Chem, 2009, 16: 3041.

[86] Shuhendler A J, Pu K, Cui L, et al. Real-time imaging of oxidative and nitrosative stress in the liver of live animals for drug-toxicity testing. Nat Biotechnol, 2014, 32: 373-380.

[87] Xing C, Xu Q, Tang H, et al. Conjugated polymer/porphyrin complexes for efficient energy transfer and improving light-activated antibacterial activity. J Am Chem Soc, 2009, 131: 13117-13124.

[88] Yuan H, Chong H, Wang B, et al. Chemical molecule-induced light-activated system for anticancer and antifungal activities. J Am Chem Soc, 2012, 134: 13184-13187.

[89] Kim B E, Nevitt T, Thiele D J. Mechanisms for copper acquisition, distribution and regulation.

Nat Chem Biol, 2008, 4: 176-185.
[90] Lutsenko S. Human copper homeostasis: a network of interconnected pathways. Curr Opin Chem Biol, 2010, 14: 211-217.
[91] Viles J H. Metal ions and amyloid fiber formation in neurodegenerative diseases. Copper, zinc and iron in Alzheimer's, Parkinson's and prion diseases. Coord Chem Rev, 2012, 256: 2271-2284.
[92] Binolfi A, Lamberto G R, Duran R, et al. Site-specific interactions of Cu (Ⅱ) with α and β-synuclein: bridging the molecular gap between metal binding and aggregation. J Am Chem Soc, 2008, 130: 11801-11812.
[93] Smith D P, Ciccotosto G D, Tew D J, et al. Concentration dependent Cu^{2+} induced aggregation and dityrosine formation of the Alzheimer's disease amyloid-β peptide. Biochemistry, 2007, 46: 2881-2891.
[94] Huang P, Wu F, Mao L. Target-triggered switching on and off the luminescence of lanthanide coordination polymer nanoparticles for selective and sensitive sensing of copper ions in rat brain. Anal Chem, 2015, 87: 6834-6841.
[95] Wang X, Chang H, Xie J, et al. Recent developments in lanthanide-based luminescent probes. Coord Chem Rev, 2014, 273: 201-212.
[96] Bünzli J C G, Piguet C. Taking advantage of luminescent lanthanide ions. Chem Soc Rev, 2005, 34: 1048-1077.
[97] Aimé C, Nishiyabu R, Gondo R, et al. Switching on luminescence in nucleotide/lanthanide coordination nanoparticles via synergistic interactions with a cofactor ligand. Chemistry—A European Journal, 2010, 16: 3604-3607.
[98] Nishiyabu R, Hashimoto N, Cho T, et al. Nanoparticles of adaptive supramolecular networks self-assembled from nucleotides and lanthanide ions. J Am Chem Soc, 2009, 131: 2151-2158.
[99] Liu D, Poon C, Lu K, et al. Self-assembled nanoscale coordination polymers with trigger release properties for effective anticancer therapy. Nat Commun, 2014, 5: 4182.
[100] Poon C, He C, Liu D, et al. Self-assembled nanoscale coordination polymers carrying oxaliplatin and gemcitabine for synergistic combination therapy of pancreatic cancer. J Controlled Release, 2015, 201: 90-99.
[101] He C, Liu D, Lin W. Self-assembled core-shell nanoparticles for combined chemotherapy and photodynamic therapy of resistant head and neck cancers. ACS Nano, 2015, 9: 991-1003.
[102] Yuan H, Bai H, Liu L, et al. A glucose-powered antimicrobial system using organic–inorganic assembled network materials. Chem Commun, 2015, 51: 722-724.
[103] Bai H, Yuan H, Nie C, et al. A supramolecular antibiotic switch for antibacterial regulation. Angew Chem Int Ed, 2015, 54: 13208-13213.
[104] Li Y, Liu G, Wang X, et al. Enzyme-responsive polymeric vesicles for bacterial strain-selective delivery of antimicrobial agents. Angewandte Chemie, 2015.
[105] He J, Huang X, Li Y C, et al. Self-assembly of amphiphilic plasmonic micelle-like nanoparticles in selective solvents. J Am Chem Soc, 2013, 135: 7974-7984.
[106] Farrer R A, Butterfield F L, Chen V W, et al. Highly efficient multiphoton-absorption-induced luminescence from gold nanoparticles. Nano Lett, 2005, 5: 1139-1142.
[107] Wang F, Liu Z, Wang B, et al. Multi-colored fibers by self-assembly of DNA, histone proteins, and cationic conjugated polymers. Angewandte Chemie, 2014, 126: 434-438.
[108] Yeh Y C, Tang R, Mout R, et al. Fabrication of multiresponsive bioactive nanocapsules through orthogonal self-assembly. Angew Chem Int Ed, 2014, 53: 5137-5141.
[109] Liu Y, Du J, Yan M, et al. Biomimetic enzyme nanocomplexes and their use as antidotes and preventive measures for alcohol intoxication. Nat Nanotechnol, 2013, 8: 187-192.

NANOMATERIALS

纳米生物材料

Chapter 7

第7章
其他纳米生物材料

7.1
界面纳米生物材料

纳米结构使材料表面展现出独特的性质，通过控制纳米材料表面的化学和物理性质，进而对生物物质在表面的行为进行操控是界面纳米生物材料研究的重要内容。界面纳米生物材料主要包括特殊浸润性界面纳米材料、智能纳米生物界面材料和手性界面纳米生物材料。

7.1.1
特殊浸润性界面纳米材料

材料表面的浸润性在生物领域有重要应用，它决定细胞外基质蛋白与其他生物大分子间的吸附，也影响细胞和基质间的相互作用。通过制备特殊浸润性界面纳米材料，可以实现对细胞及生物分子的控制。

接触角是评价浸润性的重要参数，一般接触角小于90°的定义为亲水性，接触角大于90°的定义为疏水性。浸润性是由表面结构和表面化学组成共同决定的。通过对荷叶、水黾等的研究，人们发现材料的表面结构会影响浸润性。荷叶“出淤泥而不染”这种超疏水性是由于其表面特殊的微纳结构。通过对荷叶表面进行扫描电镜成像，发现荷叶表面由很多乳突构成，乳突的平均直径为5 ～ 9μm，每个乳突又由平均直径为（124.3 ± 3.2）nm的纳米结构分支组成。另外，在荷叶下一层的表面也存在纳米结构，这一结构的存在能够阻止荷叶的下一层被润湿。根据Adamson和Gast的描述建立荷叶表面接触角与乳突直径之间的关系，得出接触角为160°时对应直径为128nm（见图7.1）[1]。荷叶表面的纳米结构使其具有优良的超疏水性，这启示人们通过控制材料表面的纳米结构来得到具有特殊浸润性的界面纳米材料。

血小板在材料表面的黏附和活化会导致血液凝结和栓塞，因此在血液中必须用具有特殊浸润性的材料。Fan等制备了一种多尺度的带有10nm左右突起的脊状聚二甲硅烷（PDMS）表面。将这种表面与平滑膜、纳米结构膜、亚微米结构膜进行对比发现，当二磷酸腺苷活化的血小板流过时，平滑膜和纳米结构膜上黏附最多的血小板，亚微米结构膜上的黏附量有所减少，而这种多尺度的PDMS膜只黏附极少量的血小板（见图7.2）[2]。这种对血小板低黏附的材料有望用作血液兼容性材料。

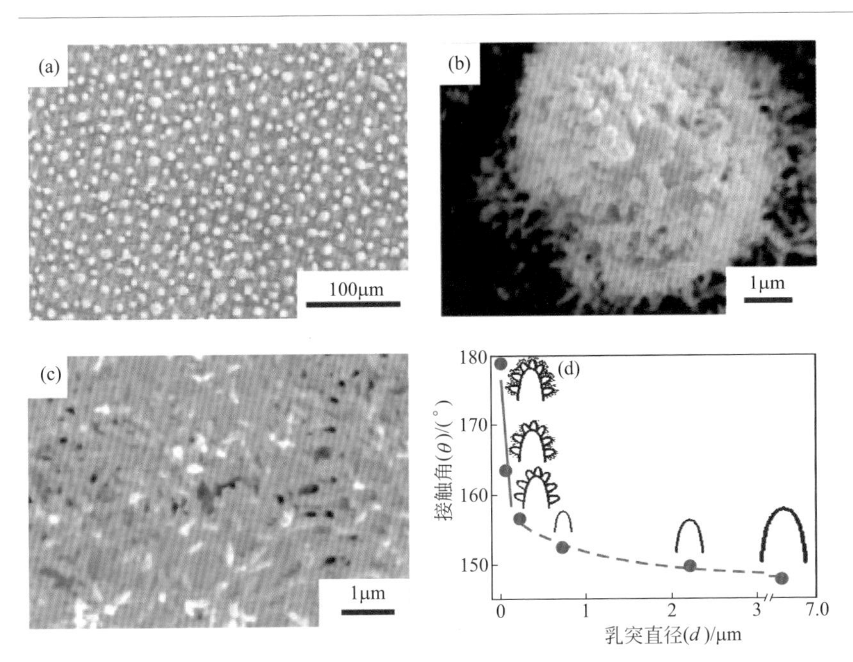

图7.1 (a)荷叶大面积SEM图;(b)单个乳突的SEM图;(c)荷叶下一层表面的SEM图;(d)接触角与乳突直径之间的关系图[1]

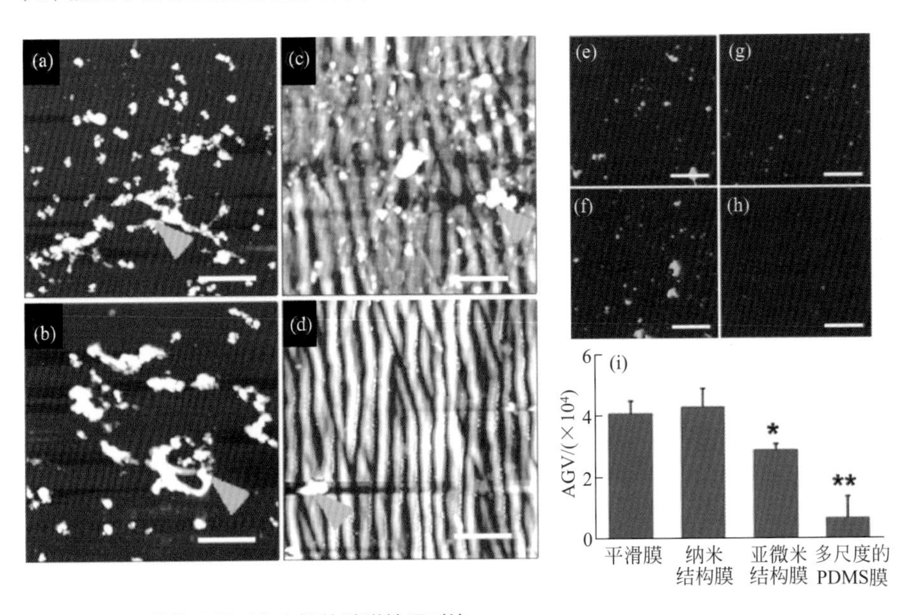

图7.2 不同结构表面对血小板的黏附结果对比

(a)平滑膜、(b)纳米结构膜、(c)亚微米结构膜、(d)多尺度PDMS膜的黏附血小板的原子力显微镜AFM图;(e)平滑膜、(g)纳米结构膜、(f)亚微米结构膜、(h)多尺度PDMS膜黏附血小板的CD62P-PE免疫荧光成像(标尺100μm);(i)CD62P-PE免疫荧光AGV统计结果图[2]

7.1.2
智能纳米生物界面材料

特殊的浸润性会影响细胞和生物分子的作用，如果对浸润性进行响应控制，将能实现对细胞和生物分子行为的智能控制。响应控制即通过外界刺激（如温度、pH值、光照等）改变材料表面的性能。

Sun等在硅基底上接枝高分子聚异丙基丙烯酰胺PNIPAAm，形成一层薄膜。PNIPAAm具有温度响应性，通过控制表面的微纳结构，能够实现温度控制的亲水性、疏水性的转变。在光滑的PNIPAAm薄膜表面，当温度由25℃升高到40℃时，接触角从63.5°变为93.2°；随着表面粗糙度的增大，25℃时的接触角越来越小，40℃时的接触角越来越大；当表面粗糙度足够大时，25℃变为超亲水性（接触角0°），40℃变为超疏水性（接触角149.3°）（见图7.3）[3,4]。

Akiyama等在聚苯乙烯板TCPS表面接枝高分子聚异丙基丙烯酰胺PIPAAm［PIPAAm与PNIPAAm同是聚异丙基丙烯酰胺poly(*N*-isopropylacrylamide)的缩写］。

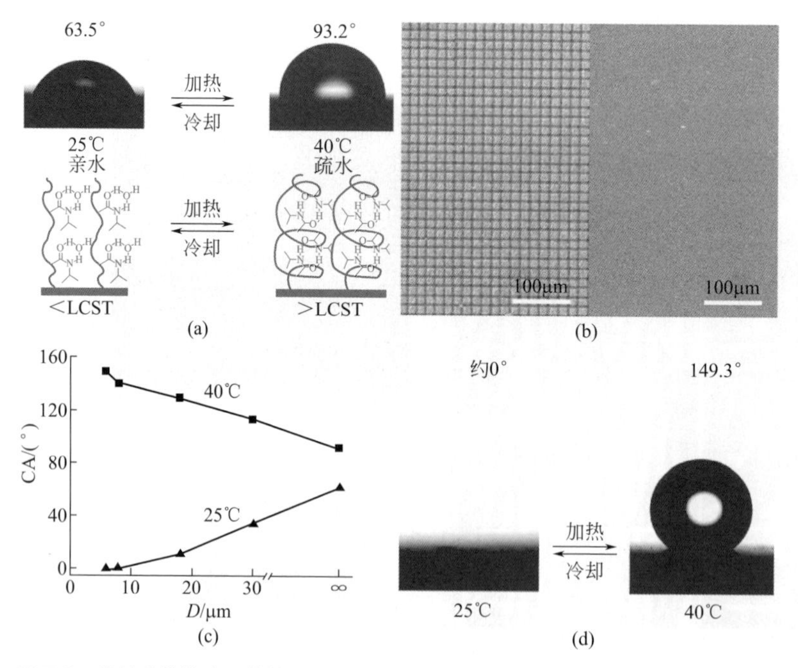

图7.3　微纳米结构表面接枝 PNIPAAm 的亲水性、疏水性转变

（a）PNIPAAm分子内和分子间氢键随温度的可逆转变及表面接触角的变化；（b）微纳米结构表面（左）和平滑表面（右）的SEM图；（c）不同粗糙度表面在25℃与40℃下的接触角（CA）变化（刻槽间距*D*越小，表明粗糙度越大）；（d）超疏水性与超亲水性的转变[3,4]

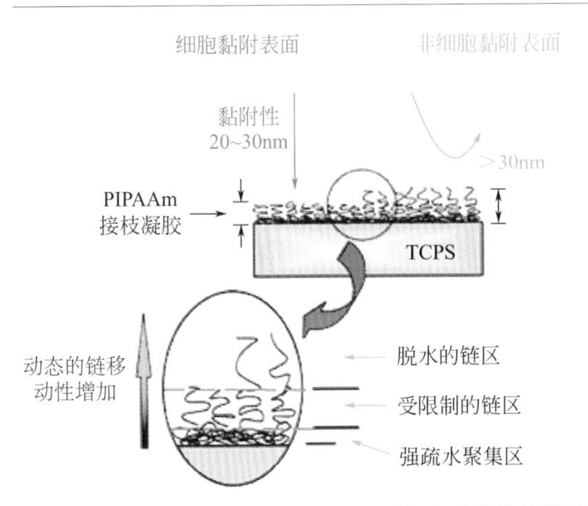

图7.4 TCPS表面接枝PIPAAm对细胞黏附性的影响[5]

温度为37℃时，PIPAAm为胶状，厚度20 ～ 30nm；当温度降低时，PIPAAm变得疏松，疏水链伸展，厚度大于30nm，对细胞的黏附性降低（见图7.4）[5]。通过改变表面的亲、疏水性，实现了对细胞黏附的控制。

Yavuz等在金纳米笼表面接枝温敏型聚合物来控制药物的释放。金纳米笼代表一类具有中空腔和多孔壁的纳米结构，能够吸收近红外光，而且能保持紧凑的体积。在金纳米笼表面接枝温敏型聚合物pNIPAAm-*co*-pAAm，聚合物会遮挡住纳米笼表面的多孔。当用近红外光进行照射时，金吸收光温度升高，聚合物紧缩，从而打开多孔，使包裹的药物释放；停止照射后，聚合物又恢复疏松状态，停止药物释放（见图7.5）[6]。这一体系适用于近红外光能够照射的软组织的治疗。

7.1.3 手性界面纳米生物材料

生物分子通常都是手性分子，通过氢键、疏水作用等组装成生命体这一多层次手性体系。将这种手性效应引入到纳米材料与生物体系在界面的相互作用研究中，会影响生物物质在材料表面的行为。这种手性界面纳米生物材料，可用于生物标记和生物检测体系，也利于发展生物兼容性材料。

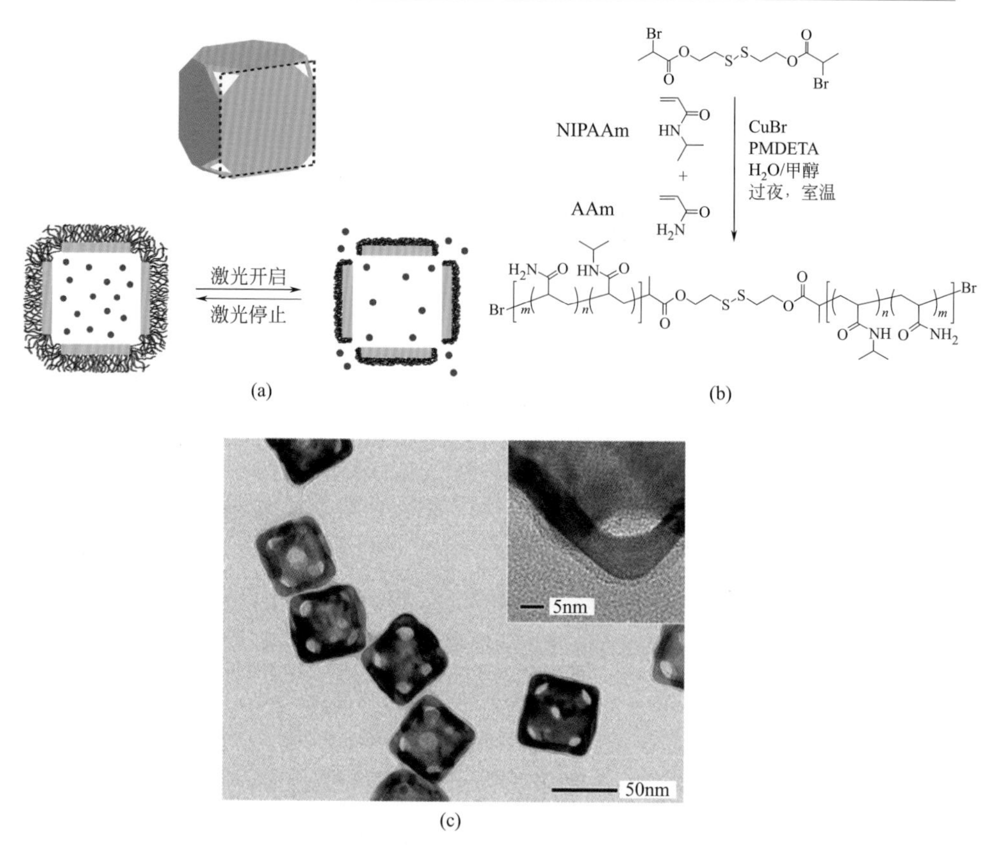

图7.5 （a）可控释放机理图；（b）Cu（Ⅰ）催化二硫化物与NIPAAm和AAm 单体发生自由基引发的聚合制备pNIPAAm-*co*-pAAm聚合物；（c）pNIPAAm-*co*-pAAm聚合物接枝的金纳米笼在39℃下的TEM图（右上角放大图为金纳米笼的一角）[6]

Li等发现CdTe量子点的毒性与其表面的手性特性相关。L-谷胱甘肽涂布的量子点，比D-谷胱甘肽涂布的量子点对人肝母细胞瘤HepG2细胞毒性大很多。电泳显示L-谷胱甘肽涂布的量子点能促使微管蛋白LC3-Ⅰ转化成LC3-Ⅱ，引起细胞自噬。而且L-谷胱甘肽涂布的量子点会引起HepG2的LC3-EGFP蛋白聚集，进一步证明手性效应引起了细胞自噬（见图7.6）[7]。这一现象表明细胞新陈代谢过程是手性依赖性的，启示人们发展手性生物界面材料来调控细胞活性。

Carrillo-Carrión等在CdSe/ZnS量子点上涂布半胱氨酸对映体，产生了手性界面。D-肉毒碱能够猝灭L-半胱氨酸涂布的量子点，不会影响D-半胱氨酸涂布的量子点；而L-肉毒碱只能猝灭D-半胱氨酸涂布的量子点（见图7.7）[8]。由此可见，这种纳米手性界面材料可以用于手性识别的传感器。

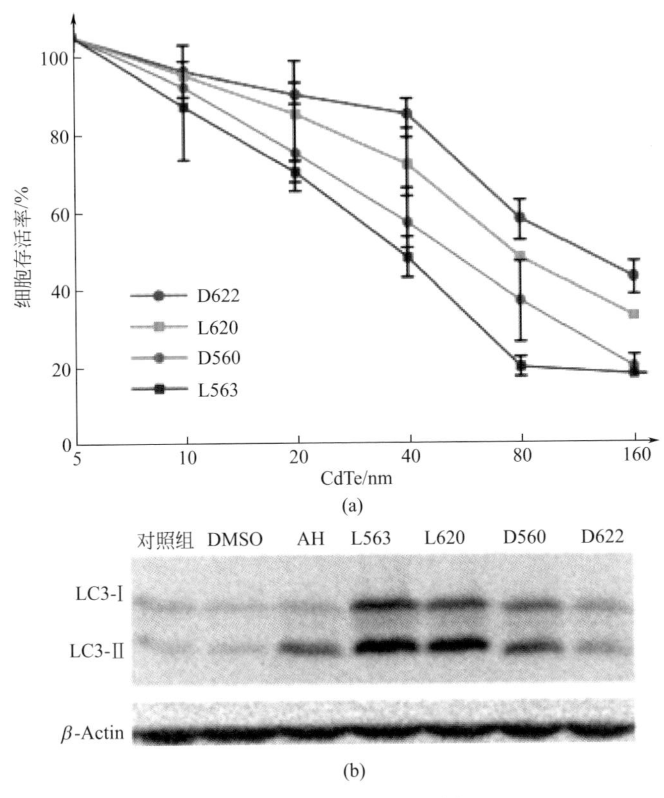

图7.6　量子点引起的细胞死亡是手性依赖的[7]

（a）量子点的毒性是浓度和手性依赖的；（b）L-谷胱甘肽涂布的量子点更容易引起细胞自噬

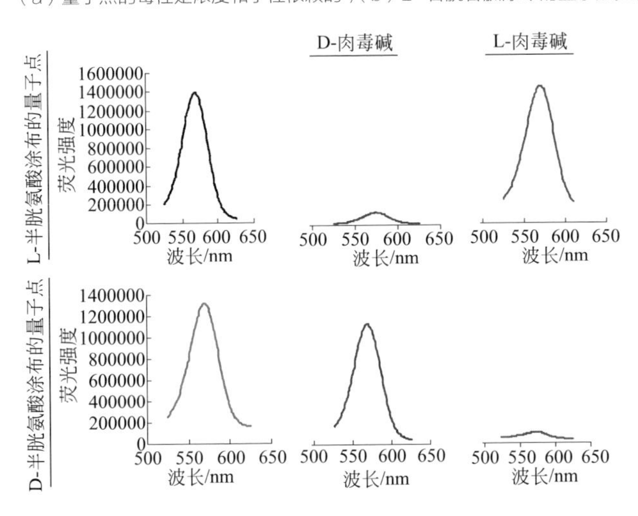

图7.7　L-半胱氨酸涂布的量子点与D-半胱氨酸涂布的量子点在D-肉毒碱或L-肉毒碱存在时的荧光图

7.2
纳米生物芯片材料

生物芯片是在一个很小尺寸的材料表面连接生物活性分子形成的器件，通过加入微量的样品，经过生物化学反应，用专用的仪器收集检测信号，再用计算机分析结果，可实现对细胞、DNA、蛋白质等生物组分的准确、快捷和高通量的检测分析。传统的生物芯片采用微阵列技术，包括用于监测葡萄糖的植入型生物传感器[9]，用于DNA检测的无标记的生物芯片[10]，用于唾液中药物检测的即时监测设备[11]等。然而，微阵列需要样品体积大，孵育时间较长，样品放大和标记步骤复杂，而且不能满足单分子检测的灵敏度需求，特异性差，不适宜实时监测。为解决这些问题，人们提出将纳米技术引入生物芯片很可能会提供新的材料和解决方法，增强生物芯片的性能。在固体基底层上对生物分子进行纳米尺度的控制将会方便很多生物研究。

7.2.1
纳米结构构建方式

构建纳米生物芯片材料最主要的方法是光刻蚀技术和电子束刻蚀技术。有机层对辐射很敏感，生物特异性纳米结构能够通过选择分解或者激活及后续的化学修饰来添加蛋白质及其他生物分子。电子束刻蚀方法能够原位合成多共价螯合层，使特定位置的蛋白失活，还能交联功能化PEG衍生物。这一技术也适合多成分蛋白纳米模式，获得100nm左右的最小线宽。光刻蚀能应用于支持液相双分子层产生的水溶液环境。而且光刻蚀和电子束刻蚀技术都能与纳米粒子自组装技术结合使用。

由于大多数生物组分的稳定性差，光刻蚀技术和电子束刻蚀技术可能会不适合。为了制备建立更适用于生物分子和细胞的集成度高、价格低廉的生物芯片，一些新的方法技术相继建立，包括柔性印刷（soft lithography）、扫描探针印刷

（scanning probe lithographies）、DNA自组装（self-assembly）等。柔性印刷是利用微触点方式印刷生物分子[12]；扫描探针印刷是利用原子力显微镜（AFM）的针尖“蘸取”生物分子，将其点在芯片上[13]；DNA自组装是利用DNA的互补杂交将其拼接成特定的纳米结构，来支撑和固定生物分子[14]。

7.2.2
表面性质

纳米生物芯片是通过分子间或者粒子间的相互作用组装形成的，能够特异区分不同的生物功能。因此，芯片的表面化学性质决定了对界面性质的控制和芯片组分的不同作用。

（1）自组装单分子层

自组装单分子层通常是通过活性基团，比如巯基、二硫键、硅烷化等方式将分子连接到表面。自组装单分子层的最大优势是可在固体或者有机物表面对化学基团进行纳米尺寸的控制，比其他表面基底的分子平台更稳定，而且兼容性好[15]；也可以通过不同的终端功能基团（羧基、氨基、马来酰亚胺、叠氮等）来化学连接分子模块（例如PEG）或者通过生物特异性标签、配体、ssDNA、酶的辅因子进行混合自组装。分子在生物兼容性表面能够按照它们的方向、表面密度、构象、功能活性来进行精确控制。

（2）聚合物嫁接

在材料表面修饰PEG或者其他聚合物能够提高材料的生物相容性，减少非特异性吸附，还可以在表面形成水凝胶层。通过水凝胶梯度和纳米阵列控制纳米生物芯片的表面密度从而来固定蛋白[16]。

（3）支撑液相分子层

支撑液相单分子层、双分子层，类似于膜的结构，是一个动态的表面平台，能够为研究生物分子转导和复杂的细胞运输等提供模拟的自然环境[17,18]。支撑液相膜能够在平面、微纳结构的固体表面、聚合物衬底或蛋白层等表面形成。不同的液相能够通过囊泡融合、自组装、LB沉积及其他技术进入支撑膜。

通过进一步的功能化修饰，能够在以上表面平台引入更多复杂超分子或生物模拟方式，用于纳米生物芯片的设计，使生物分子按照特定方向、高特异性、可调的亲和力等进行控制。

7.2.3
应用实例

7.2.3.1
细胞芯片

目前，在纳米生物芯片表面进行单细胞定位研究是一个热门领域。Arnold等在金

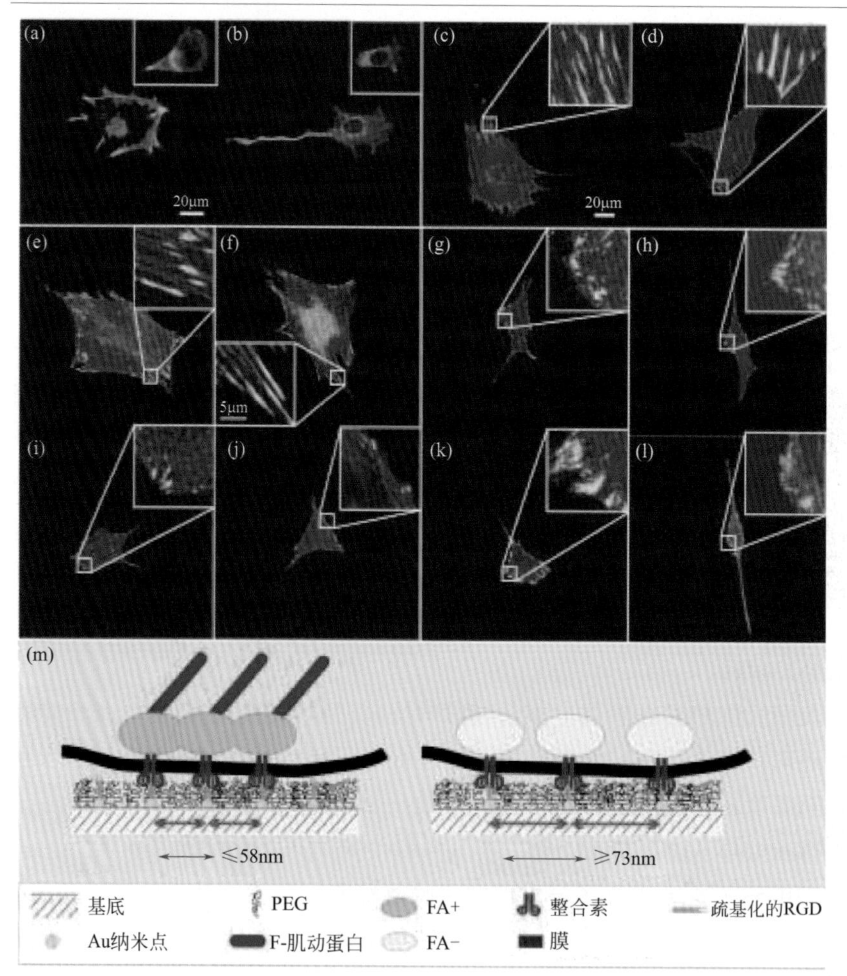

图7.8 细胞与不同间距的黏附点的作用及机理图[19]

（a）、（b）表达GFP-整合素（绿色）并将黏附激酶FAK（红色）染色的细胞的共聚焦成像：（a）58mm间距；（b）73nm间距（小插图为不含RGDfk的）

（c）~（l）MC3T3成骨细胞在涂布不同的玻片上的黏附（其中黏着斑染绿色，肌动蛋白染红色）：（c）RGDfks；（d）纤连蛋白；（e）~（l）不同间距的金纳米量子点，其中（e）、（i）28nm，（f）、（j）58nm，（g）、（k）73nm，（h）、（l）85nm，（e）~（h）上有RGDfk，（i）~（l）上没有RGDfk

（m）机理图［金纳米量子点上连接巯基化的RGDfk，其余部位用PEG进行钝化处理，73nm间距不利于黏着斑（FA）生成，而58nm间距利于黏着斑（FA）生成］

量子点涂布RGDfk多肽，黏附点直径小于8nm，一个黏附点结合一个整合素。将这些黏附点排布成28nm、58nm、73nm、85nm间距的阵列，结果发现阵列间距大于或等于73nm会限制细胞黏附，不易形成肌动蛋白纤维。由此得出，细胞在58 ～ 73nm长度范围内会使整合素成簇并激活，这样的基底表面更利于细胞黏附（见图7.8）[19]。

Wu报道了直接作用于活细胞并控制受体介导的信号的柔性表面，免疫球蛋白E能够激活酪氨酸磷酸化，锚定在脂膜内部的Lyn激酶或其他蛋白在肌动蛋白极化过程中使受体成簇从而重新分布。这个芯片通过液体双分子层的作用可以监测细胞膜受体蛋白的重新分布（见图7.9）[20]。

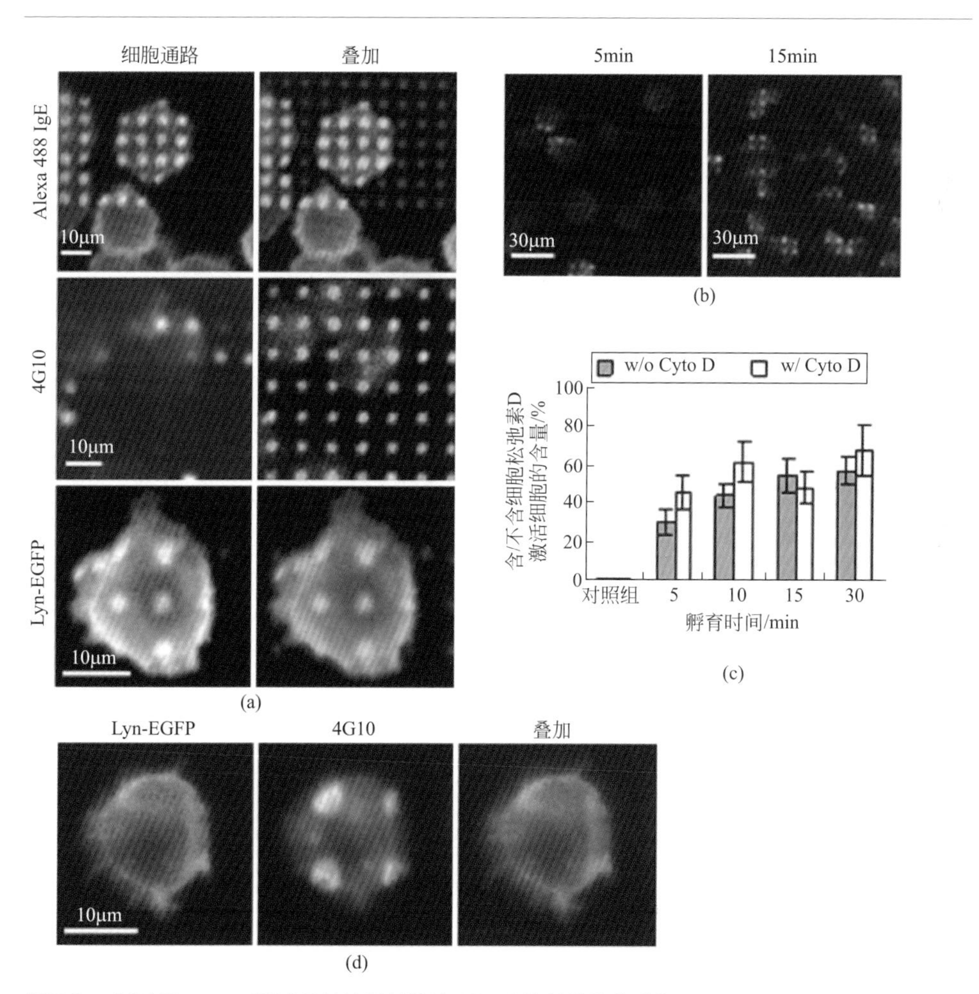

图7.9　含DNP-cap-DPPE的液层刺激的RBL细胞的共聚焦成像

（a）定位的免疫球蛋白IgE，4G10指示酪氨酸磷酸化，Lyn-EGFP的分布与液体双分子层相关；（b）开始5min和平台期15min的酪氨酸磷酸化的微米尺度浓集；（c）不含（填充柱）或者含（空柱）细胞松弛素D激活细胞的百分比对孵育时间作图；（d）定位的酪氨酸磷酸化（红色）出现在不含Lyn（绿色）的位置

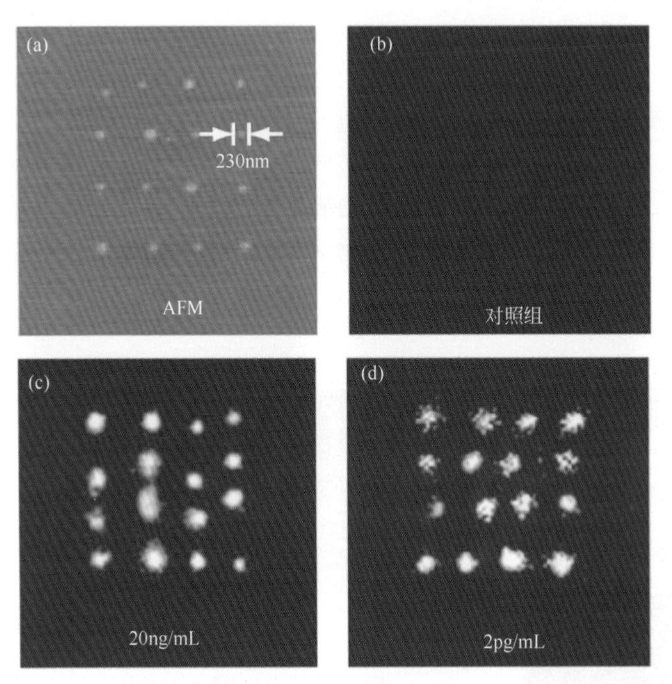

图7.10 （a）纳米阵列适配体芯片的AFM成像；（b）~（d）不同浓度的N蛋白的荧光图[21]

7.2.3.2 蛋白质芯片

Ahn等为检测严重急性呼吸系统综合征冠状病毒SARS-CoV，在纳米阵列芯片上排布RNA适配体，这一适配体能够特异性结合SARS-CoV的核壳体N蛋白，然后加入抗-N蛋白抗体，再加入FITC标记的二抗，能检测到低至 2pg/mL的N蛋白，从而实现对SARS的检测（见图7.10）[21]。这一方法的灵敏度比常规的化学发光免疫技术高十个数量级。

Williams等制备了DNA纳米阵列芯片来检测蛋白质。DNA链自组装折叠形成ABCD砖块式的阵列，D砖块上有捕获探针。一组ABCD砖块大概宽4nm，长16nm，厚2nm。myc-多肽是将myc-抗原多肽共价连接到5′-端氨基修饰的与捕获探针互补的DNA链上。myc-多肽会杂交到阵列的D砖块位置，能够特异性识别抗-myc抗体。AFM成像显示，阵列上有一系列平行的线，线间相隔约64nm，恰好是两个D砖块之间的距离（见图7.11）[22]。所以这一DNA阵列能够用于蛋白质检测，为在生物芯片上进行蛋白质-蛋白质、蛋白质-无机物之间的相互作用研究提供了新策略。

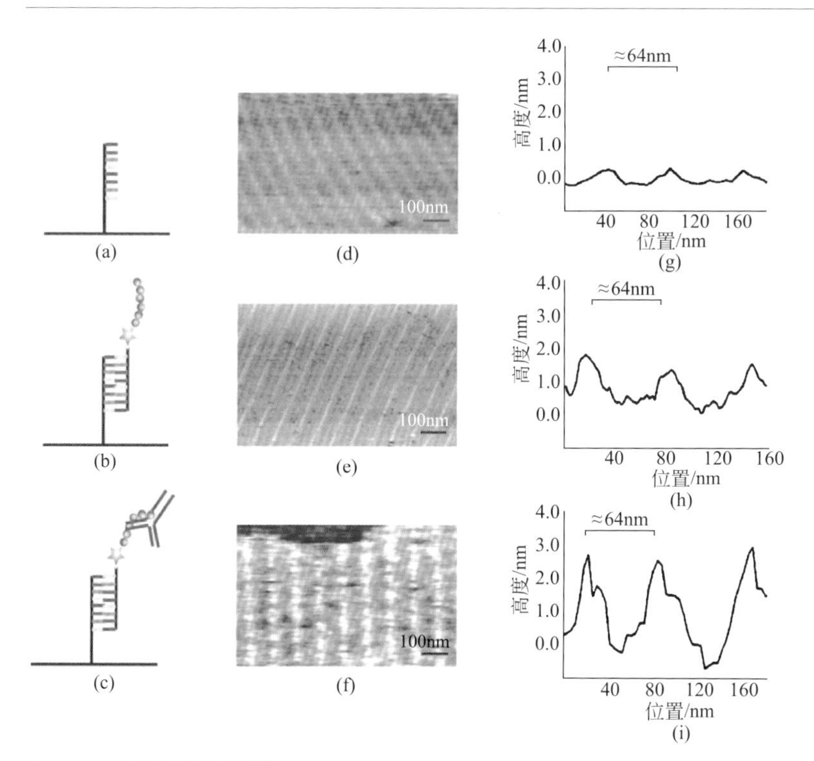

图7.11 多肽纳米阵列[22]

(a)~(c)机理图，在DNA表面的DNA捕获探针，与myc-多肽融合体退火杂交，再通过免疫反应捕获抗-myc抗体；(d)~(i)杂交myc-多肽融合体之前[(d)、(g)]、杂交myc-多肽融合体之后[(e)、(h)]与抗-myc抗体孵育以后[(f)、(i)]的AFM成像和高度图

7.2.3.3
基因芯片

Drmanac等利用基因组DNA（gDNA）片段、ⅡS型限制性酶和适配体插入，产生测序底物。然后利用Phi29 DNA聚合酶进行扩增，得到待测序列的大量DNA单链，称为DNA纳米球（DNBs）。在一块光刻蚀的、表面改性的25mm×75mm的硅基底上有约300nm的点组成的网格图案，可以结合DNBs。不同阵列上的DNA不同，因此DNBs结合到不同阵列，形成不同密度，即能够检测出gDNA。后来，高精度的组合探针锚定连接（cPAL）测序化学被用于读取每八个锚定位点临近的10个碱基，更适于基因组测序（见图7.12）[23]。

Li等将多壁碳纳米管MWNT植于SiO_2基底上，在碳纳米管开口端选择性修

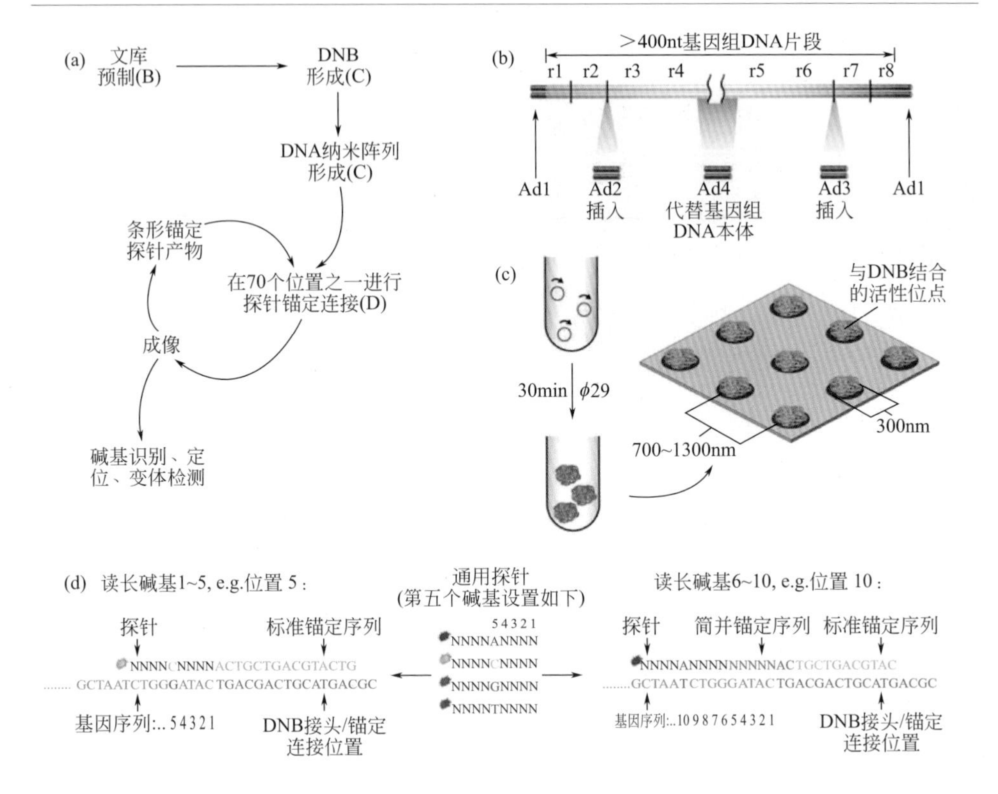

图7.12　纳米阵列平台放大DNA

（a）机理流程图；（b）文库构建机理，r1 ~ r8代表临近区分接头端的gDNA区域，Ad1 ~ Ad4 代表接头1 ~ 4；（c）利用Phi29 DNA聚合酶产生DNB产物及纳米阵列形成机理；（d）cPAL产物形成机理[23]

饰DNA探针，这个开口端作为纳米电极。当有目标DNA存在时，目标DNA与探针杂交，结合$Ru(bpy)_3^{2+}$介导的鸟嘌呤氧化反应能够检测到amol(10^{-18}mol)的DNA，比电化学发光检出限更低，适用于DNA的超灵敏检测（见图7.13）[24]。

7.2.3.4
监测芯片

Popovtzer建立了一个检测水中有毒物质的纳米生物芯片。这个装置有两个芯片，一个是一次性的，是100nL体积的电化学池，里面有重组的大肠杆菌；一个是可重复使用的，面向电流采集和信号处理的设备。在有毒物质存在时，大肠杆菌会对此响应从而产生一个可检测的电流信号，被检测以后进行分析（见图7.14）[25]。这个装置能够同时检测八种不同的有毒物质，而且有望进一步扩展。由于反应体系

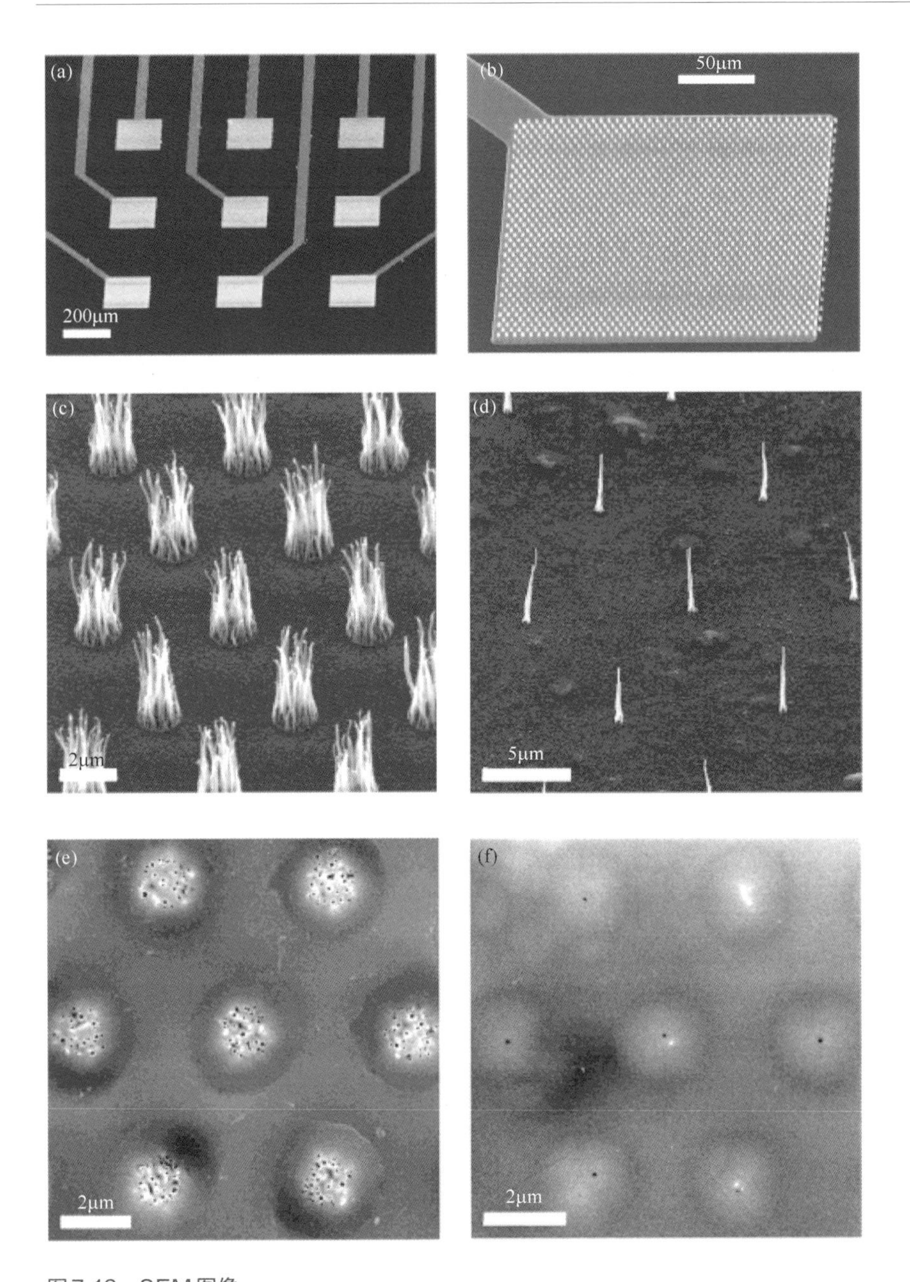

图7.13　SEM图像

（a）3×3电极阵列；（b）每个阵列上的MWNT束；（c）、（d）分别用紫外光刻和电子束的方法在Ni上制备的MWNTs阵列；（e）2μm点上的MWNT阵列抛光表面；（f）200nm点上的MWNT阵列抛光表面［（a）~（d）是45°透视图，（e）、（f）是俯视图］[24]

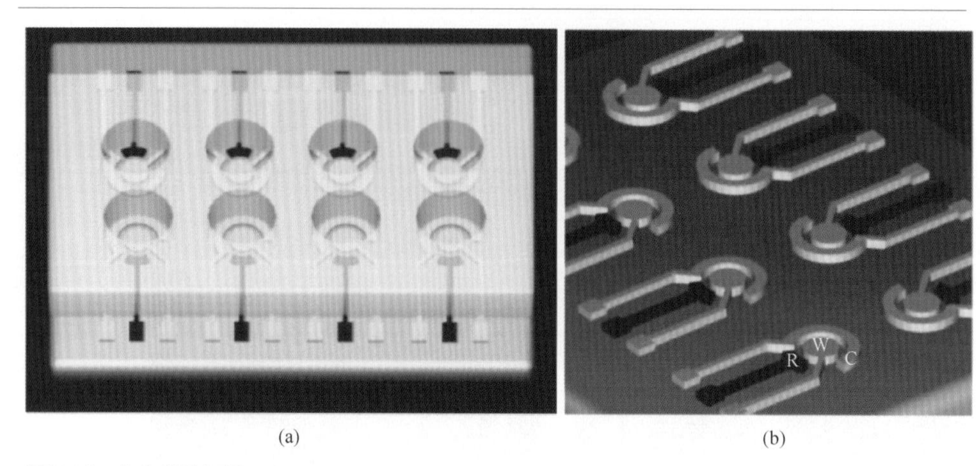

图7.14 电化学池图像

(a)包含8个集成的电化学池阵列的硅芯片;(b)没有上层的电极剖面(每个电化学池包含三个电极:工作电极W,金对电极C,Ag/AgCl参比电极;其中工作电极面积30nm^2,对电极面积约300nm^2,每个电池的体积为100 nL)[25]

为纳升,因此反应速率快,只需10min,而且需用的样品体积小,灵敏度很高。

7.2.4 小结

纳米生物芯片融合了分子生物学、化学、医学、计算机、自动化等多学科,有望代替传统生化分析技术。若将一颗米粒大小的纳米芯片,附着或植入人体皮肤表层,监测人体呼吸、心跳、血液等,便可以提早诊断疾病并进行预警。这种纳米芯片的研制目前仍在实验阶段,有望在不久的将来应用在临床检测上。

7.3 仿生纳米生物材料

自然界在进化的过程中产生了优秀的形态和生命活动过程。自然在利用纳米材料和纳米技术方面远远胜过我们,所以我们要向大自然学习,努力复制甚至超越生物系统的优异特性，发展生物模拟或者仿生材料。生物模拟的概念最早产生于20世纪60年代，随着纳米和生物技术的发展，大大提高了材料的性能。

目前应用的仿生材料对象有壁虎脚、生物矿化、多肽自组装、S-层蛋白、蜘蛛丝蛋白等。

7.3.1 壁虎脚

壁虎具有超强的攀爬能力，能够在平滑、垂直，甚至倒置的表面进行攀爬，这得益于壁虎特殊的脚掌结构。2000年，Autumn等在*Nature*上发表了一篇关于壁虎脚微结构及吸附机理的文章，研究发现，壁虎每只脚底大约有50万根刚毛，直径约5μm，每根刚毛末端又有400～1000根绒毛，直径大约0.2～0.5μm（见图7.15）[26,27]。

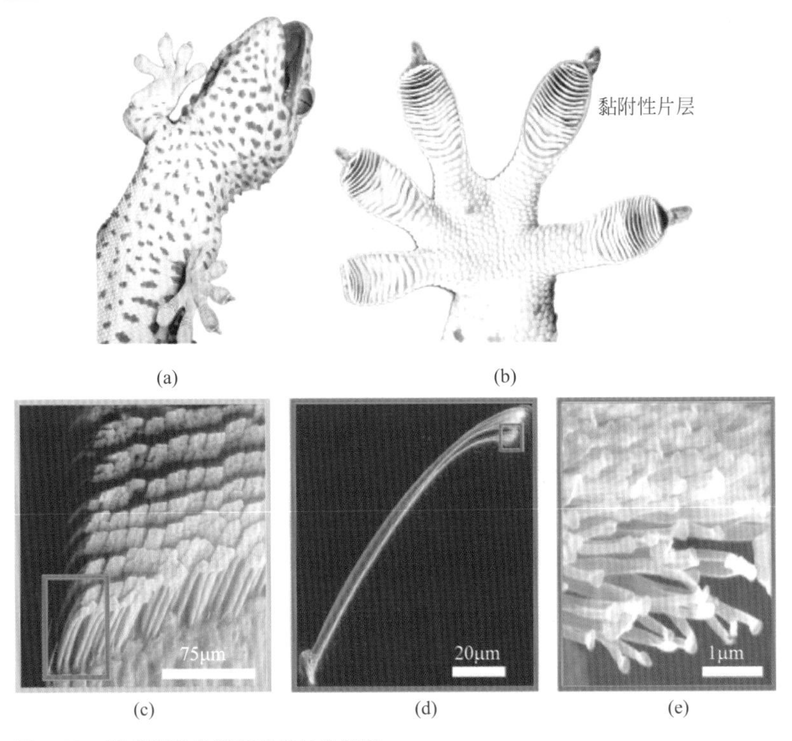

图7.15 壁虎脚趾黏附系统的结构等级

（a）宏观结构，攀爬垂直玻璃的壁虎腹面；（b）介观结构，衬垫腹面的重叠薄片结构；（c）微观结构，单个薄片结构上的刚毛阵列；（d）单根刚毛；（e）单根刚毛上的绒毛[27]

蚂蚁、蜜蜂、苍蝇、蚊子等也有类似的脚掌结构，这种结构使它们具有超强的吸附能力[28]。这种吸附力是由范德华力和毛细力共同产生的。Autumn等证实了范德华力的作用，单根绒毛约200nN的范德华力[29]。Huber等证实了毛细力的作用，绒毛与亲水性强的基底接触，吸附力更大[30]。吸附的过程是绒毛和基底接触面积增大的过程，壁虎之所以有如此大的吸附力正是因为其脚底绒毛多[31]。除了吸附力强，壁虎的脚掌总是非常清洁，拥有自净能力，这是由于其超疏水性，而且不分泌黏液[29]。

受壁虎的超强吸附能力的启发，国内外众多课题组开始研制仿壁虎脚的具有高黏附性能的仿生生物纳米材料。

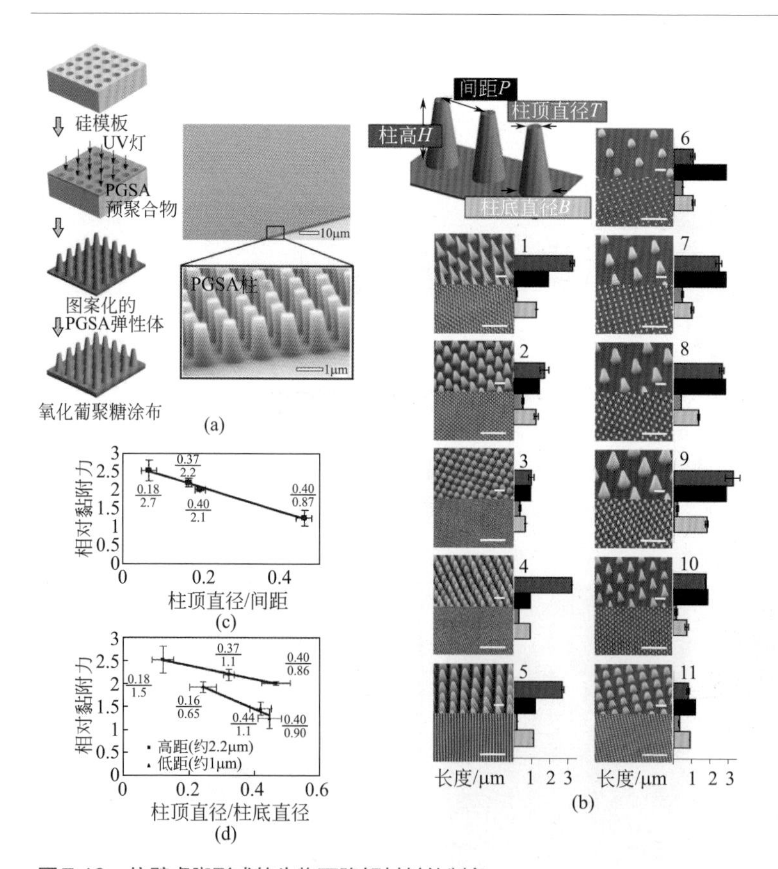

图7.16 仿壁虎脚形式的生物可降解材料的制备

(a) 纳米模具，涂布在模具上的PGSA预聚合物在紫外光下进行聚合，然后去掉模具，在表面再覆盖一层氧化葡聚糖，SEM成像显示制备良好；(b) 具有不同柱高、柱顶直径、间距的示意图和SEM图（红色：柱高；黑色：间距；浅灰色：柱底直径；深灰色：柱顶直径。上图标尺1μm，下图标尺10μm）；(c) 最长柱高（2.4μm）材料的黏附力随柱顶直径/间距的变化；(d) 黏附力随柱顶直径/柱底直径的变化[32]

医用胶黏剂要求胶黏材料在发生机械变形后依旧能够牢固黏附在组织上，Mahdavi 等模仿壁虎脚，通过调控纳米尺寸柱的面积，制成有最优黏附力的可降解的纳米弹性体纤维材料，在上面再涂覆氧化葡聚糖层，体内和体外实验均表明，该胶黏剂与生物组织的粘连效果突出（见图7.16）[32]。这一材料黏附力强，具有生物兼容性和生物可降解性，是理想的医用材料。Yanik 预言这一材料将会降低医用黏附剂的成本[33]。

另一仿壁虎脚纤维的应用领域是药物输送系统。药物想要达到病灶部位，必须首先能够黏附在组织上，否则就会被黏液层的黏膜组织降解或清除。Fischer 等仿照壁虎脚，在微球上涂布硅纳米线，发现其对分泌黏液层有更好的黏附特性

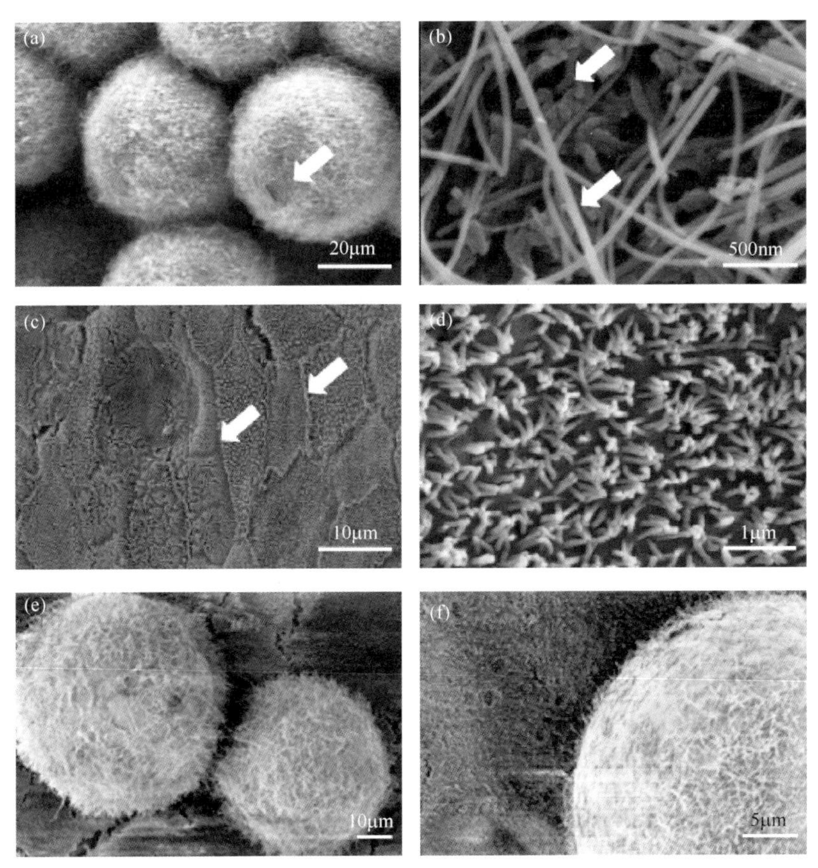

图7.17　纳米线-细胞相互作用

（a）涂布纳米线的微球的扫描电子显微镜图（箭头指示的是减少的纳米线覆盖区域）；（b）肠道微绒毛（上箭头指示）与纳米线（下箭头指示）交错；（c）Caco-2细胞形成单层，能够通过边界（箭头指示）来区分单个细胞；（d）肠道微绒毛直径为纳米级，平均（71.8±10.5）nm；（e）两个纳米线涂布的微球黏附在细胞上；（f）微球上的纳米线与细胞上的绒毛作用[34]

（见图7.17）[34]。这不仅有利于药物输送，而且可用于内窥镜设备。这种仿壁虎脚形式的内窥镜比平面形式的效果要好，主要因为它可以与黏膜层产生很强的作用力，而且不会影响表皮性能。此后，Glass等发明了一种三脚锚定模式，在新鲜的猪小肠组织上实验，与平面式的内窥镜对比发现，摩擦力增大了50%～100%。如果再涂布一层更小的硅油层，摩擦力将会增大400%[35]。这一材料在其他组织上实验结果相似，将有望用于人体。

7.3.2
生物矿化

生物矿化材料如骨、牙齿、软体动物的壳、珍珠等，有着独特的层次结构、非常好的机械性质、可控的晶型、良好的生物相容性。生物矿化是一个高度控制过程，可以实现对晶体形状、大小、结构、位向和排列的精确控制和组装，从而形成复杂的分级结构。

骨和牙齿的主要成分是碳基磷灰石，在有机基质模板的调控下进行自组装形成多级结构，具有很好的机械性质[36]。骨是网状的矿物结构组织，组成骨的基本单元为由钙缺陷的羟基磷灰石和胶原分子组成的矿化胶原纤维，厚度80～100nm，长度1～10μm，羟基磷灰石通常都是只有2～4nm的片状结构。磷酸钙晶体平行穿插在胶原纤维中，和有机基质的不同配比影响骨骼的韧性，有机成分越多，韧性越高[37,38]。牙齿表面为牙釉质，是生物体中最坚硬的结构，含有大量的碳基磷灰石，呈柱状整齐排列结构，有十几个微米长，但一般只有50nm宽。这种柱状排列构造赋予了牙釉质优良的力学性能[39～41]。

软体动物的壳和珍珠的主要成分是$CaCO_3$，在生物大分子的指导下能形成具有优异力学性能（如断裂伸长率、断裂韧性等）的珍珠层。珍珠贝（合浦珠母贝）的珍珠层按照两种定向组装的方式形成三级分级结构。第一级为层状结构，由第二级文石板片组成，文石板片宽度约1～5μm，厚度约200～500nm；第三级为文石纳米构件，近似六方形，每个纳米构件的尺寸在20～180nm，晶格间距为0.423nm，与文石晶体的（110）晶面相对应。珍珠层的分级结构是由定向组装调控形成的。珍珠层的层状结构是由文石板片沿c轴定向组装形成的，文石板片同样是由纳米构件定向组装形成的，垂直六方形纳米构件的方向是文石的［001］方向，六方形边沿着文石晶体的［001］方向组装（见图7.18）[42]。

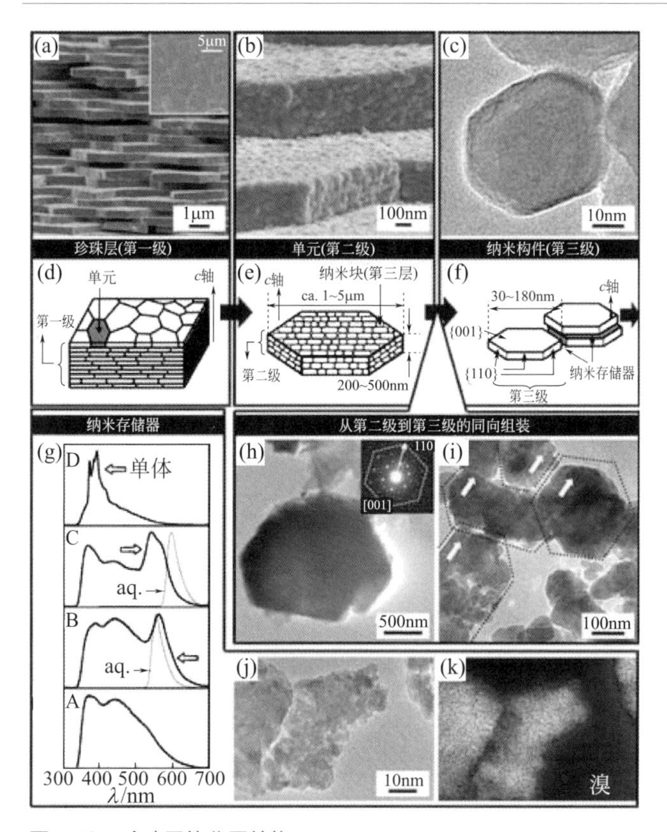

图7.18 珍珠层的分层结构

（a）、（b）场发射扫描电子显微镜FESEM图；（c）场发射透射电子显微镜FETEM图；（d）～（f）结构示意图；（g）粉碎的珍珠层（A）及掺入伊红Y（EY）（B）、罗丹明B（RB）（C）、芘（PY）（D）在290nm激发下的光致发光光谱；（h）～（k）文石生物聚合物掺入EY的FESEM及相应的FESEM元素面分布分析图[42]

生物矿化的这种自装配、分级结构、纳米尺度的特征受到了科学家的关注。随着人们对生物矿化的深入研究，对生物矿化的应用取得了明显的进展。

牙缺损是口腔内科门诊的常见病，Busch等进行了牙体硬组织的仿生合成，在釉质表面涂覆含磷酸根离子的明胶凝胶层作为矿化模板，再涂覆一层不含磷酸根的明胶凝胶作为屏蔽层，然后浸入中性$CaCl_2$溶液中进行矿化（见图7.19）。结果显示，在牙釉质表面形成了一层约为35μm的具有类似釉质结构的氟化磷灰石，其晶体结构形貌与牙釉质相似，并能与牙釉质基底结合紧密，具有类似牙釉质的硬度[43]。

生物矿化一个重要的功能是提供外壳保护，这启示人们为没有结构性外壳的单细胞人工制造壳结构来改进细胞固有的性质。Fakhrullin等在酵母细胞表面诱导矿化，

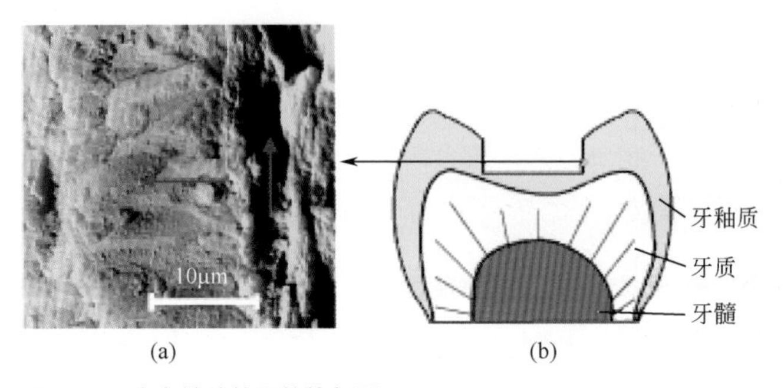

图7.19　含有钻孔的牙的修复图

（a）SEM图；（b）示意图（为了清晰明了，新生的氟化磷灰石层用蓝色标示，牙釉质用黄色标示，晶体方向用红色箭头表示）[43]

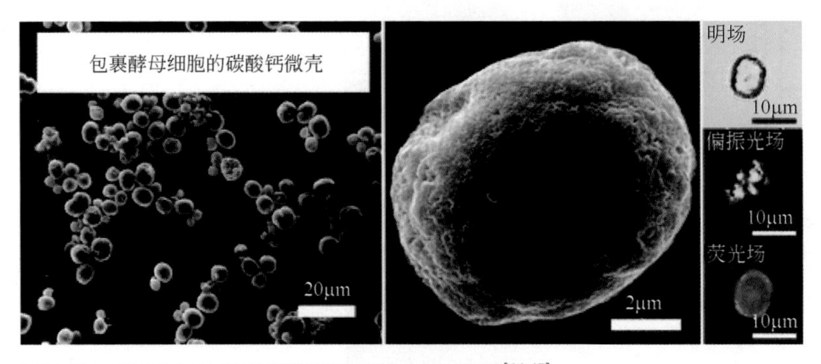

图7.20　酵母细胞表面构建碳酸钙外壳的SEM图[44,45]

构建了碳酸钙外壳、磁性外壳、金属外壳（见图7.20）[44,45]。具有碳酸钙外壳的酵母即使储存几周后，仍然有很好的活性。

7.3.3
多肽自组装

多肽是介于氨基酸和蛋白质之间的一类化合物，由多种氨基酸按照一定的顺序通过肽键结合而成。多肽自组装是自然界中一个普遍存在的现象，是多肽间自发组合形成分子聚集体或超分子结构。

构成多肽的天然氨基酸有20种，除甘氨酸外，其余均为L构型的手性分子。自组装是基于多肽二级结构α-螺旋（α-helix）、β-折叠（β-sheet）、β-发夹（β-hairpin）的转变。多肽序列的变化及修饰为多肽自组装提供了很多可能性。多肽自组装可以分为自发型和触发型，前者是指多肽溶解在水溶液中后，可以自发地形成组装体[46,47]；后者是指通过改变外界环境如温度、pH、离子浓度等，引起多肽自组装。因为触发型自组装具有可逆性，所以大部分研究的多肽自组装都是触发型自组装，主要包括温度、pH、光以及配体-受体等触发的自组装[48～51]。

多肽间通过氢键、静电相互作用、疏水相互作用等非共价相互作用实现自组装，可形成具有不同结构和功能的纳米材料，包括膜、纳米管、纳米纤维等。EAK16-Ⅱ($AcAEAEAKAKAEAEAKAK\text{-}NH_2$)和RAD16-Ⅱ($Ac\text{-}RARADADARARADADANH_2$)在水溶液中都具有β-折叠结构，均可通过一价金属离子诱导形成稳定的膜结构[52,53]。两亲性的多肽可自组装形成纳米管或纳米囊，这类多肽有亲水端和疏水端，在水中会形成亲水端向外的管状结构[54,55]。多肽最常见的自组装形式是纳米纤维，及由纤维进一步形成的水凝胶结构。可自组装形成纳米纤维的多肽一般有亲水和疏水两个表面，疏水面在水溶液中互相靠近屏蔽水分子，亲水面具有排列规则的正、负电荷重复序列形成互补的离子键促进其自组装，分子之间还可以形成氢键加固自组装体，形成“肽积木”，主要有RAAD系列和EAK系列两类[46,56]。图7.21所示为Yokoi等利用RAD16-Ⅰ自组装形成的纳米纤维[46]。

由于多肽本身是生物活性物质，而且在体内可以降解为氨基酸，所以多肽自组装材料具有良好的生物相容性和可控的降解性，非常适合作为医用材料，在生物医学领域有广阔的发展空间和应用前景。

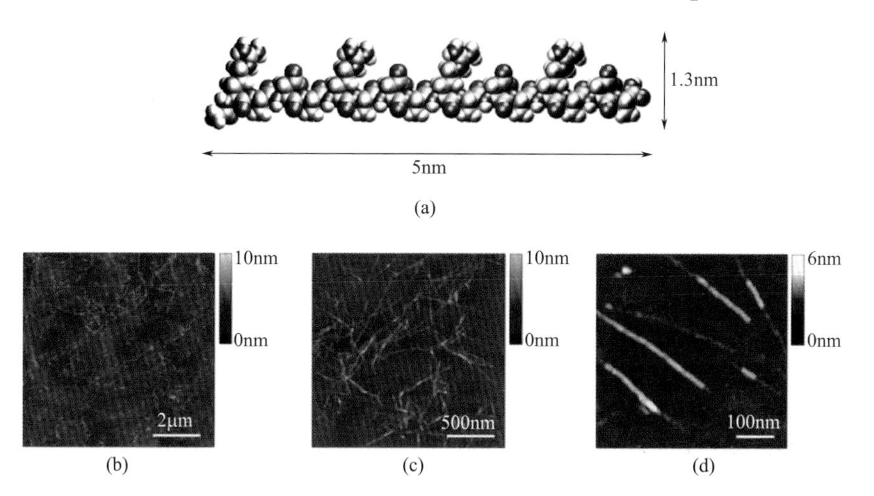

图7.21 (a) RAD16-Ⅰ的氨基酸序列和分子模型，5nm长，1.3nm宽；(b)～(d)纳米纤维的AFM图[46]

多肽自组装纳米纤维可交织形成多孔的三维材料，能模拟细胞外基质，为细胞提供三维空间微环境，支持正常细胞的黏附、分化及发育，用作组织工程支架，包括骨组织工程[57～59]、神经组织工程[60,61]等。骨由胶原和磷灰石构成，胶原由不少于9步的组装合成，一些研究组利用多肽自组装来模拟骨胶原，设计双亲多肽大分子，疏水端为烃基，亲水端为多肽头基。在水相中，这些多肽大分子会自组装形成圆柱状使疏水端在内部，亲水端在外部（见图7.22）。在外部的亲水端，

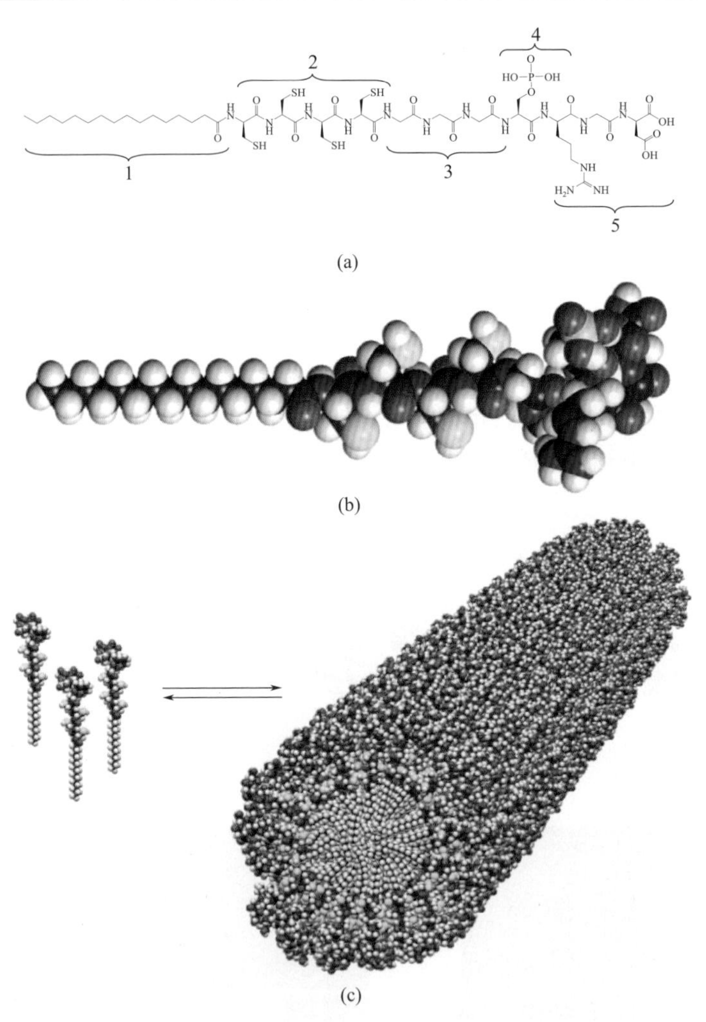

图7.22 （a）多肽两亲分子的化学结构（含五部分，1代表烃基疏水端，2由四个半胱氨酸残基组成，3由三个甘氨酸组成，4是一个磷酸化的丝氨酸，5细胞黏附配体RGD）；（b）立体结构（其中，C为黑色球；H为白色球；O为红色球；N为蓝色球；P为蓝绿色球；S为黄色球）；（c）多肽分子自组装成圆柱形胶束

即多肽分子会诱导碳酸磷灰石晶体成核沉积，帮助骨细胞黏附，为骨再生提供合适的环境[57]。Ananthanarayanan等将RGD多肽作为配基链接在磷脂双分子层上，为海马神经干细胞生长提供支撑，发展了一种神经干细胞的人工培养系统中很好的生物材料[60]。

自组装多肽会形成多孔的纳米支架，这与很多药物尺寸相当，所以自组装多肽有望充当药物或基因等物质的载体，具有优异的缓释能力，同时还可以提高药物的靶向性和利用度。而且多肽作为生物天然蛋白，具有较好的生物相容性。

小分子药物束缚在多肽自组装纳米纤维支架中，根据分子的性质和尺寸，会缓慢释放[62,63]。多肽MAX8形成水凝胶，包裹蛋白质制成注射剂[64]。多肽EAK16-Ⅱ、EAK16-Ⅳ、EFK16-Ⅱ能够使疏水的抗肿瘤药物玫瑰树碱（ellipticine）在水溶液中稳定。EAK16-ellipticine复合物能够有效杀死癌细胞，但是稳定性稍差，而EFK16-Ⅱ稳定性好但是抗癌效果稍差。这些结果表明多肽自组装体系能够用于疏水抗癌药物的释放[65]。

7.3.4
S-层蛋白

很多细菌和古细菌的表面都有一层蛋白，称为S-层蛋白（surface layer，S-layer）。S-层蛋白是由同种蛋白质或者糖蛋白亚基装配形成的单分子二维晶格结构，厚度为几纳米到几十纳米；能形成斜方形、正方形、六边形对称的晶格结构，孔径2～8nm（见图7.23）[66～69]。在细菌分裂的整个阶段，S-层蛋白都覆盖着整个菌体，完成分裂前，S-层蛋白必须分泌结合到细胞壁外并组装成一定的晶格结构。S-层蛋白的自组装能力不只表现在活体细菌上，从细菌上解离的S-层蛋白依旧具有组装能力，在悬液中、气液界面上、固液界面上、脂膜上、脂质体上等都能组装成单分子层[67]；而且经过融合表达或者经过化学修饰的S-层蛋白依旧具有自组装能力。

S-层蛋白的自组装特性使其在特异性结合基质、超滤膜、生物传感器、脂质体、血液纯化等方面具有广阔的应用前景。

S-层蛋白呈周期性排列，每个蛋白分子都可以在亚纳米水平表现出相同的生化特性，形成大小和形态相同的微孔，如果连接某些功能基团（如羟基、氨基或羧基等），就可以使这些功能基团以特定的位置和方向排列，因而可通过化学修饰

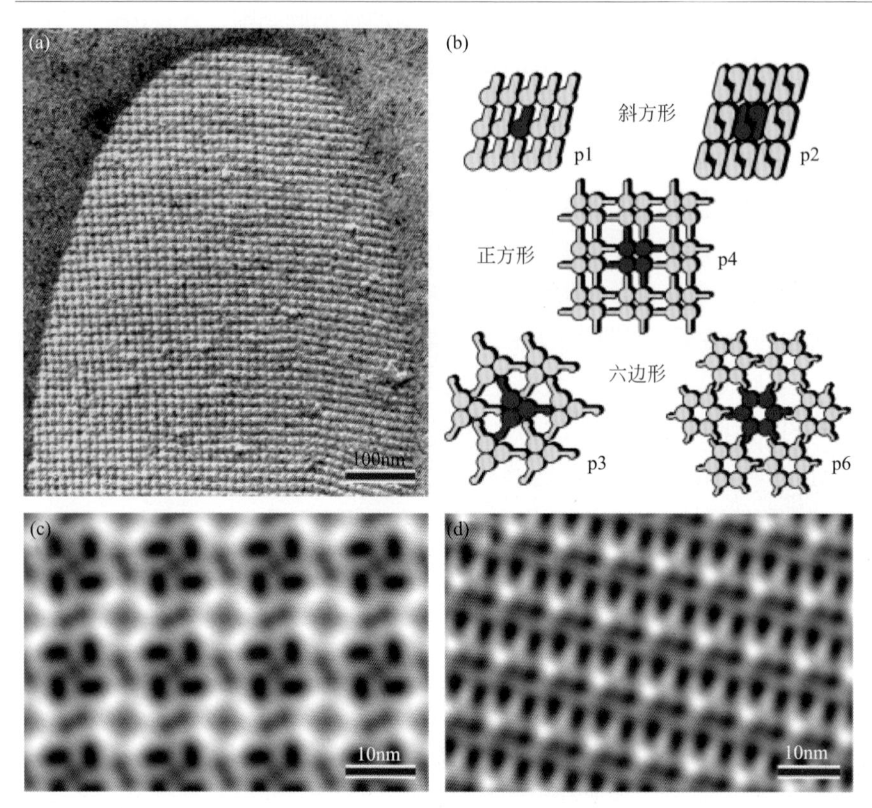

图7.23 （a）球形芽孢杆菌CCM 2177 的S－层蛋白电子图像；（b）不同S－层蛋白的晶格类型结构图；（c）球形芽孢杆菌CCM2177的S－层蛋白正方形晶格的电子图像重建；（d）嗜热脂肪土芽孢杆菌 PV72/p2的S－层蛋白斜方形晶格的电子图像重建[66]

获得特定的超滤膜，这种超滤膜具有精确分子量并带有不同电荷特性或亲水性及疏水性。其不同的生化表面特性，使其可以用于固定不同的分子（如抗体、配体、半抗原、免疫原、酶、金属结合多肽、荧光染料等），这一技术可用于生物分析、传感器、免疫测定及结合疫苗等方面[68,70,71]。特定的孔径大小，也使其可以用作具有精准截留量的超滤膜，分离特定生物分子[72]。

S-层蛋白的另一个重要应用是在液膜或者脂质体上形成连贯的生物膜。人们一直期待获得在宏观水平上具有特定功能特性的再生生物膜，但是由于脂分子的横向摆动性，使得功能性的脂膜都是动态的流动结构，生命期短且稳定性差。后来人们利用S-层蛋白的自组装特性来形成功能脂膜。通过将分离的S-层亚单元加入到LB脂膜中，就可获得排列在脂膜上的、大量连贯的单分子 S-层晶格结构（见图7.24）[73,74]。这些S-层支持的 LB 脂膜可以覆盖许多微孔，孔径可达几个微

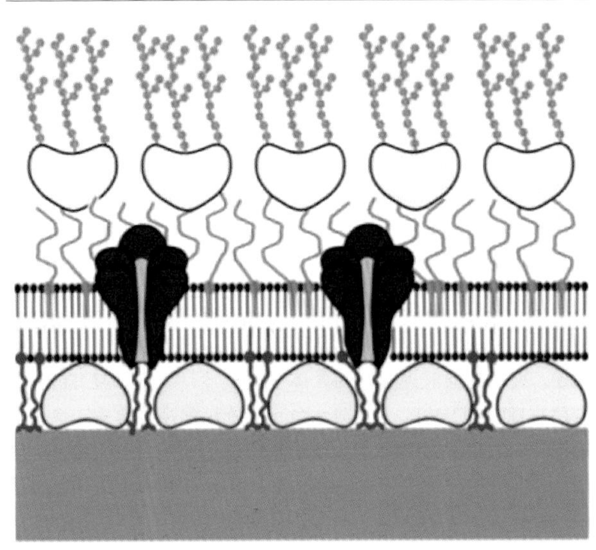

图7.24　多孔或者固相支持物（灰色上）的S-层蛋白（黄色）形成液膜（黑色）机理图

液膜通过插入S-层蛋白空隙中的分子（品红色）固定在支持物上，在液膜中，跨膜蛋白（蓝色）能够重建，最后，另一S-层糖蛋白（糖基用绿色表示）通过次级细胞壁聚合物连接的磷脂（橙色）在表面重新组装[73]

米，并且在后续的处理中依然保持结构的完整性。这项技术可以用在多个领域，如环境污染物的液体芯片、传感器技术、药物载体等[75～77]。

如果将S-层蛋白与其他功能蛋白融合表达，融合后的蛋白依旧具有自组装能力，而且还有功能蛋白可以利用[78,79]。Völlenkle等将球形芽孢杆菌CCM 2177的S-层蛋白的C端与能够结合免疫球蛋白IgG的Fc部分的Z-区域构建质粒，在大肠杆菌中表达。融合蛋白rSbpA31-1068/ZZ能够在液体中自组装，在次级细胞壁聚合物预涂的支持物上重结晶，则Z-区域暴露在支持物表面，且呈晶格排列。这里用的是3μm直径生物相容性的涂布次级细胞壁聚合物（WSCP）的微球，用来作为S-层蛋白的支持物（见图7.25）。天然单分子层每平方毫米结合5.1ng IgG，与庚二亚氨酸二甲酯交联后，每平方毫米结合4.4ng IgG。与给患有自身免疫性疾病的患者使用的商业化的免疫吸附粒子相比，这种材料结合血清中自身抗体的能力提高了20倍[79]。

7.3.5
蜘蛛丝蛋白

蜘蛛丝具有超强的硬度和弹性，拉伸也不会断裂；而且还有很好的吸收震动性

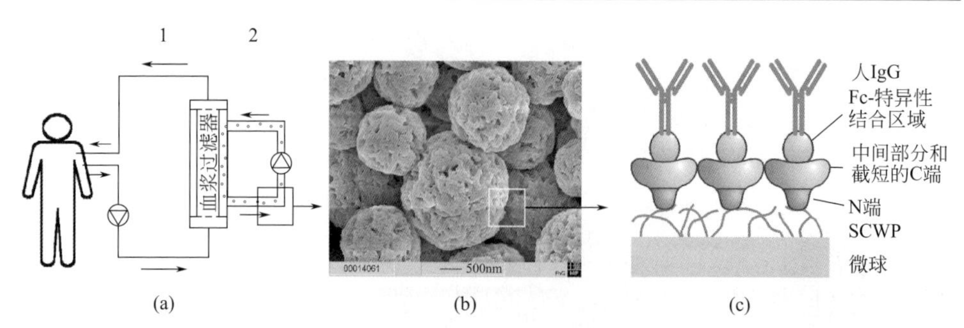

图7.25 （a）血液纯化步骤图［在循环1中，血细胞经过等血浆过滤器注入；在循环2中，与S-层蛋白融合的材料接触，IgG 被吸附除去，纯化的血液重新输回人体］；（b）所用微球的扫描电子显微镜图；（c）机理图［从下到上依次是微球、SCWP、N-端、中间部分和截短的C端（含S-层蛋白）、Fc-特异性结合区域、人IgG］[79]

和耐低温性能，是人们已知的世界上性能最优良的纤维[80～83]。蜘蛛丝的直径约为几微米。蜘蛛丝由纤维束（原纤）组成，原纤由几个纳米级的微原纤组成，微原纤是蜘蛛丝蛋白构成的高分子化合物（见图7.26）[84]。

蜘蛛丝高强度、高韧性等特性，使模拟蜘蛛丝的纤维材料具有很好的应用前景。Dalton等通过纺丝技术将单壁纳米碳管（直径约1nm）编织成超强纳米碳管复合纤维，具有良好的强度和抗张力特性（见图7.27）[85]。仿蜘蛛丝的高性能材

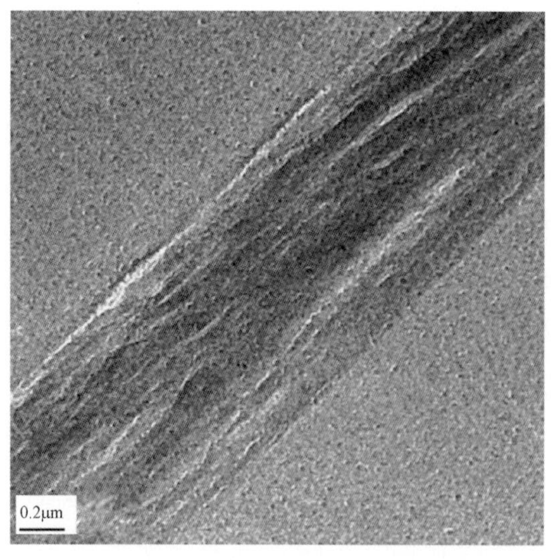

图7.26 *L. hesperus* 蜘蛛丝纵向TEM明场图（图中显示出了纤维的排列结构）[84]

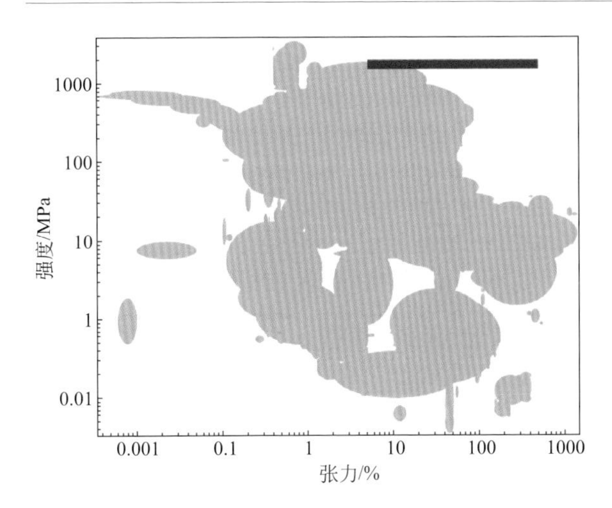

图7.27　不同预拉程度的碳纳米管（红线）与剑桥物质选择数据库（www.grantadesign.com）中3000种不同类型材料（淡紫色区域）强度和抗张力性能比较[85]

料有望应用在医疗领域，如人工筋腱、人工韧带，用于人体组织修复、伤口处理和手术缝合线等。

7.4 临床应用的纳米生物材料

纳米技术的飞速发展为纳米材料在临床领域的应用提供了重要机遇，目前临床上的纳米材料主要应用在纳米药物、成像检测、骨和牙组分材料等方面。

7.4.1 纳米药物

纳米药物以纳米颗粒为药物载体，将药物包裹在内或者连接在表面，从而进行药物输送。与传统药物相比，纳米药物具有小尺寸效应，容易进入细胞；比表面积大，可连接功能基团实现靶向治疗；具有多孔、中空等结构，药物装载量大，易于实现药物缓释等。用作药物的纳米材料有脂质体类、白蛋白纳米粒子、聚合物-蛋白结合物、纳米晶、高分子胶束等。

7.4.1.1 脂质体类

脂质体（liposome）是两性分子形成的膜结构。当两性分子分散于水相时，分子的疏水端倾向于聚集在一起，避开水相，而亲水端朝向水中，形成具有双分子层结构的直径为纳米级的封闭囊泡，即脂质体。中间的封闭区域可以用来包封药物。

脂质体的靶向性可以分为被动靶向、主动靶向和生物物理靶向。被动靶向是利用脂质体的粒子性来提高脂质体在肿瘤组织中的聚集。主动靶向是在脂质体上标记抗体，利用抗体对抗原的专一性来主动寻找相应肿瘤。生物物理靶向是在脂质体上同时装载特殊材料如酸、碱、光敏材料或磁性材料，将脂质体聚集到特定部位。

脂质体能降低非靶向器官/组织的毒性、减少药物不良反应、提高治疗指数、增加药物溶解度、保护药物在体内的稳定性或提高患者顺应性等[86,87]。

脂质体按照结构、组成和功能分为普通脂质体、长循环脂质体、热敏性脂质体、免疫脂质体等[88]。普通脂质体用一般磷脂制备，含单层脂质体和多层脂质体，主要被网状内皮系统吞噬，从而靶向到富含吞噬细胞的组织，如肝、脾、肺、骨髓等。长循环脂质体由聚乙二醇PEG修饰的磷脂组成，表面的PEG能够抵制巨噬细胞对脂质体的识别和摄取，从而使脂质体在血液中的循环时间延长。热敏性脂质体由相转变温度略高于37℃的磷脂组成，当升高肿瘤部位的温度后，磷脂双层就会由胶晶态转变为液晶态，使药物释放。免疫脂质体是将抗体偶联到脂质体表面，通过抗体-抗原特异性相互作用，去识别特定肿瘤部位。

下面列举应用较为广泛的脂质体Doxil、DaunoXome、Myocet等[89]。

阿霉素脂质体是目前研究最多的抗癌药物脂质体制剂。美国Sequus公司开发的阿霉素脂质体Doxil于1995年获得美国药监局FDA的许可，用于治疗人体免疫缺陷病毒HIV相关的卡波西肉瘤，随后又被许可用于治疗卵巢瘤以及多发性骨髓瘤。Doxil由成分为HSPC和胆固醇的类似于生物膜的脂质双分子层组成，内部包裹阿霉素，外部连有2000Da的PEG（见图7.28）。囊泡的平均大小为80～90nm，每个囊泡大约包裹15000个阿霉素分子。采用STEALTH®技术将阿霉素包裹于PEG化的隐形脂质体，由于PEG修饰对脂质体的空间稳定化作用，可在体内循环数日，从而提高了阿霉素的抗肿瘤活性，同时大大降低了阿霉素的心脏毒性[90,91]。

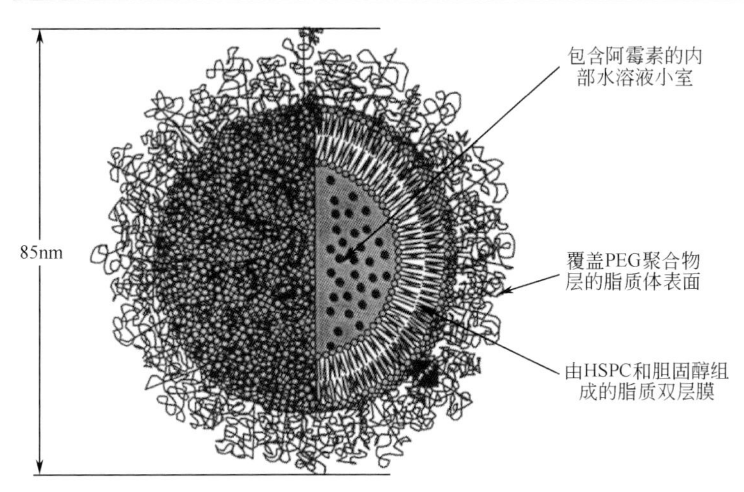

图7.28　Doxil脂质体示意图

氢化大豆卵磷脂和胆固醇组成双层液膜，内部囊泡内为10000 ~ 15000个阿霉素分子，脂质体表面接枝PEG，形成疏水层，直径为85nm[90,91]

DaunoXome是一种柔红霉素脂质体，应用于HIV相关的卡波西肉瘤。1996年得到FDA的批准，由NeXstar公司在美国上市，并随后在欧洲得到许可，后来NeXstar被Gilead合并，DaunoXome归属Gilead公司。DaunoXome是由二硬脂酰卵磷脂和胆固醇以2 ： 1的比例组成的脂质体，采用主动载药法-pH梯度法将柔红霉素的柠檬酸盐包封于内，直径约50nm[92,93]。

Myocet也是一种阿霉素脂质体，2000年由Elan公司上市，目前在欧洲和加拿大应用，主要用于治疗乳腺癌。Myocet的脂质体双分子层由卵磷脂与胆固醇以55 ：45的摩尔比构成，阿霉素通过pH梯度驱动装载到内部，装载完毕后脂质体与柠檬酸非共价交联。与Doxil相比，Myocet没有PEG包裹，循环时间短很多，释放速率快[94]。

此外，还有用于淋巴性脑膜炎治疗的阿糖胞苷（cytarabine）脂质体Depocyt，用于转移性卵巢癌治疗的紫杉醇（paclitaxel）脂质体Taxol等。目前上市或临床中的脂质体包裹的药物除了化学药物，还有一些免疫蛋白或核酸类药物。

7.4.1.2
白蛋白纳米粒子

白蛋白是一个天然的疏水分子，只有红细胞1%大小，为纳米颗粒。将白蛋白与药物一起制成白蛋白纳米粒子药物，具有很好的稳定性和高的亲水性，可控性更好，是一种理想的药物模式。

Abraxane是注射用白蛋白结合型的紫杉醇，2005年通过美国FDA批准，用于治疗转移性乳腺癌。Abraxane的活性成分为紫杉醇（paclitaxel），能够保持微管蛋白稳定，抑制细胞有丝分裂[95]。由于紫杉醇的疏水特性，需要使用非极性的载体。把紫杉醇和白蛋白颗粒混合在溶剂中，高压喷射，可形成100 ～ 200nm的纳米粒子[96]。纳米粒子进入生物体后，大颗粒迅速分解成约10nm的颗粒。Abraxane是第一种非溶解纳米白蛋白结合化疗药物，可以有效地利用白蛋白受体内在途径传输药物。与单纯紫杉醇相比，其作用时间更长，副作用小[97]。

7.4.1.3
聚合物-蛋白结合物

蛋白质类药物在体内的半衰期短，易被酶降解，而且可能引起自身免疫。为了解决这一问题，可在蛋白质药物上修饰聚合物（如聚乙二醇PEG）（见图7.29），改善药物的药物代谢学和药理学性质，从而延长半衰期，减少免疫原性，减少用药剂量[98,99]。PEG上能连接酶、抗体、细胞因子、生长因子等。

Oncaspar是一种天冬酰胺酶纳米材料，由Enzon公司生产，于1994年通过美国FDA审批上市，用于治疗急性成淋巴细胞性白血病。天冬酰胺是一种非必需氨基酸，正常细胞能够自身合成，而白血病细胞自身不能合成。天冬酰胺酶能够催化天冬酰胺水解成天冬氨酸，从而治疗急性成淋巴细胞白血病[100]。Oncaspar将PEG与天冬酰胺酶连接，增加了疏水性，延长了酶在血液中的循环时间，降低免疫系统识别，降低了天冬氨酸酶的副作用[101,102]。

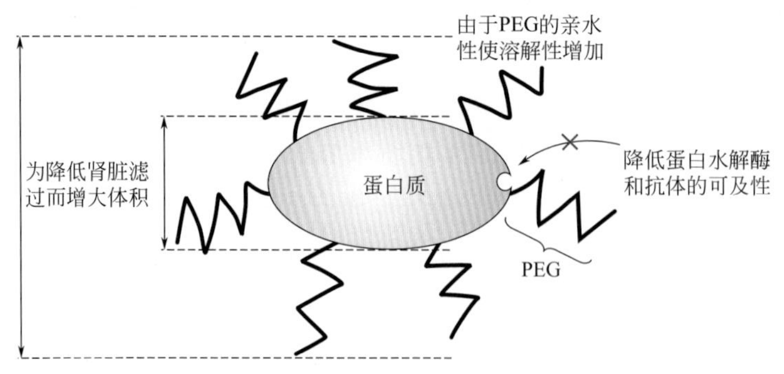

图7.29 PEG-蛋白质连接示意图及优点（蛋白质表面的PEG通过位阻来保护蛋白质免于被降解）[99]

PEGASYS是在α-干扰素上修饰PEG的药物，由Hoffmann-LaRoche公司生产，2002年通过美国FDA和欧洲EMA审批上市，用于治疗慢性丙型肝炎[102]。

Somavert是在重组人生长激素上修饰PEG的药物，用于治疗肢端肥大症[103]。

Krystexxa是在重组尿酸酶上修饰PEG的药物，用于治疗慢性痛风[104]。

7.4.1.4
纳米晶

很多药物的溶解性很差，导致药物的利用率低、稳定性差。将药物制成纳米晶（nanocrystal），是一种增加药物溶解度的途径。纳米晶即将药物本身进行纳米化，通常是将药物分散在液体介质中，得到由纳米晶药物、少量稳定剂和分散介质组成的悬液。纳米化以后粒子粒径减小，表面积增大，从100μm减小至10μm，表面积增加10倍，从10μm减小至100nm，表面积增加1000倍（见图7.30）[105]。表面积增大以后，药物溶出速率随之增大，能够显著提高其生物利用度。

纳米晶的制备方法主要有沉淀法、乳化法、介质研磨法、高压均质法等。沉淀法是将药物溶于溶剂中，然后加入反溶剂，使药物过饱和而沉淀出纳米晶体[106]；乳化法是将药物与溶剂制成乳剂，然后进行蒸发、搅拌等得到纳米晶体；介质研磨法是将研磨介质和含有稳定剂的药物悬液一起密封在球磨机中，随着球磨机的高速转动，药物悬液、研磨介质和器壁之间相互碰撞，使药物颗粒逐渐减小至纳米晶体大小；高压均质法包括微射流技术和活塞-裂隙技术。微射流技术是通过喷射气流将药物悬液加速通过管腔均质室，多次碰撞和剪切减小粒径至纳米级[107]；活塞-裂隙技术是将药物悬液在低压下均质循环适当次数进行预处理，然后将预处理液通过狭缝进行高压均质循环，制备纳米晶颗粒[108]。

目前已有纳米晶药物上市或在临床实验阶段，包括Rapamune、Emend、Tricor、

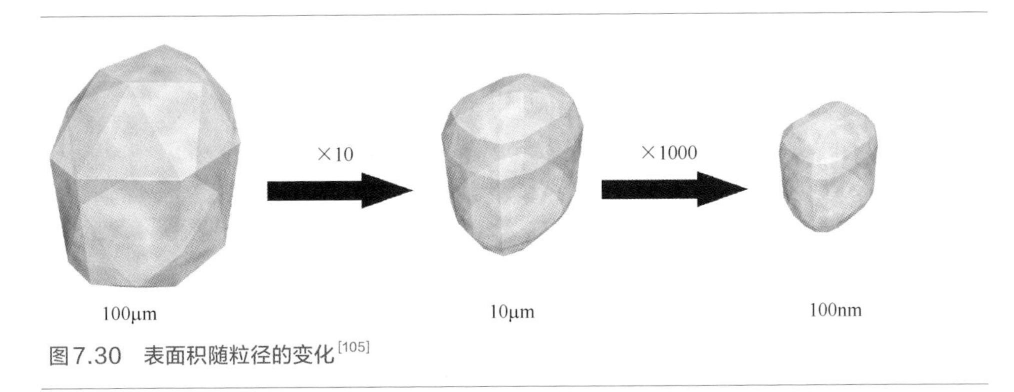

图7.30　表面积随粒径的变化[105]

Megace ES等[105]。

Rapamune是西罗莫司的纳米晶药物，2000年由Wyeth公司上市，属于免疫抑制剂。与西罗莫司口服液相比，Rapamune稳定性提高，生物利用度提高。

Emend是阿瑞吡坦的纳米晶胶囊，2001年由Merck公司上市，用于治疗呕吐。Tricor是非诺贝特纳米晶药片，2004年由Abbott公司上市，用于降低胆固醇。Megace ES是甲地孕酮纳米晶口服液，2005年由Par Pharmaceutical公司上市，用于治疗确诊的艾滋病患者厌食、恶病质或无法解释的体重明显下降。

7.4.1.5
高分子胶束药物

高分子胶束（polymeric micelles）是两亲性嵌段聚合物为降低自由能，在水溶液中自组装形成的核壳胶束结构。通常是疏水端形成内核，亲水端形成外壳，胶束直径10 ～ 200nm。其内核部分能够携带药物，尤其是水溶性差的药物，包封率大概5% ～ 25%；亲水外壳不仅起到空间保护作用，而且可以连接官能基团进行修饰。高分子胶束也可以装载两种以上药物进行协同治疗，在外壳表面连接抗体可以实现靶向治疗[109,110]。

Renagel片剂是烯丙胺聚合物形成的高分子胶束纳米药物，由Genzyme公司生产，用于治疗行血液透析的晚期肾病患者的高血磷症。

7.4.2
诊断成像

超顺磁性氧化铁SPIO是一种磁性纳米材料，是经过FDA认可的临床上应用的MRI造影剂之一。SPIO在较弱的外磁场中就可产生巨大的磁性，而外磁场撤销后无剩磁。分布于组织后，SPIO将扰乱周围磁场，引起质子去相位，使组织信号改变。图7.31（a）显示了SPIO的注射分布，注射的SPIO到达血管间隙，被巨噬细胞macrophages吞噬，转到淋巴结。在MRI显影中，携带SPIO的巨噬细胞变成黑色，转移癌组织不含巨噬细胞，所以不会显黑色。图7.31（b）、（c）为MRI显影效果[111]。

美国FDA批准的SPIO有Endorem、Resovist、AMI-121等。

Endorem也叫AMI-25或者Feridex，由Berlex Laboratories公司生产，1996

年通过美国FDA批准上市。Endorem内核的氧化铁直径为4.8～5.6nm，水化层直径为80～150nm。经主要网状内皮系统（RES）吞噬代谢，约有80%在肝脏聚集，5%～10%在脾脏聚集，但是不在肿瘤组织部位聚集。所以Endorem可对正常组织和肿瘤组织进行定位区分[112,113]。

Resovist是一种对肝脏特异性定位的SPIO，由羧基右旋糖苷（carboxydextran）包裹氧化铁颗粒，内核为4.2nm，水化层平均直径62nm。羧基右旋糖苷使Resovist在肝脏的RES聚集，导致正常的肝脏组织信号降低。而肝癌组织不含RES细胞，不会吞噬Resovist。所以显影后，肝癌组织发亮，癌旁组织发暗。经静脉注射，几分钟即可进行成像，检测非常快[114]。

AMI-121是在氧化铁纳米粒子外面包裹硅氧烷的SPIO，其直径大约为300nm[115]。

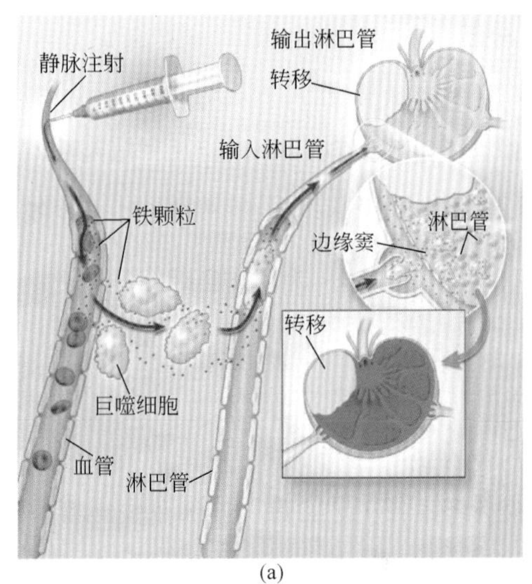

(a)

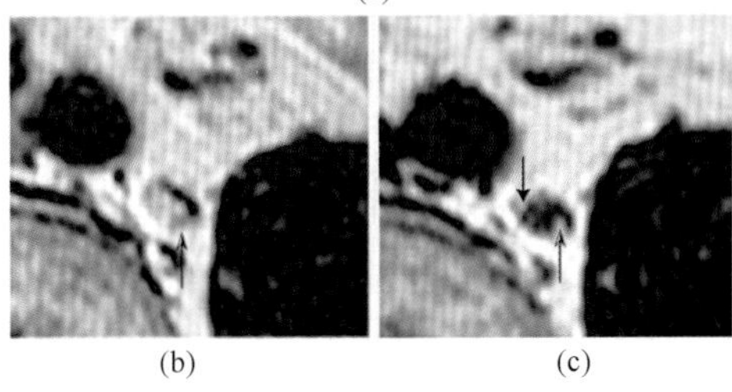

(b) (c)

图7.31（a）SPIO的注射分布；（b）常规MRI技术的淋巴结成像；（c）注射SPIO之后的淋巴结成像，箭头位置表明常规MRI不能检测到淋巴结外的转移癌部分[111]

7.4.3 其他临床应用

（1）牙体材料

已应用于临床的牙齿美容修复和充填修复纳米材料有Ceram X Duo、Filtek、Premise等。Ceram X Duo是Dentspley公司生产的纳米陶瓷材料，2005年获批上市；Filtek是3M公司生产的硅和锆纳米粒子，2008年获批上市[116]；Premise是Sybron Dental Specialties公司生产的纳米微混复合树脂，2003年获批上市[117]。

（2）骨填料

主要是羟基磷灰石纳米晶体，包括2004年上市的Ostim[118]，2003年上市的

OsSatura[119]，2005年上市的NanOss[120]等。

（3）设备涂层

将纳米材料涂布在设备上，可以起到抗菌的作用。2005年上市的ON-Q SilverSoaker / SilvaGard，具有抗菌功效[121]。

（4）组织支架

TiMesh是疝修补材料，由GfE Medizintechnik GmbH公司生产，2004年获批上市。该材料是将30nm的钛涂在聚丙烯网上，生物相容性好，轻巧牢固[122]。

7.4.4 纳米材料的安全性

纳米材料在药物、诊断等方面的应用依然是生物技术领域的热点，但作为一门新兴科学，其安全性方面的数据并不充分。发展临床应用的纳米材料必须重视纳米材料的安全性问题，充分考虑材料的种类、形态、尺寸以及剂量等参数的影响。为此，FDA和EMA都颁布了相关法规，最大限度地保证使用者的健康安全。我国的纳米药物处于起步阶段，应借鉴欧美的经验教训，促进国内纳米材料在临床上的发展应用。

参考文献

[1] Feng L, Li S, Li Y, et al. Super-hydrophobic surfaces: from natural to artificial. Advanced Materials, 2002, 14(24): 1857-1860.

[2] Fan H, Chen P, Qi R, et al. Greatly improved blood compatibility by microscopic multiscale design of surface architectures. Small, 2009, 5(19): 2144-2148.

[3] Sun T, Wang G, Feng L, et al. Reversible switching between superhydrophilicity and superhydrophobicity. Angewandte Chemie International Edition, 2004, 43(3): 357-360.

[4] Sun T, Qing G, Su B, et al. Functional biointerface materials inspired from nature. Chemical Society Reviews, 2011, 40(5): 2909-2921.

[5] Akiyama Y, Kikuchi A, Yamato M, et al. Ultrathin poly (N-isopropylacrylamide) grafted layer on polystyrene surfaces for cell adhesion/detachment control. Langmuir, 2004, 20(13): 5506-5511.

[6] Yavuz M S, Cheng Y, Chen J, et al. Gold nanocages covered by smart polymers for controlled release with near-infrared light. Nature Materials, 2009, 8(12): 935-939.

[7] Li Y, Zhou Y, Wang H Y, et al. Chirality of glutathione surface coating affects the cytotoxicity of quantum dots. Angewandte Chemie International Edition, 2011, 50(26): 5860-5864.

[8] Carrillo-Carrión C, CáRdenas S, Simonet B M, et al. Selective quantification of carnitine enantiomers using chiral cysteine-capped CdSe (ZnS) quantum dots. Analytical Chemistry, 2009, 81(12): 4730-4733.

[9] Yu B, Long N, Moussy Y, et al. A long-term flexible minimally-invasive implantable glucose biosensor based on an epoxy-enhanced polyurethane membrane. Biosensors and Bioelectronics, 2006, 21(12): 2275-2282.

[10] Stagni C, Guiducci C, Benini L, et al. A fully electronic label-free DNA sensor chip. Sensors Journal, IEEE, 2007, 7(4): 577-585.

[11] Samyn N, Van Haeren C. On-site testing of saliva and sweat with Drugwipe and determination of concentrations of drugs of abuse in saliva, plasma and urine of suspected users. International Journal of Legal Medicine, 2000, 113(3): 150-154.

[12] Schmid H, Michel B. Siloxane polymers for high-resolution, high-accuracy soft lithography. Macromolecules, 2000, 33(8): 3042-3049.

[13] Salaita K, Wang Y, Mirkin C A. Applications of dip-pen nanolithography. Nature Nanotechnology, 2007, 2(3): 145-155.

[14] Yan H, Park S H, Finkelstein G, et al. DNA-templated self-assembly of protein arrays and highly conductive nanowires. Science, 2003, 301(5641): 1882-1884.

[15] Vericat C, Vela M, Benitez G, et al. Self-assembled monolayers of thiols and dithiols on gold: new challenges for a well-known system. Chemical Society Reviews, 2010, 39(5): 1805-1834.

[16] Barbey R, Lavanant L, Paripovic D, et al. Polymer brushes via surface-initiated controlled radical polymerization: synthesis, characterization, properties, and applications. Chemical Reviews, 2009, 109(11): 5437-5527.

[17] Tanaka M, Sackmann E. Polymer-supported membranes as models of the cell surface. Nature, 2005, 437(7059): 656-663.

[18] Sackmann E. Supported membranes: scientific and practical applications. Science, 1996, 271(5245): 43-48.

[19] Arnold M, Cavalcanti-Adam E A, Glass R, et al. Activation of integrin function by nanopatterned adhesive interfaces. Chem Phys Chem, 2004, 5(3): 383-388.

[20] Wu M, Holowka D, Craighead H G, et al. Visualization of plasma membrane compartmentalization with patterned lipid bilayers. Proceedings of the National Academy of Sciences of the United States of America, 2004, 101(38): 13798-13803.

[21] Ahn D G, Jeon I J, Kim J D, et al. RNA aptamer-based sensitive detection of SARS coronavirus nucleocapsid protein. Analyst, 2009, 134(9): 1896-1901.

[22] Williams B A, Lund K, Liu Y, et al. Self-assembled peptide nanoarrays: an approach to studying protein-protein interactions. Angewandte Chemie, 2007, 119(17): 3111-3114.

[23] Drmanac R, Sparks A B, Callow M J, et al. Human genome sequencing using unchained base reads on self-assembling DNA nanoarrays. Science, 2010, 327(5961): 78-81.

[24] Li J, Ng H T, Cassell A, et al. Carbon nanotube nanoelectrode array for ultrasensitive DNA detection. Nano Letters, 2003, 3(5): 597-602.

[25] Popovtzer R, Neufeld T, Biran D, et al. Novel integrated electrochemical nano-biochip for toxicity detection in water. Nano Letters, 2005, 5(6): 1023-1027.

[26] Autumn K, Liang Y A, Hsieh S T, et al. Adhesive force of a single gecko foot-hair. Nature, 2000, 405(6787): 681-685.

[27] Hansen W, Autumn K. Evidence for self-cleaning in gecko setae. Proceedings of the National Academy of Sciences of the United States of America, 2005, 102(2): 385-389.

[28] Arzt E, Gorb S, Spolenak R. From micro to nano contacts in biological attachment devices. Proceedings of the National Academy of Sciences, 2003, 100(19): 10603-10606.

[29] Autumn K, Sitti M, Liang Y A, et al. Evidence

for van der Waals adhesion in gecko setae. Proceedings of the National Academy of Sciences, 2002, 99(19): 12252-12256.

[30] Huber G, Mantz H, Spolenak R, et al. Evidence for capillarity contributions to gecko adhesion from single spatula nanomechanical measurements. Proceedings of the National Academy of Sciences of the United States of America, 2005, 102(45): 16293-16296.

[31] Gravish N, Wilkinson M, Autumn K. Frictional and elastic energy in gecko adhesive detachment. Journal of The Royal Society Interface, 2008, 5(20): 339-348.

[32] Mahdavi A, Ferreira L, Sundback C, et al. A biodegradable and biocompatible gecko-inspired tissue adhesive. Proceedings of the National Academy of Sciences, 2008, 105(7): 2307-2312.

[33] Yanik M F. Towards gecko-feet-inspired bandages. Trends in Biotechnology, 2009, 27(1): 1-2.

[34] Fischer K E, Alemán B J, Tao S L, et al. Biomimetic nanowire coatings for next generation adhesive drug delivery systems. Nano Letters, 2009, 9(2): 716-720.

[35] Glass P, Cheung E, Sitti M. A legged anchoring mechanism for capsule endoscopes using micropatterned adhesives. IEEE Transactions on Biomedical Engineering, 2008, 55(12): 2759-2767.

[36] Lakes R. Materials with structural hierarchy. Nature, 1993, 361(6412): 511-515.

[37] Elliott S R. Medium-range structural order in covalent amorphous solids. Nature, 1991, 354: 445-452.

[38] Weiner S, Arad T, Traub W. Crystal organization in rat bone lamellae. FEBS Letters, 1991, 285(1): 49-54.

[39] Farina M, Schemmel A, Weissmüller G, et al. Atomic force microscopy study of tooth surfaces. Journal of Structural Biology, 1999, 125(1): 39-49.

[40] Boyde A. Microstructure of enamel. Dental Enamel, 1997, 205: 18-31.

[41] Habelitz S, Marshall S, Marshall G, et al. Mechanical properties of human dental enamel on the nanometre scale. Archives of Oral Biology, 2001, 46(2): 173-183.

[42] Oaki Y, Imai H. The hierarchical architecture of nacre and its mimetic material. Angewandte Chemie International Edition, 2005, 44(40): 6571-6575.

[43] Busch S. Regeneration of human tooth enamel. Angewandte Chemie International Edition, 2004, 43(11): 1428-1431.

[44] Fakhrullin R F, Minullina R T. Hybrid cellular-inorganic core-shell microparticles: encapsulation of individual living cells in calcium carbonate microshells. Langmuir, 2009, 25(12): 6617-6621.

[45] Fakhrullin R F, Zamaleeva A I, Minullina R T, et al. Cyborg cells: functionalisation of living cells with polymers and nanomaterials. Chemical Society Reviews, 2012, 41(11): 4189-4206.

[46] Yokoi H, Kinoshita T, Zhang S. Dynamic reassembly of peptide RADA16 nanofiber scaffold. Proceedings of the National Academy of Sciences of the United States of America, 2005, 102(24): 8414-8419.

[47] Von Maltzahn G, Vauthey S, Santoso S, et al. Positively charged surfactant-like peptides self-assemble into nanostructures. Langmuir, 2003, 19(10): 4332-4337.

[48] Ciani B, Hutchinson E G, Sessions R B, et al. A designed system for assessing how sequence affects α to β conformational transitions in proteins. Journal of Biological Chemistry, 2002, 277(12): 10150-10155.

[49] Ryadnov M G, Ceyhan B, Niemeyer C M, et al. “Belt and braces” : a peptide-based linker system of de novo design. Journal of the American Chemical Society, 2003, 125(31): 9388-9394.

[50] Haines L A, Rajagopal K, Ozbas B, et al. Light-activated hydrogel formation via the triggered folding and self-assembly of a designed peptide. Journal of the American Chemical Society, 2005,

127(48): 17025-17029.
[51] Zhang Y, Yang Z, Yuan F, et al. Molecular recognition remolds the self-assembly of hydrogelators and increases the elasticity of the hydrogel by 106-fold. Journal of the American Chemical Society, 2004, 126(46): 15028-15029.
[52] Zhang S, Lockshin C, Cook R, et al. Unusually stable β-sheet formation in an ionic self-complementary oligopeptide. Biopolymers, 1994, 34(5): 663-672.
[53] Zhang S, Holmes T C, Dipersio C M, et al. Self-complementary oligopeptide matrices support mammalian cell attachment. Biomaterials, 1995, 16(18): 1385-1393.
[54] Zhao X, Zhang S. Designer self-assembling peptide materials. Macromolecular Bioscience, 2007, 7(1): 13-22.
[55] Kanzaki T, Horikawa Y, Makino A, et al. Nanotube and three-way nanotube formation with nonionic amphiphilic block peptides. Macromolecular Bioscience, 2008, 8(11): 1026-1033.
[56] Hong Y, Legge R L, Zhang S, et al. Effect of amino acid sequence and pH on nanofiber formation of self-assembling peptides EAK16-Ⅱ and EAK16-Ⅳ. Biomacromolecules, 2003, 4(5): 1433-1442.
[57] Hartgerink J D, Beniash E, Stupp S I. Self-assembly and mineralization of peptide-amphiphile nanofibers. Science, 2001, 294(5547): 1684-1688.
[58] Gungormus M, Branco M, Fong H, et al. Self assembled bi-functional peptide hydrogels with biomineralization-directing peptides. Biomaterials, 2010, 31(28): 7266-7274.
[59] Miller R E, Grodzinsky A J, Vanderploeg E J, et al. Effect of self-assembling peptide, chondrogenic factors, and bone marrow-derived stromal cells on osteochondral repair. Osteoarthritis and Cartilage, 2010, 18(12): 1608-1619.
[60] Ananthanarayanan B, Little L, Schaffer D V, et al. Neural stem cell adhesion and proliferation on phospholipid bilayers functionalized with RGD peptides. Biomaterials, 2010, 31(33): 8706-8715.
[61] Holmes T C, De Lacalle S, Su X, et al. Extensive neurite outgrowth and active synapse formation on self-assembling peptide scaffolds. Proceedings of the National Academy of Sciences, 2000, 97(12): 6728-6733.
[62] Koutsopoulos S, Unsworth L D, Nagai Y, et al. Controlled release of functional proteins through designer self-assembling peptide nanofiber hydrogel scaffold. Proceedings of the National Academy of Sciences, 2009, 106(12): 4623-4628.
[63] Nagai Y, Unsworth L D, Koutsopoulos S, et al. Slow release of molecules in self-assembling peptide nanofiber scaffold. Journal of Controlled Release, 2006, 115(1): 18-25.
[64] Branco M C, Pochan D J, Wagner N J, et al. The effect of protein structure on their controlled release from an injectable peptide hydrogel. Biomaterials, 2010, 31(36): 9527-9534.
[65] Fung S Y, Yang H, Chen P. Sequence effect of self-assembling peptides on the complexation and in vitro delivery of the hydrophobic anticancer drug ellipticine. PLoS One, 2008, 3(4): e1956.
[66] Sleytr U B, Huber C, Ilk N, et al. S-layers as a tool kit for nanobiotechnological applications. FEMS Microbiology Letters, 2007, 267(2): 131-144.
[67] Sleytr U B, Sára M, Pum D, et al. Characterization and use of crystalline bacterial cell surface layers. Progress in Surface Science, 2001, 68(7): 231-278.
[68] Sára M, Manigley C, Wolf G, et al. Isoporous ultrafiltration membranes from bacterial cell envelope layers. Journal of Membrane Science, 1988, 36: 179-186.
[69] Sleytr U B, Beveridge T J. Bacterial S-layers. Trends in Microbiology, 1999, 7(6): 253-260.
[70] Sára M, Sleytr U B. Production and characteristics of ultrafiltration membranes with uniform pores from two-dimensional arrays of proteins. Journal of Membrane Science, 1987,

33(1): 27-49.

[71] Györvary E, Schroedter A, Talapin D V, et al. Formation of nanoparticle arrays on S-layer protein lattices. Journal of Nanoscience and Nanotechnology, 2004, 4(1-2): 115-120.

[72] Küpcü S, Sára M, Sleytr U B. Influence of covalent attachment of low molecular weight substances on the rejection and adsorption properties of crystalline proteinaceous ultrafiltration membranes. Desalination, 1993, 90(1): 65-76.

[73] Schuster B, Sleytr U B. Composite S-layer lipid structures. Journal of Structural Biology, 2009, 168(1): 207-216.

[74] Schuster B, Sleytr U B. S-layer-supported lipid membranes. Reviews in Molecular Biotechnology, 2000, 74(3): 233-254.

[75] Mader C, Küpcü S, Sleytr U B, et al. S-layer-coated liposomes as a versatile system for entrapping and binding target molecules. Biochimica et Biophysica Acta (BBA)-Biomembranes, 2000, 1463(1): 142-150.

[76] Schuster B, Pum D, Sára M, et al. S-layer proteins as key components of a versatile molecular construction kit for biomedical nanotechnology. Mini Reviews in Medicinal Chemistry, 2006, 6(8): 909-920.

[77] Badelt-Lichtblau H, Kainz B, VöLlenkle C, et al. Genetic engineering of the S-layer protein SbpA of lysinibacillus sphaericus CCM 2177 for the generation of functionalized nanoarrays. Bioconjugate Chemistry, 2009, 20(5): 895-903.

[78] Tschiggerl H, Casey J L, Parisi K, et al. Display of a peptide mimotope on a crystalline bacterial cell surface layer (S-layer) lattice for diagnosis of Epstein-Barr virus infection. Bioconjugate Chemistry, 2008, 19(4): 860-865.

[79] Völlenkle C, Weigert S, Ilk N, et al. Construction of a functional S-layer fusion protein comprising an immunoglobulin G-binding domain for development of specific adsorbents for extracorporeal blood purification. Applied and Environmental Microbiology, 2004, 70(3): 1514-1521.

[80] Lewis R V. Spider silk: ancient ideas for new biomaterials. Chemical Reviews, 2006, 106(9): 3762-3774.

[81] Lazaris A, Arcidiacono S, Huang Y, et al. Spider silk fibers spun from soluble recombinant silk produced in mammalian cells. Science, 2002, 295(5554): 472-476.

[82] Gosline J M, Demont M E, Denny M W. The structure and properties of spider silk. Endeavour, 1986, 10(1): 37-43.

[83] Rousseau M E, Hernández Cruz D, West M M, et al. Nephila clavipes spider dragline silk microstructure studied by scanning transmission X-ray microscopy. Journal of the American Chemical Society, 2007, 129(13): 3897-3905.

[84] Trancik J, Czernuszka J, Bell F, et al. Nanostructural features of a spider dragline silk as revealed by electron and X-ray diffraction studies. Polymer, 2006, 47(15): 5633-5642.

[85] Dalton A B, Collins S, Muñoz E, et al. Super-tough carbon-nanotube fibres. Nature, 2003, 423(6941): 703.

[86] Huang S L. Liposomes in ultrasonic drug and gene delivery. Advanced Drug Delivery Reviews, 2008, 60(10): 1167-1176.

[87] Allen T M, Cullis P R. Drug delivery systems: entering the mainstream. Science, 2004, 303(5665): 1818-1822.

[88] Samad A, Sultana Y, Aqil M. Liposomal drug delivery systems: an update review. Current Drug Delivery, 2007, 4(4): 297-305.

[89] Wang R, Billone P S, Mullett W M. Nanomedicine in action: an overview of cancer nanomedicine on the market and in clinical trials. Journal of Nanomaterials, 2013, 2013: 1.

[90] Gabizon A A. Pegylated liposomal doxorubicin: metamorphosis of an old drug into a new form of chemotherapy. Cancer Investigation, 2001, 19(4): 424-436.

[91] Gabizon A, Shmeeda H, Barenholz Y. Pharmacokinetics of pegylated liposomal doxorubicin. Clinical Pharmacokinetics, 2003,

42(5): 419-436.
[92] Fassas A, Anagnostopoulos A. The use of liposomal daunorubicin (DaunoXome) in acute myeloid leukemia. Leukemia & Lymphoma, 2005, 46(6): 795-802.
[93] Sparano J A, Winer E P. Liposomal anthracyclines for breast cancer// Liposomal anthracyclines for breast cancer. Seminars in oncology. Elsevier, 2001, 28: 32-40.
[94] Waterhouse D N, Tardi P G, Mayer L D, et al. A comparison of liposomal formulations of doxorubicin with drug administered in free form. Drug Safety, 2001, 24(12): 903-920.
[95] Schiff P, Horwitz S B. Taxol stabilizes microtubules in mouse fibroblast cells. Proceedings of the National Academy of Sciences, 1980, 77(3): 1561-1565.
[96] Kratz F. Albumin as a drug carrier: design of prodrugs, drug conjugates and nanoparticles. Journal of Controlled Release, 2008, 132(3): 171-183.
[97] Moreno-Aspitia A, Perez E A. Nanoparticle albumin-bound paclitaxel (ABI-007): a newer taxane alternative in breast cancer. Future Oncology, 2005, 1(6): 755-762.
[98] Alconcel S N, Baas A S, Maynard H D. FDA-approved poly (ethylene glycol)-protein conjugate drugs. Polymer Chemistry, 2011, 2(7): 1442-1448.
[99] Veronese F M, Pasut G. PEGylation, successful approach to drug delivery. Drug Discovery Today, 2005, 10(21): 1451-1458.
[100] Broome J. Evidence that the L-asparaginase activity of guinea pig serum is responsible for its antilymphoma effects. Nature, 1961, 191: 1114-1115.
[101] Gaynon P S. Childhood acute lymphoblastic leukaemia and relapse. British Journal of Haematology, 2005, 131(5): 579-587.
[102] Pasut G, Veronese F M. PEG conjugates in clinical development or use as anticancer agents: an overview. Advanced Drug Delivery Reviews, 2009, 61(13): 1177-1188.
[103] Pradhananga S, Wilkinson I, Ross R. Pegvisomant: structure and function. Journal of Molecular Endocrinology, 2002, 29(1): 11-14.
[104] Sundy J S, Ganson N J, Kelly S J, et al. Pharmacokinetics and pharmacodynamics of intravenous PEGylated recombinant mammalian urate oxidase in patients with refractory gout. Arthritis & Rheumatism, 2007, 56(3): 1021-1028.
[105] Junghanns J U A, Müller R H. Nanocrystal technology, drug delivery and clinical applications[J]. International Journal of Nanomedicine, 2008, 3(3): 295.
[106] Müller R H, Gohla S, Keck C M. State of the art of nanocrystals-special features, production, nanotoxicology aspects and intracellular delivery. European Journal of Pharmaceutics and Biopharmaceutics, 2011, 78(1): 1-9.
[107] Bruno R P, Mcilwrick R. Microfluidizer® processor technology for high performance particle size reduction, mixing and dispersion. Paperback APV, 2001, 42: 77-89.
[108] Zhang J, Wu L, Chan H K, et al. Formation, characterization, and fate of inhaled drug nanoparticles. Advanced Drug Delivery Reviews, 2011, 63(6): 441-455.
[109] Torchilin V P. Micellar nanocarriers: pharmaceutical perspectives. Pharmaceutical Research, 2007, 24(1): 1-16.
[110] Kamaly N, Xiao Z, Valencia P M, et al. Targeted polymeric therapeutic nanoparticles: design, development and clinical translation. Chemical Society Reviews, 2012, 41(7): 2971-3010.
[111] Laconte L, Nitin N, Bao G. Magnetic Nanoparticle Probes. Materials Today, 2005, 8(5): 32-38.
[112] Reimer P, Tombach B. Hepatic MRI with SPIO: detection and characterization of focal liver lesions. European Radiology, 1998, 8(7): 1198-1204.
[113] Weissleder R A, Stark D, Engelstad B, et al. Superparamagnetic iron oxide:

pharmacokinetics and toxicity. American Journal of Roentgenology, 1989, 152(1): 167-173.

[114] Reimer P, Balzer T. Ferucarbotran (Resovist): a new clinically approved RES-specific contrast agent for contrast-enhanced MRI of the liver: properties, clinical development, and applications. European Radiology, 2003, 13(6): 1266-1276.

[115] Hahn P F, Stark D D, Lewis J M, et al. First clinical trial of a new superparamagnetic iron oxide for use as an oral gastrointestinal contrast agent in MR imaging. Radiology, 1990, 175(3): 695-700.

[116] Schmid G, Bäumle M, Geerkens M, et al. Current and future applications of nanoclusters. Chemical Society Reviews, 1999, 28(3): 179-185.

[117] Wagner V, Dullaart A, Bock A K, et al. The emerging nanomedicine landscape. Nature Biotechnology, 2006, 24(10): 1211-1217.

[118] Spies C K, Schnürer S, Gotterbarm T, et al. The efficacy of Biobon™ and Ostim™ within metaphyseal defects using the Göttinger Minipig. Archives of Orthopaedic and Trauma Surgery, 2009, 129(7): 979-988.

[119] Roszek B. Jong W H de, Geertsma R E. Nanotechnology for medical applications: state-of-the-art in materials and devices, RIVM report 265001001. The Netherlands, 2005.

[120] Gil P R, Hühn D, Loretta L, et al. Nanopharmacy: inorganic nanoscale devices as vectors and active compounds. Pharmacological Research, 2010, 62(2): 115-125.

[121] Hayman M L. The emerging product and patent landscape for nanosilver-containing medical devices. Nanotech L & Bus, 2009, 6(2): 148-158.

[122] Schug-Pass C, Tamme C, Tannapfel A, et al. A lightweight polypropylene mesh (TiMesh) for laparoscopic intraperitoneal repair of abdominal wall hernias. Surgical Endoscopy and Other Interventional Techniques, 2006, 20(3): 402-409.

索引

E

F

G

H

J

K

L

M

N

O

Q

R

S

T

W

X

Y

Z

其他